INSTITUTIONS

DE

MÉDECINE,

TOME SECOND.

INSTITUTIONS

DE

MÉDECINE

DE Mᴿ HERMAN

BOERHAAVE,

SECONDE EDITION,

AVEC UN COMMENTAIRE

Par M. DE LA METTRIE,
Docteur en Medecine.

TOME SECOND.

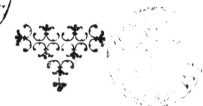

A PARIS, RUE S. JACQUES,

Chez

HUART, Libraire-Imprimeur de Monseigneur
le Dauphin, à la Justice.
BRIASSON, Libraire, à la Science.
DURAND, Libraire, à Saint Landry,
& au Griffon.

M. DCC. XLIII.

Avec Approbation & Privilege du Roy.

INSTITUTIONS

DE

MÉDECINE

DE Mʀ. HERMAN

BOERHAAVE.

De l'action des deux Biles.

§. XCVIII.

1. LA bile la plus épaiſſe, du jaune le plus foncé, la plus amere, eſt celle de la véſi- cule du fiel ; elle ne cou- le pas ſans ceſſe dans les inteſtins. Pour qu'elle s'y décharge, il faut qu'elle ſoit

abondante, extérieurement comprimée ;
ou que l'irritation des fibres de la tunique muſculeuſe de la véſicule, & leur
contraction qui s'enſuit, la chaſſe hors
de ſon réſervoir. 2. La bile du foye eſt
plus délayée, plus tranſparente, plus
douce, dégoute ſans ceſſe dans l'inteſtin,
& cela ſeulement par l'éfficacité de la
circulation & de la reſpiration. 3. La
ſécrétion, l'excrétion du ſuc pancréatique ſe font toujours. Toutes ces humeurs ſe mêlant avec la ſalive, & la
mucoſité de la bouche, de l'éſophage,
du ventricule, & des inteſtins, forment
par ce mélange une liqueur écumeuſe &
un peu viqueuſe, dont ces lieux ſont
remplis, & qui ſouvent remonte dans
l'eſtomach, quand il eſt vuide.

On dit communément qu'on trouve la véſicule du fiel très-pleine, & prête à crever
dans les animaux qui ont long tems ſouffert
la faim ; c'eſt un fait, que preſque tous les
Anatomiſtes regardent comme certain. Morgagni ſeul dit avoir trouvé dans des animaux
morts de faim, la véſicule médiocrement
pleine, & les inteſtins fort colorés de bile,
qui étoit par conſéquent en partie cyſtique ;
& c'eſt auſſi ce que Haller dit avoir eu occaſion de vérifier dans un homme qui paſſoit
pour être mort de faim, & dont les inteſtins
ne contenoient en effet ni alimens, ni excrémens, mais beaucoup de bile, ainſi que le

ventricule, dans lequel elle avoit monté, &
qui en étoit auſſi très-plein. Quoique la bile
cyſtique ne coule pas ſans ceſſe, comme l'hépatique, elle s'évacuë donc cependant par la
grande diette Quand on eſt debout, le fonds
de la véſicule paſſe au - delà des bords du
foye, & pend en bas : ſon col eſt en haut,
& enfin ſon canal, celui qui porte la bile du
foye dans ce reſervoir, deſcend en pente douce ; mais cette ſituation change, lorſqu'on
eſt couché ſur le dos, la véſicule eſt alors pa-
rallele à l'horiſon, & quelquefois on la trouve dans les cadavres plus obliquement incli-
née en arriere, & preſque tranſverſe, comme
l'obſerve M. Winſlow. Le canal cyſtique
montant donc perpendiculairement, rien n'en
peut ſortir dans l'état naturel ; il faut pour
cela une forte compreſſion externe. Qu'eſt-
ce qui la produit, cette compreſſion ? Ecou-
tez Gliſſon, Bianchi, Boerhaave, Senac, &
tant d'autres Anciens & Modernes ; ils vous
diront tous, que c'eſt principalement le ventricule qui exprime ce follicule, parce qu'il
porte néceſſairement ſur ſon col, lorſqu'on
a mangé, ou qu'il eſt plein ; & ce qui eſt aſſez étonnant dans un Anatomiſte de mérite,
& de la réputation de Bianchi, c'eſt qu'il ne
lui ſuffit pas d'adopter cette idée, & de la
donner comme vraie, il veut encore qu'elle
ſoit regardée comme nouvelle, & lui appartenant en propre. Cependant voici des faits
Anatomiques : le ventricule ſe termine plus
à gauche que la véſicule, elle ſe trouve toujours plus du côté droit que le duodénum,
eſt couchée ſur le colon. Pour ce qui eſt des
grands vaiſſeaux hépatiques, de la veine-porte, du conduit hépatique, l'artere hé-

patique, ils forment un faiſſeau, ou paquet,
qui eſt lui-même plus à gauche que la véſicule ; la veine ombilicale, la plus gauche de
toutes, répond à la naiſſance du pylore,
enſorte que la véſicule du fiel étant ſituée
beaucoup plus à droite que le ventricule, il
eſt très-évident que ce viſcere, quelque plénitude qu'on lui ſuppoſe, ne peut jamais porter, comme on dit, ſur ce réſervoir, ni le
vuider. Il y a même lieu de douter, que
cette compreſſion ſoit poſſible de la part du
duodénum, il ne peut s'étendre aſſez en
devant, & du côté droit. Voici donc comment je crois que ſe fait cette évacuation de
la bile cyſtique. Dans l'inſpiration, le diaphragme s'applatit, deſcend, & fait deſcendre
avec lui le foye ; dans l'expiration qui ſuit,
les muſcles abdominaux repouſſent le foye
vivement en arriere : ce qui ſe fait avec d'autant plus de force, que le diafragme eſt plus
tendu, & oppoſe plus de réſiſtance à l'action
de ces muſcles ; or, il eſt évident par la connoiſſance de ſtructure des parties, que cela
ne peut arriver, ſans agir ſur la véſicule,
préciſément comme il faut pour l'exprimer ;
(car c'eſt en deſſous, & par le fonds que la
compreſſion ſe fait.) On peut dire qu'elle
eſt alors comme dans un preſſoir, le diaphragme y fait peu de choſe en s'applatiſſant. Mais
lorſqu'il lui prend de fortes convulſions, les
muſcles dont je viens de parler ſe mettent
pour ainſi dire, à l'uniſſon, en faiſant des
efforts proportionnés, on vomit à la ſuite des
biles hépatiques jaunes, d'autres matieres
bilieuſes, ou plutôt la bile qui eſt celle de ce
reſervoir, verte, porracée, ou érugineuſe. Le
mouvement inégal d'un vaiſſeau ſur la Mer,

lorfqu'on n'eft pas fait à ce mouvement, ni à l'air de la Mer, produit fouvent de pareils vomiffemens, pour ne rien dire de tant d'autres caufes dont le détail feroit ici déplacé ; & ces vomiffemens fe font par la méchanique que Madame du Châtelet explique dans fes inftitutions de Phyfique.

Il y a eu des Anatomiftes qui ont ofé nier en général, que la bile fe féparat dans le foye, ils vouloient qu'elle fe filtrât toute dans la véficule pour être de-là portée à ce vifcere. Tels furent Back, Sylvius de la Boë, quoique celle-ci ait reconnu dans un autre tems qu'il fe féparoit auffi quelque portion de bile dans le foye. M. Boerhaave trouva cette opinion regnante en Hollande, lorfqu'il commençoit à y fleurir, & il la renverfa par les raifons les plus folides, & dont nous ferons le détail dans un moment. D'autres, tels que Galien, du Laurens, Cole, Lifter, Bianchi, ont penfé que toute la bile s'engendroit dans le foye, & du Laurens imagina une valvule propre à la fécrétion de cette humeur : enforte que fuivant ces mêmes Auteurs, fi la bile couloit dans le duodénum, c'étoit toujours après avoir paffé par la véficule du fiel. Fallope fut le premier qui réfuta cette erreur générale, il examina la ftructure de ce vifcere avec de meilleurs yeux, & nous apprit en conféquence de ce qu'il avoit obfervé que toute la bile couloit du foye dans le doudénum, ce que Véfale n'avoit fait que foupçonner auparavant. Cette doctrine de Fallope fut confirmée par Gliffon & par Bohn, en effet le chemin du foye au duodénum eft très facile, mais au réfervoir, il eft difficile comme nous le ver-

rons ; le diamétre du canal coledoque eſt
double de celui du cyſtique, il porte donc
plus de liqueur, c'eſt-à-dire de bile Hepatico-
cyſtique, ainſi nommée, parce qu'il ſe méle
& coule tou`ours un peu de bile de la véſi-
cule, avec ceile du foye. De plus, les expériences de Teckop, & de Malpighi nous font
aſſez connoitre que la bile eſt portée par un
conduit tout naturel du foye au duodénum ;
enſorte cependant que de l'embouchure du
pore-coledocque, cette humeur peut réfluer
au follicule, toutes les fois qu'il ſe trouve
un plus grand obſtacle que la réſiſtance de
l'angle, que le canal hépatique forme avec le
cyſtique. Or cela arrive évidemment, lorſque l'orifice du méât choldocque eſt preſſé
par les vents du duodénum, par l'action vive
du mouvement périſtaltique, ou par des
conſtrictions ſpaſmodiques. Mais laiſſons cette double controverſe, elle ſera diſcutée ailleurs plus amplement. Le foye en général,
par rapport à ſes vaiſſeaux, & au ſang qu'il
reçoit, n'a point d'autre fonction que de filtrer la bile ; la véſicule eſt beaucoup trop
petite pour pouvoir filtrer toute la quantité
de bile qui fluë tous les jours dans les inteſtins ; on a déja dit que la bile n'a pas un accès libre dans la véſicule. Peu s'en faut que
le chemin qui conduit dans l'inteſtin, ne ſoit
très-droit, tandis que celui du réſervoir va
en montant. Lorſqu'on eſt debout, la bile véſiculaire eſt obligée de monter du fonds du follicule vers ſon col ; les propres fibres de ſa ſeconde tunique, irritées par l'excès & par l'acrimonie de la bile, ſe contractent, élévent le
fonds, l'accourciſſent, & aident ainſi l'action
des agens externes dont nous avons parlé, à

évacuer cette bourſe, avec une force qui n'eſt
pas à la vérité fort conſidérable ; c'eſt principalement des fibres longitudinales dont je
veux parler, parce qu'elles ſont les plus fortes incomparablement ; on les voit ſous la
forme de petits braſſelets longs & reluiſans,
ſuivre obliquement la longueur de la véſicule, ſe croiſant toujours à angles très-aigus ;
enſorte qu'elles peuvent d'autant mieux agir,
que le canal cyſtique eſt plus ferme. Car
pour les autres fibres nommées tranſverſes,
parce qu'elles coupent de cette façon les longitudinales, elles ſont ſi obſcures, & ſi difficiles à voir, que je ne leur crois pas une
grande vertu. Cela poſé, je dis donc que la
bile, que tous ces agens pouſſent pour l'é-
pancher dans le foye, ſe trouve arrêtée en
chemin par les plis internes du col de la véſicule, & quelquefois par ſa double courbure : le reſte du chemin eſt droit, à gauche,
& a ſa direction en en bas. Premiere difficulté. La ſeconde eſt encore plus grande, par
rapport au trajet de la véſicule au foye, que
du fonds du reſervoir à ſon col. En voici la
raiſon. Le canal cyſtique & le canal biliaire,
unis par une ſubſtance cellulaire de la plus
grande fineſſe, parcourent enſemble un très-
long eſpace dans le foye, s'ouvrent dans le
canal coledoc commun, joints enſemble,
non à angle ſimplement aigu, comme le repréſentent preſque tous les Anatomiſtes & Euſtachi même, mais ſi aigu, que c'eſt à peine
un angle. Or il eſt évident que cela doit
rendre très - difficile, & le chemin de la véſicule au foye, & celui du foye à la véſicule ;
mais il n'eſt cependant pas inſurmontable,
puiſque l'air fortement pouſſé en ſoufflant,

fait tout ce trajet avec une très-grande facilité, ſurtout le canal coledoque étant comprimé. Ces raiſons ſuffiſent, ſans qu'il faille
avoir recours à celles de Bellini. Combien
d'autres preuves convainquantes n'avons-
nous pas que la bile coule toujours du foye
dans le canal inteſtinal ? Si on lie le canal
hépatique, il s'enfle entre le foye, & la ligature, la véſicule même étant détruite ou ſon
col étant auſſi lié en même - tems ; enſorte
que, quoiqu'on ait coupé le reſervoir, cela
n'empêche pas cette humeur de couler ſans
ceſſe dans l'inteſtin. Teckop ayant lié le canal
cyſtique, ne recueillit-il pas trois ou quatre
onces de bile en aſſez peu de tems ? ce qui
eſt egalement confirmé par Verheyen, qui
ayant ôté toute communication entre les
deux conduits, & fait une ligature au canal
coledoque, vit celui-ci ſe gonfler. De plus, il
y a conſtamment deux ſortes de bile. Joſa-
linus eſt le premier, ſuivant Haller, qui ſe
ſoit aviſé de cette duplicité, en ſe trompant,
comme font communément ceux qui font les
premiers pas dans les Sciences ; car il regarda la bile claire, & pure, comme appartenant à la véſicule, & celle qui eſt trouble &
épaiſſe, comme venant du canal hépatique.
Péchſinus obſerva enſuite dans le chien &
dans les oiſeaux, que la bile du foye étoit
noirâtre, & celle du follicule verte. Bohn
trouva celle de la véſicule d'un jaune plus
foncé, tirant ſur le verd, & celle du porc,
aqueuſe & moins amere. Malpighi fit la même diſtinction ; ayant coupé la véſicule, il
trouva la bile hépatique jaune, moins amere, pure, & non-fétide au feu, ni telle en
un mot, que s'il s'étoit confondu avec quel-

que peu de bile cyſtique qui a croupi. Peyer
en ramaſſa de noire & de très-amere dans la
véſicule du chat-huant, tandis que le conduit hépatique étoit remplie d'une autre bile
plus tenuë, & d'un verd guay. La bile du
foye, au rapport de Galeac, eſt plus ſulfu-
reuſe, plus ſaline, plus terreſtre, que celle
du reſervoir. Bianchi, Hofman, Revenhorſt
& quantité d'autres, ont obſervé les mêmes
diſtinctions des deux biles. Ruyſch les admet auſſi, avec cette différence, que celle
dont il s'agit eſt quelquefois, ſelon lui, très-
peu conſidérable, & ſi peu, qu'il lui eſt arrivé de n'en appercevoir aucune. On imagine ſans peine que ſi la bile cyſtique eſt d'un
jaune plus foncé, d'une conſiſtance plus tenace, & d'un goût plus amer, que celle du
foye, comme je l'ai auſſi toujours remarqué,
toutes ces variétés dépendent du ſeul ſéjour
de la bile en ſon réſervoir, duquel on a vû
que, loin de couler ſans ceſſe, elle ne peut
couler que difficilement. De-là vient ſans
doute que l'éléphant qui manque de véſicule, a pour y ſuppléer, un canal hépatique
naturellement large & fort dilaté, où la bile
ſejourne, & devient également verte, que ſi
cet animal avoit un vértable réſervoir, tandis que cette humeur eſt jaune dans le porc.
Dans le hibou dont nous venons de parler ſous un autre nom, la bile véſiculaire
même eſt apportée du foye par des conduits
hépatico-cyſtiques; & cependant on a vû
qu'il eſt de fait qu'elle eſt fort différente de
celle du foye, tant le croupiſſement influë
véritablement ſur toutes ces diverſités. Enfin,
voici d'autres obſervations qui viennent à
l'appui de la théſe principale, que j'ai avan-

A v

cée, qui eſt que le foye eſt le tamis naturel
de la bile. 1°. Qui peut dire le nombre
des animaux, qui n'ayant point de véſicule ,
ne manquent cependant pas de bile. Tels
ſont l'éléphant, comme je l'ai déja dit d'a-
près les obſervations d'autruy , (car qui
peut les faire, ou les vérifier toutes ?) Le
dromédaire, le cheval, l'ane, le cerf, l'élan,
le ſanglier , le rat . ſuivant Blas & Peyer,
mais dont les expériences ſont refutées par le
célébre Morgagni ; parmi les oiſeaux, l'autruche, le paon, la grüe, le pigeon, la poule ; parmi les poiſſons, l'eſpéce de dauphin ,
nommé *phocæna*, pour ne rien dire de tant
d'autres faits, qu'on doit ſuppoſer en général
aſſez ſurs, pour qu'on y puiſſe compter, (à
moins qu'on ne veuille ridiculement préten-
dre , que tant d'obſervateurs qui ont étudié
la méme matiere en différens tems, & ſur divers ſujets, ſe ſont tous accordés pour nous
tromper ;) & qui tous démontrent clairement, que le foye n'a pas beſoin de follicule
pour ſéparer la bile, mais qu'il ſuffit ſeul
pour cette importante ſécrétion. En effet les
obſervations faites ſur l'homme confirment
encore très-ſolidement la méme vérité ; puiſqu'on a vû pluſieurs fois le réſervoir abſent
dans des hommes, qui ſurement ne manquoient pas de bile. 2°. Il y a des animaux
qui ont un réſervoir & des conduits hépatiques, mais nullement joints, comme j'ai dit
ci-deſſus qu'ils l'étoient dans l'homme , ce
qui eſt cauſe que la bile ne peut aller, ni du
foye à la véſicule , ni de celle-ci au foye.
Cela ſe remarque fréquemment , parmi les
poiſſons, dans l'aloſe, la perche, le brochet,
l'anguille, le ſpadon, la tortüe, &c. Parmi

les oifeaux, dans l'outarde, la cigogne, &c.
Je ne fçai s'il s'eft jamais trouvé des exemples d'une telle ftruCture dans le chien. Mais
plus j'examine la figure que Pechlinus a fait
graver, & où Haller renvoye, plus je me le
perfuade ; & cette figure paroit véritablement avoir été faite fur le chien , quoique
l'Auteur ne dife pas fur quel animal. Donc
le foye & la véficule , ont féparément une
bile propre dans les animaux, dont je viens
de faire mention.

Ouvrez le bas-ventre d'un chien vivant,
coupez le duodénum, faififfez le canal coledoque, & ajuftez-y adroitement un tuyau,
vous verrez la bile couler fans ceffe goutte à
goutte par ce tuyau,& vous pourrez de cette
maniere en ramaffer ce qu'il vous plaira
dans une phiole. Revenhorft en recueillit ainfi
environ une demie once , la premiere & la feconde heure, & enfuite moins ; la quantité
alloit toujours en diminuant. Keil n'en eut
que deux dragmes d'un chien dogue, dans
le même efpace de tems ; mais Teckop en
ramaffa trois onces en très - peu de tems.
Quant au célébre méchanicien Borelli, il a
voulu démontrer par des calculs jufqu'où
devoit aller la quantité de bile qui coule
fans ceffe du foye, & il l'a fait monter à tren-
te-quatre ↔ dans l'efpace d'un jour. Mais
Haller le réfute folidement : 1°. dit-il , fi le
diamétre du pore hépatique, & le diamétre
du canal cyftique font chacun $=$ 1. il fuit
que la fomme des diamétres ou des orifices ,
qui donnent iffuë à la bile , n'eft que 2, &
non 4, comme Borelli l'enfére fans fondement. 2°. Enfuite on obtient par les mêmes
fuppofitions, non le poids de la bile qui fluë

par le canal biliaire, mais le poids du fang qui coule par un rameau qui foit $\frac{1}{450}$ de la veine-porte ; & de fortes raifons qu'on détaillera en tems & lieu, perfuadant que la bile fe prépare plus lentement que le fang dans la veine - porte. Pour bien entendre tout ceci, lifez toute la fupputation de Borelli ; chaque chapitre feroit un gros volume, fi l'on étoit dans le goût de copier au long les idées des Auteurs. Bianchi fur d'autres hypothèfes, ou propofitions qu'il veut qu'on lui accorde, & que je paflerai aufli fous filence, donne dans une autre erreur contraire, en ne voulant admettre qu'une trop petite quantité de bile. Mais, comme l'obferve le judicieux Haller, nous ignorons la vélocité avec laquelle le fang méfenterique circule, nous ignorons les caufes qui peuvent la retarder, ou l'accélérer ; nous n'avons pas pour nous guider des diamétres affez exactement pris, & qui foient affez conftamment vrais, & toujours les mêmes ; & par conféquent nous ne pouvons rien prononcer en général fur la quantité de bile qui fe filtre par le foye, dans un efpace donné, fans rifquer de nous tromper dans tous nos calculs. En fe jettant dans les démonftrations mathématiques, on ne peut éblouir que ceux qui ne font que Mathématiciens, & à qui il fuffit pour décider de trouver un calcul jufte, puifqu'ils manquent des autres connoiffances, qui font abfolument néceffaires, pour juger de la juftelle de l'application. Mais quelle que foit la quantité de bile, que le foye fépare du fang, il eft certain qu'elle eft très-confidérable. Le foye eft le plus grand de tous les vifcéres, il péfe communément

trois ℔ & six dragmes, & on l'a vû péser jufqu'à 108 ℔. Il n'eſt compoſé que de vaiſſeaux
ſans graiſſe, ſans muſcles, & de vaiſſeaux ſi
lâches, que l'eau paſſe très-aiſément, ſi l'on
en croit notre Auteur, de la veine - porte
dans la veine-cave : d'ailleurs le ſang eſt porté au foye avec force, puiſqu'il vient de
l'aorte par la céliaque, & les deux arteres
méſanteriques : toutes raiſons qui prouvent
déciſivement que le foye fournit beaucoup
plus de bile que la véſicule, de bile, qui doit
preſque toute ſon amertume à la petite quantité de celle que ce follicule envoye pour
être mélée avec elle, comme on peut juger.
1°. Parce que ſix gouttes de bile cyſtique
donnent à une once d'eau une amertume
conſiderable. 2°. Parce que, quand la véſicule manque, comme Hartman l'a ſouvent
remarqué, la bile eſt jaune, à peine amere,
& d'un goût aſſez agréable, ſurtout dans le
cochon, dont les trois canaux bilaires reſſemblent parfaitement à ceux de l'homme.
Mais ne mange - t'on pas tout les jours avec
plaiſir le foye des oiſeaux, des poiſſons, &
des quadrupedes? & ſa douceur ne ſuffiroit-el-
le pas ſeule pour prouver celle de la bile ?
Mais ſi par haſard une petite portion de la
bile cyſtique s'eſt répanduë dans le foye,
quelle amertume cela lui donne ! c'eſt alors
un mets déteſtable.

Si l'on fait réfléxion ſut tout ce qui a été
dit, & principalement ſur l'expérience de
Revenhorſt, on pourra croire que puiſqu'il ſe
ramaſſe environ ½ once de bile dans deux
heures dans le chien, il en coule environ ſix
onces par jour dans le même animal ; & par
conſéquent beaucoup plus dans l'homme

qui a le foye plus grand. Le foye de chien
eſt la vingt-quatriéme partie du tout, dans
l'homme c'eſt la trente - cinquiéme ; donc,
toutes choſes égales, ſi un chien donne deux
dragmes de bile dans une heure, l'homme
qui eſt trois fois plus péſant en général en
donnera ſix ; & par conſéquent ſeize dans
vingt-quatre heures. Enfin tout favoriſe une
abondante ſécrétion de bile, la circulation,
la reſpiration, l'action du diaphragme, des
muſcles abdominaux, la ſituation tranverſa-
le des principaux rameaux du canal hépatique, & enfin cette pente douce avec laquelle on ſçait qu'il va s'ouvrir dans le duodénum ; & s'il eſt poſſible de ſpécifier la quantité de cette filtration ; c'eſt plutôt par l'analogie que je viens d'expoſer, que par les de-
mandes de Bianchi, & les ſupputations de
Borelli.

§. XCIX.

La bile cyſtique réſiſte aux matieres
aceſcentes, & communique aux autres
ſes propriétés en ſe mêlant avec elles.
Par ſa vertu ſavoneuſe & déterſive, elle
rend les huiles miſcibles à l'eau, diſſout
les réſines, atténuë les gommes, & toutes les choſes tenaces, qu'elle rend ho-
mogênes, lorſqu'elle eſt broyée avec elles : elle n'eſt ni alcaline, ni acide, mais
principalement formée, (*a*) d'huile,
de ſel, d'eſprits délayés avec de l'eau :
elle n'eſt point combuſtible, ſi ce n'eſt

(a) *Homberg.* Ac. des Sc. 1708.

après qu'on l'a laissée se dessécher. C'est
la plus pénétrante & la plus âcre de
toutes les humeurs qui circulent dans le
corps, la plus aisée à se putréfier, & alors
elle se répand de toutes parts sous la
forme d'une transfudation très - pénétrante. C'est pourquoi lorsqu'elle est
mêlée & broyée avec le chyle & les
excrémens, ses effets sont d'atténuer,
de résoudre, de nettoyer, d'irriter les
fibres motrices, de mêler ensemble les
choses les plus différentes, de diviser
celles qui sont coagulées, d'émousser
celles qui sont âcres & salines, de préparer les voyes au chyle, d'exciter l'appétit, de servir de ferment, d'affimiler
ce qui est crud, à ce qui est déja digéré ; car son canal (*a*) s'insere quelquefois au fond de l'estomach dans les per-
sonnes saines, comme dans l'autruche,
le plus vorace des oiseaux. La bile hépatique sert aussi aux mêmes usages,
quoiqu'avec moins d'efficacité. Je re-
mets à la description du foye l'éclaircis-
sement du reste.

Il n'est point d'humeurs dans tout le corps
d'un goût plus amer, & en même tems plus
balsamique que la bile; je ne connois que la

_____

(a) *Vesal.* l. 5. C. 5, page 420. & l. 5. V. cap.
8, page 436. *Du Verney.* Mémoire de Mathém. &
Physique 1692. page 23, 24.

matiére cérumineuſe des oreilles, & cette
plante que nous appellons communément
Aunée, ou *Enula campana*, qui approche de
cette ſorte de goût ſingulier. Cette humeur
mêlée avec d'autres ſucs dont nous parlerons
dans le chapitre ſuivant, retenuë dans un lieu
chaud & humide, fouettée tant par le mouvement périſtaltique, que par la raréfaction
que produit la chaleur, devient écumeuſe,
comme le dit notre Auteur dans le §. précédent (XCVIII.) laiſſée à elle-même, acquiert
un commencement de putréfaction, enſorte
qu'après une trop longue abſtinence, du ſein
de ces matiéres corrompuës, s'élevent des vapeurs fétides qui ſe mêlant avec l'air que le
poulmon rend dans l'expiration, infectent
l'haleine & l'odorat, cauſent des vertiges
ſympatiques, les matiéres mêmes, remon-
tant dans le ventricule vuide qu'ils irritent & ſoulevent quelquefois juſqu'à les vuider par les plus grands efforts. La bile ſe putréfie donc d'elle-même, & ſurtout la bile
cyſtique, parce que ſon croupiſſement dans
ſon réſervoir lui a déja enlevé ſon véhicule
aqueux; c'eſt pourquoi elle eſt journellement
en uſage chez nos Ouvriers, & tous les Chymiſtes ont préféré de s'en ſervir, & pour en
connoître la nature, & pour toutes les expériences qu'ils ont faites par ſon moyen, &
dont nous parlerons. Faut-il s'étonner ſi la
bile devient rance par la chaleur & l'humidité, acquiert une puanteur inſupportable, &
contracte même après un long tems une odeur
d'ambre, ſuivant l'obſervation de M. Boerhaave? Miſe en digeſtion, elle donne beaucoup de ſel alkali, & par conſéquent eſt beaucoup plus alcaleſcente que le ſang. Ce qui fait

voir que, loin d'être elle-même un vrai baume propre à conferver les autres humeurs,
comme tant d'Auteurs l'ont écrit depuis Vanhelmont, & principalement Giiffon & Back,
mêlée, circulant avec lui dans les vaiffeaux,
comme elle y reflue dans la jauniffe, elle ne
peut que corrompre toute la maffe & le grand
courant de la circulation, & produire ainfi
les fiévres les plus putrides. Je conviens que
la bile a été quelquefois trouvée acide & infipide dans le follicule même, mais cette obfervation eft fort rare & n'a été faite que fur
certains poiffons, tels que les chiens de mer,
ou dans l'homme, à la fuite de maladies où
la bile dégénere totalement. Je ne puis m'empêcher d'admirer ici la fageffe de la nature
qui ayant deftiné l'homme & la plûpart des
animaux à ne vivre que d'alimens açefcens,
les a munis de fucs de nature oppofée, alka-
lefcens, & conféquemment propres à corriger
cette acefcence. En effet les chofes que nous
avalons confervent bien leur nature dans
l'eftomach, mais non dans le duodenum,
elles y deviennent, comme Vanhelmont l'a
fort bien remarqué, falées ou douces. De-là
vient, 1°. Que les excrémens des enfans qui
ne vivent que de lait, la chofe du monde la
plus difpofée à s'aigrir, n'ont cependant pas
dans la fanté les excrémens acides, mais au
contraire jaunes, bilieux & doux, enforte
que les chiens qui n'aiment certainement pas
l'aigre, appetent ces matieres. 2°. Si l'aigre
domine, la bile eft énervée, & n'a pas force
d'achever la coction des alimens dans les inteftins, & les excrémens font verds & fentent
l'aigre. 3°. Si la bile ne peut fe filtrer, les
felles font blanches, cafeufes, d'une odeur

aigre, mal fréquent dans les enfans nouveaux
nés, parce que le méconium bouche le méat
colédocque, & que la ſeule rubarbe qui entre
dans deux gros de ſyrop de chicorée compoſé,
guérit en ouvrant les voyes biliaires ; mal, ou
plutôt ſymptôme inſéparable de l'ictere, formé
par une bile épaiſſie ou calculeuſe qui fait
obſtruction dans les mêmes voyes, comme je
l'ai ſouvent obſervé dans la pratique. Enfin
on ſçait par expérience que la bile mélée avec
des acides change elle-même de nature avec
eux. La plûpart des eſprits acides minéraux
& le mercure ſublimé coagulent la bile, & la
font diverſement changer de couleur. Elle
ſe diſſout par les ſels acides, ſi ce n'eſt dans
certains animaux herbivores, dans leſquels
il doit naturellement ſe trouver beaucoup
d'acide, & c'eſt peut-être pour cette raiſon
que l'huile de tartre par défaillance coagule
la bile cyſtique du bœuf, ſuivant Haller, ſeul
cas à la vérité où cette humeur m'ait paru
contenir en ſoi un acide qu'aucune autre
épreuve ne développe & ne manifeſte, & qui
eſt apparemment ſi peu conſidérable que la
bile n'en corrige guéres moins les qualités
aceſcentes des herbes dont vivent ces animaux. Car d'ailleurs il eſt de fait conſtant
que les autres alkalis, & principalement les
alkalis volatils, augmentent les propres qualités de la bile, ſont goût, ſa couleur, ſa fluidité, indice évident de l'affinité qui ſe trouve
généralement entre la bile & les matiéres
alkalines. Mais que la bile ſoit mélée avec
de l'eau, ou qu'elle ſoit pure, le mélange
des ſels même ſimples la fait paſſer à peu près
par les mêmes changemens, & à ſon tour
elle ne communique pas moins ſes vertus aux

autres fucs qui fe mêlent avec elle dans les
inteftins. Au contraire l'eau fervant de diffol-
vant à la bile, la rend plus propre à atténuer
les huiles, la térébentine, & tant d'autres
corps gras, réfineux, ennemis de l'eau, & à
les divifer en une fi grande ténuité, que tous
ces corps qui ne pouvoient auparavant fe
mêler à l'eau, s'y uniffent enfuite parfaitement. Ce n'eft donc que par cette faculté de
rendre les huiles nubiles à l'eau, que cette
humeur peut les détacher des corps auxquels
elle adhéroit, & que le fiel de bœuf fait tout
ce que le meilleur favon pourroit faire. Le
favon commun eft fait d'huile tirée par expreffion, & de fel fixe, le favon de Starkey
eft compofé d'huile diftillée & de fel fixe ;
enfin ce favon qui eft communément connu
fous le titre de *foupe* de Vanhelmont, eft fait
de fel alkali volatil & d'huile très-atténuée.
Or la bile eft compofée d'huile humaine, tel
que notre fang la donne, & du fel qu'il fournit, qui eft une efpece de fel armoniac volatil, & par conféquent cette humeur approche
plus du dernier favon que des autres, & doit
agir comme un vrai favon humain. C'eft une
vérité que les Teinturiers même n'ignorent
pas : il y a long-tems qu'ils ont obfervé qu'ils
ne pourroient jamais faire prendre la teinture aux laines récentes, parce qu'elles font
fort graffes, s'ils n'avoient foin auparavant
de les laiffer tremper dans une leffive urineufe
& bilieufe, jufqu'à ce que tous les pores de
la laine fuffent purgés en quelque forte des
matiéres poixeufes & rances qui les bou-
choient ; & ils s'y prennent auffi de la même
maniere avant que de teindre les étoffes ta-
chées d'huile, & principalement ces fils de

ſoye qu'on tire des capſules glutineuſes qui
ſe trouvent dans la bouche des Vers à ſoye,
parce qu'en effet la gluë qui ſe prépare dans
les petits vaiſſeaux inteſtinaux de ces capſules
enduit ces fils d'un liniment viſqueux qui ne ſe
marie point avec l'eau. La myrrhe, la réſine, les
gommes, bdellium, ſagapenum, opoponax, la
gomme lacque, les peintures, les fards, toutes
les matiéres gluantes broyées avec de la bile
ſur une pierre de porphyre, ſe détrempent
facilement dans l'eau, & bien des choſes qui
ſeroient inutiles autrement, deviennent par
cet art propres à deſſiner, à farder, &c. Il y a
long-tems qu'on a vû que le fiel de bœuf pouvoit être employé au lieu de gomme gutte
pour les peintures fines. Mais pour le mêler,
il faut donc toujous une certaine agitation.
L'huile & l'eau ſont deux corps plus peſans
que la bile, de-là vient que ſans quelque
trituration, il n'eſt pas poſſible de les mêler
tous trois enſemble, mais le moindre broyement ſuffit pour faire ce mélange, & les inteſtins n'en manquent pas, puiſqu'ils ont un
mouvement périſtaltique très-propre à pro-
curer ce broyement.

Alkaline Il y a bien des ſyſtêmes ſur la nature de la bile. Vanhelmont diviſoit cette humeur en deux parties, dont l'une étoit, ſelon
lui, & comme nous l'avons déja inſinué, le
baume du ſang, & une des principales cauſes de ſa formation, ou de la ſanguification,
& l'autre, excrémenteuſe, ſe déchargeant
dans le duodénum, & changeant l'eſpece de
créme acide ſortie du ventricule en une maſſe
ſalée. Pour ce qui eſt de la nature alkaline
de la bile, il eſt auſſi court qu'obſcur ſur ce
ſujet, mais cela ne m'empêche pas d'être

fortement convaincu que ce fameux Chymifte eût pour fyfteme que la bile étoit véritablement alkaline. Sylvius de la Boe donne à la bile un efprit huileux & un fuc lixiviel ahondant ; Schuyl, Graaf, toute l'Ecole de Hollande en un mot, enfeigna après Vanhelmont, que telle étoit la nature de la bile, qu'elle approchoit d'un fel alkali volatil, joint avec une huile volatile, que le chyle empreint de l'acidité du ferment de l'eftomach & de celle du fuc pancréatique, fermentoit avec la bile, & que la portion terreftre defcendoit par une précipitation chymique fous la forme de féces, ou de fédiment jufqu'au rectum, tandis que le refte du chyle changé en la nature d'un alkali vital, enfiloit les vaiffeaux lactés pour fe changer enfuite en fang conféquemment alkali Mais dans toute cette hypothèfe, nous ne trouvons rien qui s'accorde avec l'expérience. A-t'on jamais trouvé dans le corps humain une bile vrayment alkaline & d'une odeur fétide & urineux ? n'a t'elle pas au contraire une odeur aromatique & agréable ? elle ne fait que fe troubler & fe coaguler diverfement, fuivant la différente nature des acides avec lefquels on s'avife de la mêler, mais la chofe murement examinée, elle ne fermente pas réellement avec eux. Je fçais que Verheyen & ce grand Chymifte de Monfeigneur le Duc d'Orléans, Homberg, & plufieurs autres, ont penfé que la bile entroit en effervefcence avec les plus forts acides minéraux, & je conviens qu'un pareil mélange montre aux yeux quelque chofe qui n'eft pas entierement éloignée de ce phénoméne. Mais dans le fonds je crois que la bile n'effuie alors d'autres changemens,

que ceux qui arrivent à l'eau méme , lorſqu'on en jette dans de l'huile de vitriol ; c'eſt-
à-dire qu'elle ne fait que s'échauffer , & produire en conſéquence les petits mouvemens,
que cette eſpece de caléfaction peut procu-
rer, ou faire naître. D'ailleurs la bile mélée
à ces mémes acides forme-t'elle un ſel neu-
tre, comme les alkalis ont coutume de faire ?
Non ; mais un ſel muriatique , ſemblable à
celui qui ſe trouve dans les poiſſons ſalés ,
& de méme goût Le feu, cette ſource vive,
& ſi commune des alkalis , l'eſt - il jamais de
l'humeur dont il s'agit ? Eſt-elle le produit
de quelque liqueur alkaline ? Au contraire,
le ſang duquel elle ſe ſépare eſt bien éloigné
d'étre comparable à une humeur lixivielle,
ou à la nature d'aucun ſel lixiviel. Si elle
avoit une âcreté ou acrimonie réellement alkaline, ce ſeroit bien-tôt fait de nous, les
petits vaiſſeaux de notre corps en ſeroient
rongés & brûlés , elle teindroit en verd le
ſyrop violat, bien autrement qu'elle ne fait ;
car elle ne donne qu'une teinture ſi légére,
qu'on ne peut certainement l'attribuer qu'au
jaune de la bile , uni au bleu du ſyrop , deux
couleurs , qui mélées enſemble forment un
petit verd. Je n'ignore pas que la bile putréfiée eſt très-alkaline. Mais le blanc d'œuf, le
ſerum, l'urine, les citrons mémes, qui ſont ſi
aigres , une fois pourris , ſont auſſi alkalins ,
& donnent un alkali volatil. L'oreille brûlée
à un feu violent ne donne - t'elle pas auſſi
un ſel lixiviel fixe ? Tant il eſt vrai que les
analiſes chymiques des corps ne repréſentent
point les parties cachées des corps , telles
qu'elles ſont , mais extrémement changées
par le feu , qui eſt le plus violent des menſ-

truës , comme Boyle, Staahl, Newman, Le-
mery , Boerhaave, & tous les plus grands
Chymiftes en conviennent. Les Partifans de
l'opinion contraire à la nôtre ont encore un
fubterfuge. Tout comme , difent-ils , il y a
un acide dedans le lait, mais fi caché dans
fes parties cafeufes, qu'il ne peut jamais ,
quelque épreuve qu'on faffe, manifefter fes
effets par fa préfence , de même il n'y a pas
moins d'alkali dans la bile ; mais il eft fi noyé
dans l'huile & dans l'eau qui forment prefque tout le corps de la bile , qu'il ne peut fe
montrer par des phénomenes qu'il n'a pas la
force de produire. Mais de ce qu'on accorde
que la bile ne produit pas les premiers effets
qui frappent les fens dans les fels alkalis , il
fuit clairement qu'elle ne produira pas les
autres ; & par conféquent qu'on ne doit pas
la regarder comme alkaline , à moins , comme je l'ai déja fait entendre , qu'elle n'ait
acquis cette propriété par la putréfaction.
Mais encore une fois , juge-t'on de la nature
des corps par leur état de corruption ? Parce
qu'avec de l'orge qu'on fait fermenter , fuivant l'Art, on fçait faire de la bierre , ou de
l'alcohol qui enyvrent , dira-t'on , que l'orge
a la vertu d'enyvrer !

Acide. Quelques Médecins , depuis Galien , furtout adverfaires de Sylvius , ont en-
feigné que la bile étoit acide même dans la
fanté. Erreur contraire , & beaucoup plus
abfurde que la précédente ; car par quelque
épreuve qu'on la faffe paffer, on a vû ci-devant qu'on ne peut la faire aigrir. Il eft
impoffible que la bile contracte aucune acidité dans le foye, encore moins dans la véficule, fans mélange étranger. Cette eau lai-

teufe que Wieuffens a tiré le premier de la
bile, & qui depuis a été apperçûë par d'autres, a été prife fans fondement pour une
marque d'acide ; ce ne peut être, comme
l'obferve Haller, qu'une indice d'huile, bien
battuë fans doute, & intimement mêlée avec
quelques parties d'eau. Quelle acidité peut
donc avoir la bile ? $\frac{1}{327}$ de fel fixe, qui en a
été tiré par Verheyen, & fans contredit une
fi petite quantité, tirée d'animaux herbivores, dont les humeurs doivent néceffairement contenir plus de fels acides, que celles
de l'homme, & des animaux carnivores,
doit paffer pour nulle, par rapport à la maffe
totale qui l'a fournit ; du moins ne peut-elle
produire aucun des plus petits effets proprement inhérens, dans ce que nous appellons
acide ? Elle n'en produit pas non plus, cette
prétenduë acidité, dans le fang, qui fournit
la bile, ni dans l'urine, qui, comme elle, fe
fépare du fang. Tant il y a par conféquent
peu d'acide, & d'acide abfolument étouffé,
dans ces trois humeurs ! Ce que les Partifans
de cette vieille phrafe de Galien, *la bile ai-*
gre, nous objectent, que fi les excrémens des
enfans font fi fouvent verds, & fentent l'aigre, comme on le remarque encore dans les
filles qui ont les pâles couleurs, c'eft à caufe
de la bile érugineufe ou porracée, qui fe
mêle avec ces matieres ; cette objection, dis-
je, loin de faire contre nous, fait contre-
eux, puifqu'en effet les felles ne fentent l'aigre, que par le défaut de bile, ou de vigueur
dans la bile ; toujours domptée, toujours
énervée par les acides dominans. La preuve
en eft que ces vices fe guériffent par les abforbans, par les amers, par les antiacides,

qui

qui faifant reprendre à la bile fa force naturelle & primitive, rendent par ce moyen aux
excrémens cette couleur jaune, qui marque
le bon état de la bile. Or fi les aigres détrui-
fent totalement l'action de cette humeur,
& que les médicamens qui diffipent les aigreurs, réparent tout le mal fait par elles à
la bile, fur quel fondement, je vous prie,
a-t'on jamais pû regarder la bile comme une
liqueur acide, portant le ravage par tout, &
l'unique agent dans les maladies ? Si quelqu'un vouloit démontrer que l'huile de tartre par défaillance eft d'une nature acide,
parce que de cette huile, combinée avec une
très-grande quantité d'huile de vitriol, les
Chymiftes fçavent faire un tartre vitriolé,
qui contient beaucoup plus d'acide que d'alkali, celui-la pafferoit-il pour un homme
d'un jugement fain ? Non certes : he bien,
aux yeux d'un efprit droit, & de quiconque
fçait raifonner, ceux qui difent que la bile
eft acide, parce qu'elle fe trouve infectée de
la forte par le mélange des acides furabon-
dans, font auffi extravagans, & je ne ra-
bats rien de cette parité.

Voyons maintenant ce qu'on tire de la bile par l'analyfe Chymique. Sylvius & fes
Sectateurs nous annoncent beaucoup de fel
volatil alkali, & de fel lixiviel ; mais la bile
ne tient pas leurs promeffes. Drélincourt a
tiré de la bile $\frac{5}{6}$ d'eau, $\frac{1}{24}$ d'huile & de fel
volatil, $\frac{1}{192}$ de fel fixe. Pechlin, $\frac{11}{12}$ d'eau ;
Verheyen $\frac{4}{5}$ d'eau, empreinte d'$\frac{1}{11}$ d'huile,
$\frac{10}{327}$ d'huile empyreumatique, point ou très-
peu de fel volatil, de fel fixe impur $\frac{2}{327}$ = à
$\frac{1}{163}$, de terre $\frac{2}{199}$. D'autres difent avoir tiré
de la bile des efprits inflammables, des fels

volatils en aſſez grande quantité, du ſouffre, un peu de ſel fixe, & de la terre; &
après la putréfaction, des ſels volatils, & des
eſprits. Pourquoi n'ont-ils pas donné les
poids exacts de chacune de ces matieres? Baglivi parle auſſi de beaucoup de ſel volatil & fixe.
Boerhaave ayant expoſé à une chaleur douce une certaine quantité de bile cyſtique, obſerva qu'il s'en évapora les $\frac{3}{4}$ de ſon poids,
ſous la forme d'une eau, ou d'une lymphe,
à peine fétide ou âcre. Le réſidu formoit une
maſſe gluante, reluiſante, d'un jaune tirant
ſur le verd, amere, qui ne fermentoit, ni
avec les acides, ni avec les alkalis. Cette eſpece de glu diſtillée donna beaucoup d'huile mais peu de ſel volatil. Bref, de douze
onces de bile, il ſortit neuf onces d'eau, deux
onces $\frac{1}{2}$ d'huile, & un ou deux gros de ſel
fixe. Ce qui revient à $\frac{3}{4}$ d'eau, plus d'$\frac{1}{6}$ d'huile, & un ou $\frac{2}{96}$ de ſel. Les expériences ſur leſquelles ont peut compter, ſont ici préciſé-
ment celles qui s'accordent le mieux enſemble, & nous apprennent clairement que l'eau
fait toujours la plus grande portion de la bile, que l'huile eſt environ $\frac{1}{6}$ de l'eau, le ſel
volatil $\frac{1}{25}$, dans une bile récente & non putréfiée, l'huile empyreumatique $\frac{1}{24}$, le ſel fixe $\frac{1}{123}$. Voyons ſi le ſavon ordinaire n'offri-
roit pas à peu près les mêmes proportions.
Il eſt beaucoup plus âcre que la bile. Le ſel
lixiviel, & l'huile ſont en parties égales dans
le ſavon. Notre Auteur met parties égales
d'huile d'olives, ou de toute autre, & d'huile
de tartre par défaillance, pour faire ce ſavon
commun : ce qui feroit, ſuivant Dale, une
proportion triple de celle qui ſe trouve dans
la bile, & ſuivant Boerhaave, une propor-

tion plus confidérable. Car fur trois onces
d'huile, on met cinq fcruples de fel fixe, de
forte que dans le favon, l'huile eft au fel,
comme 1920 à 100. Mais dans la bile de
l'homme, l'eau eft à l'huile, comme 10 à 2,
au fel, comme 72 à un, ou un peu moins.
Elle avoit fans doute befoin d'une très-grande quantité d'eau, pour ne pas former un
vrai favon folide, qui fe coupât au coûteau,
comme le favon ordinaire, & dont on n'eut
pû fe fervir, fans le détremper. C'eft en effet un favon, mais fluide, & tel, en un mot
qu'il n'a befoin d'eau, ni d'un délayement
étranger, pour tous les ufages aufquels il eft
deftiné par la nature. Remarquez que fi tout
ceci a lieu par rapport à la bile, c'eft toujours d'une bile fraîche, & bien condition-
née, que la maladie n'a aucunement alterée,
& que la putréfaction n'a pas changée ; car
fi toutes les parties du corps humain, folides
ou liquides, une fois corrompuës, donnent
beaucoup de fel volatil, eft-il furprenant que
la bile naturellement plus alcalefcente qu'aucuns autres fucs, fourniffe une grande abondance de ce même fel ; & je ne doute pas
que tant de contradictions qui fe trouvent
dans les Auteurs au fujet de l'analyfe Chymique de la bile, ne vienne peut-être autant
de ce que les uns auront operé fur une bile
fraîche, & les autres fur une bile vieille, &
comme pourrie, que de l'inéxactitude, ou
de l'ignorance des artiftes, pour ne rien dire
de la mauvaife foi de ceux qui ont des fyftêmes favoris à protéger.

Huile. Le réfidu de l'évaporation, & de la
diftillation de la bile eft fi huileux, qu'il en
eft inflammable. Les calculs de la véficule du

fiel prennent feu , & même ſe conſument tout entiers. J'ai obſervé la même choſe ſur d'autres calculs , ſortis par les ſelles , à la ſuite de violentes coliques duodénales , & hépatiques , & qui conſéquemment étoient faits d'une bile hépatique plus aqueuſe , épaiſſie & putrefiée , ſoit dans le meát choledocque , ſoit dans l'inteſtin. Homberg n'a-t'il pas tiré de la bile une graiſſe verte & ſolide ? Hartman n'a-t'il pas vû dans les cochons un globe de graiſſe à l'endroit de la véſicule ? Enfin , l'origine de la bile , qui eſt conſtamment l'huile de l'épiploon fonduë , ne ſuffit - elle pas pour prouver ce qu'avance ici notre Auteur, pour ne pas répéter ici les expériences précédentes.

Sel. Il s'en trouve très-peu dans la bile , & toujours de diverſe nature. L'un , ſuivant la nature du ſel humain , a de l'affinité avec le ſel armoniac , dont il ne differe , qu'en ce qu'il s'alkaliſe par la diſtillation ſeule ; l'autre eſt un ſel fixe terreſtre , ou mêlé de terre , comme on l'a déja inſinué. On ne découvre au microſcope , ni l'un ni l'autre , ſuivant le témoignage vérifié de Lewenhoeck. L'amertume de la bile ne vient point de ſon ſel , mais de ſon huile , qui à force d'être broyée & échauffée dans les vaiſſeaux qui la préparent , dans le tamis qui la filtre , & le réſervoir qui la garde , devient rance & amere ; ce qui eſt confirmé par les deux faits ſuivans ; la bile du Lion & des autres animaux féroces eſt très-amere , parce qu'elle ſubit conſéquemment l'action de reſſorts très-violens ; au lieu que dans les perſonnes ſédentaires , & qui ont le ſang doux , on la trouve le plus ſouvent aqueuſe & inſipide.

Efprits. C'eft-à-dire d'une huile fi atte-
nuée, qu'elle coule comme l'eau, & avec
l'eau, qu'elle rend laiteufe, comme on l'a
vû dans les expériences de Vieuffens & de
Verheyen. C'eft ainfi que l'huile étroitement
unie aux autres parties du lait, donne au
tout une couleur blanche, qui diminuë, &
difparoît avec elle, comme le font voir clairement la coagulation du lait, dont la férofité dépoüillée des parties huileufes, qui font
le beure, & le fromage, devient enfin ver-
dâtre. Il y a de plus beaucoup d'air dans la
bile. Un calcul de la véficule du fiel donne
648 fois plus d'air, qu'il n'eft gros; ceux de
la veffie urinaire, comme un peu moins rares, ou plus compactes, en contiennent un peu
moins; cela ne paffe pas 645, fuivant les expériences de Hales.

Combuftibles. La bile récente, comme fort
aqueufe, éteint le feu, & les charbons ar-
dens: defféchée, ayant perdu prefque toute
fon eau, elle prend feu, pétille, comme on
l'a dit; ce qui marque l'union des principes
falins & huileux. Ce n'eft donc point une
efpéce de réfine, telle que Hoffmann l'a imaginé. Car la réfine, fuivant cet Auteur, le
Boerhaave des Allemands, fe fait au moyen
d'un acide figeant l'huile, & ne fe laiffe
point diffoudre par les acides, qui diffolvent
la bile réfineufe, ou calculeufe, comme on
l'avoit obfervé long-tems avant Hales. De-
là vient, chemin faifant, que les bons Praticiens fe fervent journellement d'efprit de
nitre dulcifié, lorfqu'ils foupçonnent des
calculs faits de bile dans le foye, ou dans
le duodénum. Concluons donc de tout ce
qui a été dit, que la bile agit dans le corps

humain, comme un ſavon fluide, ou comme une huile diſſoute dans de l'eau. Idées
bien éloignées de celles de tous ces Auteurs
ſubalternes, qui, imaginant de vrais ſouffres
dans la bile, les exaltent & les volatiliſent à
leur gré par le jeu des vaiſſeaux, pour expliquer par-là la nature des fiévres continuës, ſurtout putrides ; tandis qu'elles ne
proviennent que d'une huile devenuë rance, à force d'être échauffée, & trop épaiſſe
pour enfiler ſes routes ordinaires.

Acre. Il ſe filtre toujours quelque peu de
bile avec l'urine, & principalement dans les
grandes agitations du ſang, cauſées, ou par
la fiévre, ou même par des paſſions momen-
tanées. C'eſt pourquoi l'urine ſeule eſt d'une
acrimonie comparable à celle de la bile.
Car je regarde avec Liſter la matiere cérumineuſe des oreilles, comme une vraie bile,
qui ſe fixe en très-petite quantité en un ſeul
endroit, excepté qu'elle eſt, comme l'urine,
un véritable excrément, tandis que la bile
eſt un récrémement, & des plus néceſſaires.

Tranſudation. Peut-être contagieuſe dans
certaines fiévres putrides.

Mêlée. Après qu'elle a été diſſoute par les
ſucs pancréatiques & inteſtinaux, elle ſe
mêle intimement avec les alimens, au moyen
de la chaleur du lieu, de l'eſpece de trituration que procure le mouvement périſtaltique, & de ſon ſéjour dans les inteſtins ;
toutes cauſes acceſſoires, qui des alimens
bien mêlés en font une maſſe écumeuſe,
foüettée, ſimilaire, ou homogéne.

Nétoyer. On avale tous les jours les choſes
les plus tenaces, des huiles, des réſines, de
la terebenthine, des baumes, des peaux

gluantes, qui devroient d'elles-mêmes se co-
ler au duodénum, former des concrétions,
& donner lieu à des *volvulus* sans remédes.
Ces cas arrivent en effet, mais rarement.
Pourquoi ? Si ce n'est parce que la bile est
une humeur savoneuse, qui rend les huiles
& les résines miscibles à l'eau, & les met
ainsi en état de traverser les vaisseaux lactés.
Sans cette heureuse division, comment les
matieres coagulées par des acides, pourroient-elles passer au profit de l'œconomie
animale ? On peut citer pour exemple de la
prompte dissolution des résines, les pilules
de terebenthine qui transmettent si vîte aux
urines une odeur de violette. Les asperges
communiquent encore plus vîte leur infec-
tion aux urines ; mais cela surprend moins,
parce que ce sont des plantes alcalescentes,
molles, faciles à dissoudre, & propres elles-
mêmes par leur analogie avec la bile à en
aiguiser l'action. D'ailleurs, comme la bile
agit peu sur la partie rouge du sang, elle
agit aussi davantage sur certains sucs, que
sur d'autres. Tous les Anatomistes, & Galien même, ont connu ces propriétés, par
lesquelles la bile fond, balaye les matieres
conglutinées, adhérentes à la tunique veloutée des intestins, divise la pituite même la plus visqueuse, provoque, en irritant
les fibres, l'excrétion des selles, & donne
enfin à toutes les matieres les moins coulan-
tes une nature aqueuse très-fluide ; ensorte
qu'il est étonnant de voir Bianchi donner
pour nouveaux, des effets connus des Pein-
tres mêmes, qui, comme on l'a vû, ne dissolvent le plus souvent leurs peintures gru-
melées, qu'avec un fiel de bœuf délayé dans

l'eau. Qui ignore encore les vertus médiċinales de la bile, pour les tayes, & l'aveuglement né d'humeurs épaiſſes ? & combien, ſans ce diſſolvant de la nature, le ventre ſeroit bouffi d'humeurs glutineuſes ſpontanées? mais tandis que cette puiſſante humeur obvie ainſi au croupiſſement des huiles, elles ne peuvent devenir rances, âcres, mordicantes ; ce qui, faute d'un tel ſecours, non-ſeulement arriveroit, mais ſeroit toujours accompagné de coliques douloureuſes, de vrais rongemens d'eſtomach & d'inteſtins, & peut-être même de fiévres conſidérables avec des diarrhées opiniâtres. Cependant il eſt bien plus fréquent de voir des déjections ſurvenir tout naturellement, & proportionnellement à la copieuſe affluence de bile qui les cauſe. En effet mêlée aux alimens, elle invite les inteſtins à les diſſoudre de plus en plus, & à ſe débaraſſer enfin des excrémens. Remonte-t'elle dans l'eſtomach ? Les mêmes picotemens ſe faiſant ſentir, on a faim. Eſt-elle alterée, corrompuë, trop douce ? Obſtructions, amas de colles dans les premieres voyes. Que de maux naiſſent de cette ſource ! J'ai traité un Officier aux Gardes Françoiſes, qui à la ſuite d'aigreurs opiniâtres, qui avoient alteré ſa bile, & paſſé juſques dans ſon ſang, ſe trouva enfin le corps ſi rempli de ces colles morbifiques, qu'il en rempliſſoit tous les jours un pot-de-chambre, au moyen de purgatifs âcres, pendant un mois. Je donnerai dans mon Commentaire ſur les Aphoriſmes des réfléxions néceſſaires ſur l'abus de ces purgatifs.

Voyons encore ce que peut la bile. Stuart, d'après Galien, & Gliſſon, voyant qu'après

une playe faite à la véficule du fiel, les felles étoient fufpenduës, qu'on n'avoit plus ni
faim, ni fommeil, & que ces accidens étoient
fuivis d'une mort prompte, crût devoir attribuer à la bile le mouvement périftaltique
des inteftins, & la néceffité du fommeil,
qu'un chyle récent produit. Mais les gros inteftins fe contractent, & dépofent, quoique
la bile ait perdu fon acrimonie avant que d'y
arriver ; & les inteftins ont un mouvement
périftaltique, même dans les animaux qui
n'ont aucune bile.

Divifer. On trouve dans le premier eftomach des veaux le lait de vache coagulé,
par le ferment du lait précédent aigri. La
partie féreufe s'échappant peu à peu, le refte
ne forme qu'un efpéce de fromage gras, vifqueux, qui ne parvient au duodénum que
fous la forme d'une maffe tenace, & prefque
rance. Or la bile eft précifément verfée dans
cet inteftin, & c'eft pourquoi cette matiere
fi caillée fort diffoute & prefque fluide par les
felles. Haller a obfervé la même chofe dans
le lapin ; c'eft-à-dire le ventricule plein de
lait coagulé, & les inteftins d'une mucofité
coulante

Chyle. En atténuant, comme on l'a déja
dit, les chofes tenaces, en excitant le mouvement périftaltique, en détergeant les parois des inteftins, & ôtant ainfi tout ce qui
pourroit boucher l'orifice des vaiffeaux lactés.

Appétit. Rien ne donne plus d'appétit que
les remédes amers ; ceux où entrent l'aloès,
l'abfynthe, & tous ceux qui peuvent fuppléer
au défaut, ou à la débilité de la bile. De-là
vient que les animaux fort affamés, tels que

le lion , &c. ont une grande véficule du fiel ;
& de plus des machines , qui retenant la bile , lui donnent le tems de devenir plus âcre ,
telles qu'un appendice avant le duodénum , & un fort fphincter à la fortie de la
véficule , & même une cloifon dans ce refervoir.

Infertion. Il y a un paffage dans Galien ,
mais fort obfcur , où cet Auteur paroît décrire l'infertion du canal choledoque dans le
ventricule , quoiqu'il le nie hardiment & plus
doctement ailleurs. Cependant depuis cet ancien Auteur , tous les Anatomiftes ont con-
fervé cette infertion. Charles Stéphanus ,
Nicolas Maffa l'ont repetée , Véfale & Ca-
brolius ne l'ont vûë qu'une feule fois avec
des naufées & des vomiffemens continuels
dans le fujet. Fanton raconte une Hiftoire
femblable de l'Empereur Ferdinand I I I. Voilà ce qui s'eft remarqué dans l'homme. Il eft
fréquent de voir le conduit biliaire s'inférer
au pylore dans les animaux , dans prefque
tous les poiffons , dans l'autruche , ou du
moins près du pylore , fuivant Valifnieri. Ce
qui ne doit pas paroître fort fingulier , puifque la bile monte conftamment dans un ventricule vuide.

Ferm.n. Non dans un fens ftricte , & proprement dit , à moins que vous n'appelliez
ainfi un corps , qui par fon mélange avec
d'autres corps , peut les convertir en fa propre nature ; car cette définition convient
fort à la bile ; ce qu'il eft facile de déduire de ce que c'eft une liqueur fort humaine , que quelque artère ne décharge pas
dans un canal excrétoire , continu avec elle ,
mais qui vient d'un fang beaucoup plus éla-

boré, & parfait, qu'aucun autre, qui a fubi
l'action des arteres, & des veines du méfentere, du ventricule, de la rate, de l'épiploon,
qui eft revenu par les veines au foye, par la
veine - porte, qu'on peut regarder comme
arterielle, par les veines du foye, par fes follicules, & conduits excrétoires, &c.

Cyftique. Toute cette bile cyftique a paffé
par le foye pour fe rendre au réfervoir, auquel elle ne peut parvenir que très difficilement, comme ont l'a dit ; or ce réfervoir eft
fermé, chaud, tranquille ; trois conditions
qui rendent tout alcalefcent dans le corps humain, il eft rempli de petites veines abforbantes, où le plus aqueux de la bile eft repompé. D'où il eft évident que cette humeur doit s'épaiffir, acquerir une couleur
plus foncée, un goût plus amer, & plus âcre.
Il faut cependant que cette acrimonie ne
foit pas des plus confidérable ; car dans l'ictere où les vaiffeaux font pleins de bile,
il arriveroit biens d'autres irritations, &
des troubles plus fréquens, qu'on n'en obferve.

Hépatique. Beaucoup plus abondante que
la cyftique, qui s'aiguife par elle, devient
plus pénétrante, & plus propre à diffoudre
les alimens.

DE L'ACTION

DE LA LYMPHE DU PANCREAS.

§. C.

SOus la partie poftérieure du côté droit, & fous le fond du ventricule, à l'épiploon, fur tout à fa lame poftérieure, & auprès de l'inteftin duodénum, eft fituée une glande conglomerée très-confidérable, qui eft fufpenduë ; on la nomme (*a*) Pancréas. Elle reçoit une infinité d'artérioles de la céliaque, defquelles elle (*b*) fépare à la faveur de fa ftructure glanduleufe, une humeur qui fe rend dans un conduit commun, lequel s'ouvre (96.) dans le duodénum, où il porte toute cette lymphe.

Le Pancréas ainfi nommé par les Anciens, parce qu'il leur a paru n'être compofé que de chair, παγκρεας, nom qui fe trouve, je ne dis pas dans Hippocrate, fi ce n'eft dans un Livre qui lui eft fauffement attribué par quelques-uns, mais dans Galien & dans Ariftote, nom qui veut dire *tout chair*, fans

(a) Warthon. Adénogr. C. 13. *Graaf.* de Succ. Pancr. C. T. 1. *Vefal.* l. 5. T. 4. l. nn. T. 12. l. 1. 1, T. 15. l. S. *euftach.* T. 20. F. 3. 50-41-44-53, (b) *Ruifch.* Th. IV. N. 94. n. 4.

os, fans tendon. On feroit mieux fondé à l'appeller glande falivaire conglomerée ; car il reffemble à la glande de Warthon, tant par fa figure, fa ftructure & fes vaiffeaux, que par la nature de fon canal excrétoire, & le caractere de fa lymphe. Suivant M. Boerhaave, le pancréas eft long de près de fix pouces, large de deux, & pefant quatre onces. Mais dans les Auteurs tout cela varie. Heifter donne au pancréas le poids de trois onces ; Warthon eftime qu'il en pefe cinq, Haller veut que les chofes aillent plus loin, & affure que fa longueur eft de plus de fix pouces ; il me paroît vrai, comme il le dit, qu'elle égale prefque celle du ventricule, de forte qu'Euftachi repréfente le pancréas plus court qu'il n'eft véritablement.

Poftérieure. Le Pancréas a fa groffe extrémité placée derriere la partie fupérieure de l'eftomach, tranfverfalement par rapport à la rate à laquelle l'omentum lie ce corps glanduleux ; de forte que fa partie moyenne eft très-antérieure, & defcend du ventricule jufqu'au duodénum, où il fe prolonge un peu devant cet inteftin, jufques-là, d'autant plus épais qu'il tient plus la droite. Mais de l'endroit où cette groffe extrémité s'attache à la courbure du duodenum, elle fe dilate quelquefois de quelques pouces pour former le *petit pancréas* de M. Winflow, qu'Euftachi & bien d'autres ont vû & repréfenté, non-feulement dans l'homme, mais dans le chien & dans le caftor, &c. En général cette glande, la plus confidérable du bas-ventre & de tout le corps, eft couverte par le ventricule & par la fubftance cellulaire du méfocolon qui recouvre en même tems le duodenum, de

forte qu'engagé dans fa duplicature, il a le
méfocolon & deſſous & deſſus lui ; ſtructure
qui eſt vraye dans l'homme où le pancréas
eſt d'une groſſeur médiocre ; car il eſt ſi conſidérable & d'une étendüe ſi énorme dans
les poiſſons & autres petits animaux, qu'il
occupe preſque toute la capacité de l'abdomen. Le pancréas d'Afellius dont nous parlerons (CXVII.) n'eſt point celui-ci. Il a
été découvert par Wirſungus, & mérite ſeul
le nom de pancréas ; l'autre n'eſt qu'un amas
de glandes au centre du méſentere. Véſale
a fort bien repréſenté la ſituation & la figure
du pancréas, mieux qu'Euſtachi même, qui
cependant n'a donné ſes Tables Anatomiques, que pour critiquer cet Auteur,& montrer ſes fautes.

Conglomerée. Faite de petits grains un peu
durs, joints enſemble par une tunique cellulaire fort lâche, dans laquelle on trouve
quelquefois de la graiſſe. Sa ſtructure eſt à
peu près la même que celle de la parotide.
Ne ſeroit-elle faite que de vaiſſeaux ? Ruyſch
le prétend, ainſi que Wieuſſens : mais celui-ci qui dit avoir vû les conduits excrétoires,
n'a vû que les fibres cellulaires. Seroit-elle véſiculaire ? puiſqu'elle eſt compoſée de
grains, & qu'au lieu de pancréas dans les
poiſſons, on trouve de petits ſacs borgnes où
ſe fait la ſécrétion d'une liqueur par une
véritable ſtructure glanduleuſe. Le brochet
n'a qu'un ſeul de ces ſacs ; mais il y en
a 40 dans le ſaumon, davantage dans le
lion , &c. Comme le pancréas tient au coin
& au fond de l'eſtomach , & qu'ainſi il ſuit
les mouvemens de la reſpiration , tantôt en
haut, tantôt en bas, le ſuc pancréatique eſt

d'autant plus copieufement exprimé, qu'il eft plus fortement preffé entre le diaphragme & l'eftomach plein.

Conduit. C'eft par ce canal que tous les points du pancréas, pourvû qu'on ait eu foin de bien le laver auparavant, peuvent être parfaitement remplis de matiere céracée. Formé par la derniere réunion de tous les émiffaires qui partent de chaque grain glanduleux, il rampe par la membrane cellulaire dans la circonférence externe du duodenum ; il perçe enfuite la tunique mufculeufe, & s'ouvre dans la cavité de l'inteftin, où il a été marqué ci-devant ; obliquité qui doit empêcher toutes les liqueurs des inteftins d'entrer dans le pancréas, contre ce que quelques-uns ont penfé. Certains calomniateurs ont ofé avancer que Wirfungus après avoir publiquement démontré fon canal pancréatique, fut affaffiné par Veflingius, à qui la jaloufie mit le poignard à la main ; mais cette fauffe & indigne tradition a été folidement réfutée par Morgagni.

Céliaques. Le pancréas a plufieurs arteres dont le nombre varie, mais qui viennent toutes de l'artere fplénique, continuant fon chemin fous le pancréas vers la rate. Il en a encore d'autres, où il eft voifin du duodénum, de la duodénale, de la gaftroépiploïque, & de la méfentérique fupérieure. Les veines ont une femblable origine ; elles partent de la veine fplénique, faifant 'a route au-deffus de l'artere par le propre fillon du pancréas, gravé par l'eftomach. De plus il en vient de la duodénale, de la pylorique & de la gaftroépiploïque droite.

Les nerfs viennent du plexus femilunaire

du bas-ventre, du plexus méſentérique, des
nerfs hépatiques, des ſpléniques : ils rampent
avec les vaiſſeaux dans la membrane cellulaire, par la propre ſubſtance du pancréas,
dont chaque grain a ſon petit faiſceau. Les
vaiſſeaux lymphatiques n'y ſont pas rares.
Ils ont été vûs par Marchett & par Pecquet.
Il ne faut pas les confondre avec les vaiſſeaux lactés, ſemés dans le centre du méſentere, comme ont fait Aſellius & Veſlingius
depuis les Anciens, qui donnent tous ces
vaiſſeaux lactés au pancréas.

§. C I.

Cette lymphe eſt aſſez inſipide, claire, abondande, ſe filtre ſans ceſſe, &
ſe décharge par le mouvement, la chaleur, l'action du cœur qui n'en eſt pas
éloigné, & ſur-tout par la preſſion du
ventricule, qui ſe gonfle durant la digeſtion. Elle n'eſt ni acide, ni alkaline,
mais très-ſemblable à la ſalive par ſon
origine, ſes vaiſſeaux, & ſes qualités.
Confonduë avec la bile dans le vivant,
digérée avec elle, ſéjournant (*a*) dans
le même tuyau, elle ne paroît avoir aucun mouvement inteſtinal, mais elle ſe
mêle également avec la bile, ou même
coule ſeulement dans les inteſtins vuides. Mêlée d'ailleurs avec le chyle, les
excrémens, la mucoſité, il paroît que

(a) *Du Verney.* Mém, de Mathémat. & Phyſiq.
page 25.

fon ufage eft de délayer les matieres
épaiffes , de les mêler toutes , de rendre
le chyle mifcible au fang , de le mettre
en état de paffer par les vaiffeaux lactés ,
d'amollir les matieres âcres , ou de les
corriger , de changer la vifcofité , l'a-
mertume & la couleur de la bile , & de
la mêler intimément au chyle ; de faire
les fonctions de menftruë & de véhicule , de changer tellement les goûts , les
odeurs , les qualités particulieres des alimens , qu'ils n'acquiérent prefque qu'une
feule & même nature : & enfin d'aller
& venir , de paffer & repaffer très-fouvent dans le même chemin.

Infipide. Brunner a trouvé le fuc pancréatique , trouble , blanchâtre & falé ; Pechlinus , Bohn , Verheyen , Morgagni , Lamy,
Needam , &c. font tous de ce même avis.
Sylvius a eu beau affûrer pour l'honneur de
fon hypothèfe , que cette liqueur étoit acide ,
Graaf même , fon zélé partifan , reconnoît
qu'elle eft fouvent falée & quelquefois infipide. Je ne parle point ici de ceux qui ont
voulu y obferver un efprit acide caché fous
un efprit volatil , tels que Swalwe , Auteur
qui ne fait que plaifanter , & ne s'appuyant
d'aucune expérience , ne mérite pas d'être
cité. Swammerdam ayant ramaffé plufieurs
cueillerées de fuc pancréatique dans les poiffons , lui trouva le même goût que Brunner
& les autres. Il faut convenir que le goût de
cette liqueur eft doux & agréable , & qu'elle

n'a rien de falé, qu'à caufe du fel marin dont
l'homme fait un grand ufage ; le fel humain
n'y entre pour rien. Leuwenhoeck a vû dans
le fang & dans le criftallin de l'homme, de
vrais petits cubes de fel marin. Dans la diftillation du phofphore fait d'urine putride,
on trouve du fel marin dans la terre morte
qui refte. L'urine feroit-elle confervée pendant fix ans, on en tireroit toujours un fel
marin qui n'auroit rien perdu de fes vertus.
Si donc nous prenons chaque jour une certaine quantité de fel marin qui peut aller
peut-être à deux, trois, ou 4 meme dragmes,
ne fe changeant point en fel humain, en fel
de notre nature, qui eft à peu près ammonia-
cal, eft-il furprenant qu'il communique,
fuivant fes diverfes proportions, fon goût à
chaque humeur qu'il pénetre ?

Abondante. Graaf ayant percé le duodenum d'un dogue, infinua une petite phiole
dans le canal pancréatique (expérience très-
difficile) dans huit heures il y coula une once
entiere de liqueur. Schuyl en eut deux onces
dans trois heures. Suivant Nuck, dans un
chien pefant dix livres, il s'en fépare une,
deux, & même trois onces dans 24 heures.
Il faut faire attention que cette fécrétion
doit beaucoup diminuer, le bas-ventre étant
ouvert, en ce que les mufcles abdominaux
ne compriment plus les parties internes ; les
vapeurs abdominales, propres à relâcher &
à amollir, s'évaporent ; les vifceres n'ont
plus le même jeu ; les vaiffeaux excréteurs
font refferrés par le froid ; & que d'ailleurs
enfin toute l'économie eft troublée par les
tourmens de l'animal. C'eft pourquoi fi l'on
compare l'homme au chien qui pefe en gé-

néral trois fois moins, le pancréas qui eſt énorme, rélativement aux autres glandes ſalivaires, qui toutes enſemble ſont moins conſidérables que lui (puiſque ſelon les Obſervations de Warthon, la parotide peſe quatre dragmes & demie, la maxillaire 2 $\frac{1}{2}$, la ſublinguale, environ 1, ce qui fait le poids de deux onces, tandis que le pancréas en peſe communément cinq) & cependant ſuffiſent à une ſécrétion de douze onces en vingt-quatre heures (LXVIII.) Si l'on fait de mûres réflexions ſur toutes ces choſes, & de plus ſur l'agitation & les ſecouſſes que le diaphragme, le ventricule & les muſcles du bas-ventre doivent néceſſairement cauſer au pancréas, à cauſe de leur ſituation & de leurs mouvemens continuels, & ſur ce que les glandes ſalivaires ſont ſubcutanées, & ne ſont ſoumiſes qu'à la foible action des muſcles de la reſpiration & de la déglutition, qui ne ſont pas toûjours en jeu : enfin ſi l'on conſidere ce que peuvent produire les vapeurs émollientes & chaudes du bas-ventre, le diamétre du canal excrétoire du pancréas qui a communément près d'une ligne dans l'état ſain, car dans la maladie, on l'a vû large d'un doigt; l'action prochaine du cœur ſur les arteres pancréatiques quoique cette derniere raiſon ſoit plus appliquable aux glandes ſalivaires, il ſera très-évident qu'il ſe fait une plus abondante ſécrétion dans le pancréas que dans les glandes ſalivaires, & qu'elle ne peut guéres aller à moins de trois livres par jour. Dans les poiſſons & dans les inſectes la proportion du ſuc du pancréas aux alimens eſt encore plus grande. Il y a des poiſſons qui ont le pancréas plus grand

que le foye ; & les cigales ont un batail-
lon de glandes placées à l'extrêmité du
canal inteſtinal.

Sans ceſſe. C'eſt pourquoi on trouve ce canal preſque toujours vuide, il n'y a que
Bohn qui l'ait vû plein.

Cœur. Qui n'en eſt ſéparé que par le diaphragme & le péricarde. Il ne faut pas paſſer
ſous ſilence les ſecouſſes de l'aorte qui rampe derriere le pancréas, & des arteres voiſines, telles que la céliaque, la méſentérique
& la ſplénique.

Acide. Sylvius conclut que le ſuc pancréatique eſt acide, parce que les excrémens le
ſont quelquefois, & la bile verte & érugineuſe. Schuyl, de Graaf, Harder, Diemerbroeck, & tant d'autres Auteurs au fait de
l'Anatomie, ont ſuivi le même Chef. On ne
peut que plaindre ceux qui par entétement
veulent ſoutenir les erreurs les plus évidentes. Quoi ! parce qu'on s'eſt une fois fait une
hypothèſe chimérique, on n'y renoncera jamais, malgré le témoignage des yeux & de
la vérité ? N'avons-nous une juſte définition
de l'acide (LXXVI.) reconnuë de Sylvius,
comme de tous les Chymiſtes ? or de toutes
les proprietés de l'acide, il ne s'en trouve
pas une ſeule dans le ſuc pancréatique. Car
1°. Son goût n'eſt point aigre dans la ſanté,
& s'il le paroît quelquefois, c'eſt à la ſuite
de digeſtions imparfaites, ou d'autres maladies. Graaf même, comme on l'a déja inſinué, n'a pas craint d'avoüer ſous les yeux
de ſon Maître & ſon Protecteur Sylvius, que
ce ſuc lui a ſouvent paru ſalé, ſouvent inſipide, le plus ſouvent d'un aigre ſalé, &
rarement acide. Pour ce qui eſt de l'Expé-

rience qu'il rapporte avoir faite dans un
Matelot d'Angers qu'il disséqua encore chaud
& dans lequel il lui parut que ce suc étoit
acide, Pechlinus prouve par un témoin
qu'il produit qu'il n'y faut pas ajouter foi ;
mais quand elle seroit vraye, il s'en ensuivroit
seulement qu'un mauvais chyle auroit alteré la qualité connuë du suc pancréatique.
Dans l'homme, il est d'un goût salé, à cause
du sel marin, car dans les animaux qui n'en
usent point, il n'a aucun goût, & s'il s'ai-
grit, ce n'est que lorsque l'acide domine
dans les premieres & même les secondes
voyes. 2°. Aucune Expérience ne montre
qu'il entre en effervescence avec aucuns
sels alkalis. 3°. Il vient d'un sang qui avoit
une disposition alkalescente dans l'artere
céliaque voisine, au jugement même de
Sylvius, qui reconnoît avec son Précepteur
Vanhelmont, que le sang est d'une nature
huileuse, volatile & alkaline. Or, que l'a-
cide naisse de l'alkali, c'est, comme on l'a
déja dit en parlant du suc gastrique, une
métamorphose inoüie, impossible à la Nature & à l'Art. Comment donc auroit-elle
pû se faire dans un trajet si court, dans de
si petits tuyaux ? Sylvius répond d'après
Warthon que le suc pancréatique se sépare
des esprits qui font acides : réponse admirable sans doute dans un homme qui a surement
vû, examiné & soumis à ses Expériences,
une liqueur que sa subtilité dérobe aux re-
gards & aux recherches de tous les autres !
Mais pourquoi les esprits seroient-ils plutôt
acides qu'alkalis, ou d'une autre nature ;
s'ils ressemblent au sang qui les donne à filtrer, ils font bien différens de ce qu'on en

penſe. Mais des eſprits ſortis d'un ſang alca-
leſcent (CCLXXVII.) ne peuvent étre acides, cela eſt prouvé. 4°. Le ſuc pancréatique ne teint point en rouge le ſirop violat,
ou le ſuc d'héliotrope, comme le dit Viridet ſans fondement tant de la ſalive, que
de la lymphe du pancréas; il ne coagule
point le lait, puiſqu'il ſe putrifie lui-même
avec le tems : ceux qui ont dit le contraire
avec Diemerbroeck, ont confondu ou joint
des reſtes d'alimens aigris au ſuc pancréatique. Car pour coaguler le lait, il faut un
acide ſenſible au goût, qui ne ſe trouve point
dans cette humeur; mais une marque bien
évidente de maladie, c'eſt cette âcreté qui
va juſqu'à ternir & faire changer de couleur
des ſtilets d'argent, comme Veſlingius &
Maurice Hoffmann le rapportent. Le ſeul ſub-
terfuge qui reſte à nos Adverſaires, eſt de
dire qu'il y a un acide caché dans ce ſuc :
mais peu nous importe que cela ſoit auſſi
vrai que nous le croyons faux; car puiſqu'il
ne manifeſte ſa préſence par aucun effet ſenſible, il eſt impoſſible qu'il enfante les effervefcences ſuppoſées par tous les Chymiſtes. D'où l'on voit que *Sylvius* n'a établi l'a-
cidité du ſuc pancréatique que parce qu'elle
étoit néceſſaire à un ſyſtême, où on avoit
ſuppoſé la bile alkaline, & qu'il falloit bien
quelque humeur de nature contraire qui fer-
mentât avec elle.

Alkaline. Voici une autre extrémité où les
ennemis de *Sylvius* ont donné, extrémité
plus ſupportable, & qui porte plus l'empreinte de la vraiſemblance, mais non de
la vérité, comme on en peut juger en pla-
çant ici les mêmes raiſons qu'on a alleguées
(XCIX.)

Salive. Le fuc pancréatique reffemble à la
falive par fa tranfparence, fon goût, fa nature, les organes qui la filtrent, puifque ce
font de très-petites glandes conglomerées,
ou n'en formant qu'une feule de plufieurs,
comme un feul grand tuyau de chaque
émiffaire qui part de chaque grain glanduleux. De plus, il y a long-tems qu'on a obfervé que quand la falivation mercurielle
commence à fe faire, on fent prefque en
même tems quelques douleurs vers le pancréas, & que la diarrhée remplace fouvent
le ptyalifme. La feule différence que je vois
ici, c'eft que le pancréas étant expofé aux
mouvemens alternatifs de la refpiration,
peut moins être tranquille que les glandes
falivaires, & c'eft un grand bien pour empêcher le croupiffement dangereux d'un fuc
interne : car d'ailleurs Brunner, Sylvius,
Stahl, Bianchi, tous ont trouvé pareilles
glandes, femblable conduit, même fucs écumeux, aqueux, un peu vifqueux, même
rendez-vous, pour ainfi dire, au canal des
alimens & de la derniere digeftion, &c.

Inteftinal. Phyfiologie, Pathologie, Pratique, tout porte fur cette hypothèfe chez
les Sectateurs de Sylvius, qui eft que la bile
alkaline fermente avec le fuc acide du pancréas. Lorfque Drélincourt, fous le nom de
le Vaffeur, attaqua cette opinion d'un ftile
vif & railleur, & que Deufingius fe battit
l'expérience à la main contre le même Ad-
verfaire, un Collégue de Sylvius, Schuyl
s'éleva à fon tour, & prétendit prouver contre les Anti-Sylviens, qu'on ne devoit pas
nier toute efferyefcence entre la bile & le
fuc pancréatique, quoique ces liqueurs mê-

lées enſemble hors du corps, ne paroiſſent
point en avoir. Il vouloit qu'on fit ces ſortes
d'épreuves dans un animal vivant; qu'ainſi
ayant ouvert l'hypocondre droit d'un chien
vivant, il falloit lier le duodenum à quatre
doigts au-deſſus de l'inſertion du canal choledocque, & encore une fois à la même
diſtance au-deſſous de la même inſertion;
qu'alors il falloit remettre l'inteſtin dans l'abdomen, & laiſſer un peu l'animal en repos:
après quelques heures de trève qu'on verroit
la partie d'inteſtin lié, boüillante, tenduë;
& qu'ouvrant cette partie, il en ſortiroit une
liqueur écumeuſe fétide; preuve bien évidente de l'efferveſcence dont il s'agit; & la
Secte avoit bien raiſon de triompher & de
croire qu'enfin la guerre étoit finie, & tout
ſoumis! comme ſi l'air élaſtique retenu entre
deux barrieres de quelque inteſtin qu'on voudra, & mêlé aux alimens, ne devoit pas produire tous les effets qu'on interprête ſi mal!
La chaleur en effet donne du reſſort à l'air,
& ce reſſort produit une expanſion qui diſtend l'inteſtin; l'inteſtin tendu s'enflamme,
s'échauffe, l'air broyé avec les alimens & la
lymphe inteſtinale forme un ſuc écumeux;
& il eſt ſi vrai, que quand même il n'y auroit, ni bile, ni ſuc pancréatique dans le
monde, ces mêmes cauſes produiroient les
mêmes phénomenes obſervés par Schuyl,
qui la plûpart ſe montrerent à Verheyen
dans le lapin dont il lia le duodenum de part
& d'autre, quoique cependant il n'y eut aucun mélange des deux liqueurs, puiſque le
canal biliaire eſt éloigné de quinze pouces du
pancréatique. D'ailleurs la même épreuve
réuſſit de la même maniere, quelque inteſtin
qu'on

qu'on. lie, & l'effervefcence cefle, lorfqu'on
coupe l'inteftin, ou qu'en fe relâchant, il
donne une libre iffuë à l'air. Enfin de fix fois
qu'on fera cette expérience elle réuffit à peine une feule, comme un Auteur ami de la
vérité, Jofeph Bohn n'a pû fe difpenfer de
l'avoüer. Bien plus, point de ligature, même dans le vivant, point d'effervefcence,
& l'inteftin ouvert montre deux liqueurs qui
fe mêlent enfemble doucement & fans bruit,
comme on le voit encore en mêlant la bile
cyftique du bœuf avec le fuc pancréatique
du même animal. L'eau ne fe mêle pas plus
paifiblement avec l'eau. Mais quel moyen
d'imaginer une fermentation entre deux fucs
qui n'en ont point, étant mêlés enfemble dans
un efpace auffi petit & chaud qu'il fe rencontre dans les animaux dont le canal du pancréas s'infere dans le canal choledoque. Je
parle non-feulement du renard, du chat,
de la brebis, du cheval, mais de l'éléphant,
de l'homme, &c. dont les tuyaux font fi voifins que Bartholin & Morgagni ont fouvent
vû la bile entrer dans le canal pancréatique.
Ces fucs n'attendroient donc pas à être dans
l'inteftin pour fermenter. Mais ceux d'entre
les animaux dont les deux infertions font
fort éloignées l'une de l'autre, ne digerent
pas mal pour cela les alimens, tels que l'autruche, le lapin, &c. cependant la vertu des
deux humeurs eft bien diminuée, avant
qu'elles viennent à fe rencontrer : donc cette
prétenduë effervefcence eft auffi inutile à la
vie qu'à la digeftion.

Délayer. Le fuc pancréatique eft ténu, le
chyle eft plus épais, le fuc des inteftins eft
vifqueux, la bile cyftique eft fi épaiffe, qu'el-

le file , & paroît réfineufe. Mais un favon ne peut agir fans être délayé ; fans cela la bile feroit donc fans action ; d'où l'on voit le befoin qu'elle a du fuc pancréatique : & voilà la principale raifon pour laquelle , dans la plûpart des animaux, le pancréas fe décharge dans le duodenum , ou dans le même endroit que le canal choledoque , ou bien près de lui. Conjecture qui répond à l'expérience ; car dans les animaux dont le canal pancréatique eft éloigné de celui de la bile , il n'y a point de véficule du fiel , où il ne s'en trouve qu'une très-petite : ils n'ont pas tant befoin de détrempement. Le liévre , le lapin , l'autruche n'ont point de véficule. Les oifeaux à bec crochu qui ne boivent point ont un grand pancréas qui fuit au loin la traînée des inteftins ; donc le fuc pancréatique leur fert de boiffon.

En état. En détrempant la bile , en balayant la colle qui bouche les pores des inteftins, en divifant les parties les plus groffieres jufqu'à la plus grande ténuité.

Bile. La bile eft tellement délayée , que quoiqu'elle foit mêlée aux alimens en très-grande quantité, elle ne laiffe aucun indice d'amertume , ni dans le chyle , ni dans les excrémens , ni dans le fuc de la fin de l'ileum, quoiqu'elle donne cependant une couleur jaune aux matieres des felles. La raifon de cela eft facile à comprendre. La bile hépatique eft naturellement plus aqueufe, & beau-plus abondante que la cyftique , & d'ailleurs le fuc pancréatique noye cette bile, comme un peu d'abfynthe , ou de mercure fublimé , s'éteint dans une grande quantité de miel, d'eau, ou de lait. Il ne faut cependant pas

conclure de-là que la bile ne colore pas les
excrémens, & qu'elle n'est point amere.
C'est une opinion que Vanhelmont a voulu
étayer de l'exemple d'une fille, d'un furieux,
& d'un enfant, qui tous avalant leur propre
merde, l'ont trouvée aussi douce que des
pommes pourries, il eut pû y ajouter l'e-
xemple de Paparel, & de bien d'autres *Scato-*
phages : mais il n'en seroit pas moins vrai que
tant que la bile conserve sa vertu, les excrémens sont très-jaunes ; s'ils deviennent blancs,
c'est faute de bile qui ne se filtre point à cause
de ces obstructions au foye qui produisent
l'ictere. Et il n'est pas hors de vraisemblan-
ce que la bile puisse être ainsi domptée ou
changée, parce qu'elle se mêle en très-petite
quantité avec beaucoup de suc pancréatique,
de sucs intestinaux, de sucs des glandes de
Peyer, & même d'alimens déja presque changés en chyle ; puisque d'autres expériences
nous apprennent que des fluides d'une nature
différentes, mêlés ensemble, perdent dans un
moment leur goût & leurs propriétés. Car
n'est-ce pas ainsi qu'en mêlant du sel marin
à une solution d'argent dans de l'eau-forte, on
en dissipe tout à coup l'amertume, l'argent
se précipitant en poudre très-subtile, & laiss-
sant une saumure très salée. Il est vrai que
la putréfaction me paroît être la principale
cause qui confond l'aigre, l'amer, le doux,
tous les goûts en un mot, tous les odeurs ;
de sorte qu'un chou pourri diffère à peine
des excrémens. Mais une seconde preuve
que le suc pancréatique est un délayant qui
ôte la faim que la bile pure & non détrempée produiroit, c'est que les animaux, dont
le canal pancréatique est détruit, sont plus

affamés ; & que l'autruche dont les tuyaux
ſont fort diſtans, à une faim terrible.

Changer. Ceci eſt encore de la nature de
la ſalive. La vache fait un lait doux d'herbes acides, ameres, ou aromatiques. La
femme fait toujours le même lait de toutes
ſortes d'alimens, excepté de ceux qui ſeroient
trop ſpiritueux, ou trop ſinguliérement aromatiques. Or, d'où vient ce changement ſi
ſurprenant en apparence, ſi ce n'eſt de la
quantité d'humeurs, que la nature a ſoin de
mêler intimément aux alimens ?

D'aller De 3 ⚌ de ſuc pancréatique qui
coulent tous les jours dans les inteſtins, il
n'en ſort pas un ſeule dragme par les ſelles
dans l'état naturel, comme on le voit par les
excrémens qui ſont ſecs, quand on ſe porte
bien ; il faut donc que cette quantité ſoit repriſe, ou dans les veines lactées, qui charient toujours une humeur lymphatique,
ſuivant les épreuves de Liſter, & de Muſgrave, ou par les veines méſenteriques,
(CVI.) Et comme le chemin de la circulation eſt ici très-court par les arteres, (elle ſe
fait dans le cœur dans une minute ſeconde, dans le poulmon, preſque dans un 45e
de minute ; & par conséquent elle n'employe
pas le même tems dans chaque partie) cette
humeur peut être repompée cent fois en très-
peu d'heures, & reportée au cœur, ſéparée
de l'artere céliaque, & couler de nouveau
dans le duodénum.

§. CII.

Vous devez maintenant être en état
de répondre ſans balancer à ces queſ-

tions : Y a-t'il deux fortes de bile ? Le
fiel eſt-il un excrément du chyle hépatique, qui eſt rejetté pendant que le ſang
ſe prépare dans le foye ? Eſt-il de quelque utilité pour la ſanté & pour la vie ?
Eſt-il de quelque utilité ? Le pancréas &
la bile ſervent-ils aux ſyſtêmes de Vanhelmont, & de Sylvius ? Exercent-ils
ici un duum virat, & quel eſt-il ? Eſt-ce
en excitant & en entretenant le mouvement inteſtinal du ſang qu'ils nous font
vivre ? Quelle eſt la nature du ſuc pancréatique, & quel eſt ſon uſage ? Pourquoi ſe décharge-t'il avec la bile, ou du
moins bien près d'elle ? Ce ſuc peut-il
être abſent ſans aucun danger ?

Deux ſortes. Nous ne demanderons point
ici ſi la bile cyſtique eſt différente de celle
du foye : cela a été aſſez prouvé ; XCVIII.)
c'eſt une autre diſcuſſion que nous voulons
éclaircir, & dont voici le fondement. La
férofité du ſang tiré par la ſaignée, ſe ſépare
des globules rouges, qui ne forment plus
qu'une eſpéce de placenta aſſez épais. La portion jaune de cette férofité a été appellée
bile, bile jaune, par les Anciens. La partie
ſupérieure du placenta ſanguin dont on
vient de parler, étant expoſée à l'air contracte un rouge vif, qu'ils ont particuliére-
ment nommé ſang. Ils ont donné le nom
d'atrabile, ou de bile noire, à cette portion
inférieure, qui faute d'être inférieurement
touchée par l'air, eſt noirâtre ; & la férofité

tranfparente, blanche, fans couleur, a pris le nom de *pituite* : quatre humeurs des anciens, parmi lefquelles on voit deux fortes de bile. Mais il eft trop manifefte que c'eft abufer du nom de bile ; car la férofité du fang n'eft un peu jaune, que relativement aux globules du fang, qui s'y font diffous dans beaucoup d'eau ; & fi le fang eft rouge fupérieurement, & noir au fond du vafe, retournez-le, & vous verrez que tout dépend de l'air, & que l'un ne diffère pas affez de l'autre, pour avoir chacun un nom particulier. D'ailleurs nul indice de bile dans les prétenduës biles jaune & noire ; & quelle proportion d'une humeur finguliere, peu abondande, à la plus confidérable portion du fang ? (CCXXVII.)

Excrément. Les Anciens ont penfé que le chyle une fois bien travaillé, étoit attiré par les veines méferaïques au foye, ou il étoit changé en fang, & que la bile, excrément du fang, en étoit féparée, & pouffée par le canal choledoque. Mais nous fçavons aujourd'hui à n'en pouvoir douter, que les chofes fe paffent bien différemment ; le chyle n'eft point porté au foye. Le chyle ne s'y fanguifie point ; quoique je ne nie pas que quelque portion de bile atténuée, ne puiffe retourner au foye par les veines méferaïques.

Utilité. Telle eft l'utilité de la bile, que la fanté dépend de fes bonnes qualités, & fe dérange avec elles. C'eft un des principaux agens de la chylification ; vient-elle a être en défaut, comme dans la jauniffe, on eft fujet aux crudités, aux indigeftions, & à ces aigres dominans dans les premieres voyes ; d'où il arrive que les excrémens non-feulement ont une odeur acide, mais une couleur blanche, parce que la bile a reflué dans le sang; reflux qui produit la diffolution du sang en eau, l'ictere noir, l'hydropifie. Cette même humeur est-elle en stagnation? il se forme des calculs dans le foye, dans le canal choledoque, dans la véficule du fiel, & on ne fait qu'un mauvais chyle; enfin on est constipé, on a des douleurs périodiques dans le duodenum, qu'il est aifé de confondre avec des coliques de foye. Est-elle trop diffoute? la dyffenterie, la diarrhée, les fiévres putrides & malignes s'enfuivent; on trouve dans les cadavres une prodigieufe quantité de bile dans le ventricule, dans les inteftins, & ceux-là feuls affligés de ces fiévres en réchappent, qui ont des flux de ventre, foit naturels, foit provoqués par des laxatifs. Il ne faut cependant pas croire que cela foit toujours conftant. J'ai fouvent vû, comme Bianchi, une bile douce & aqueufe dans des fujets morts de fiévre continue, & on en trouve d'autre fois d'auffi épaiffe & d'auffi noire que dans la peste.

Vanhelmont. Vanhelmont mourut en 1644, c'eft-à-dire feize ans après que Harvée eut publié fa découverte de la circulation du fang; mais comme le Chymifte avoit donné fon fyftême avant la premiere publication de cette découverte, il ne jugea pas à propos de le changer, & moralement parlant, la grande réputation dont il jouiffoit alors ne lui permettoit pas d'ajouter ce trait à fa gloire. Mais comme il n'y a que le cours du fang qui puiffe faire naître de la chaleur dans le corps humain, & que les alimens les plus

froids prennent la même chaleur vitale, &
que ce qui étoit acide acquiert une nature
salée volatile, changement fort difficile à
expliquer; Vanhelmont chercha la cause de
tous ces merveilleux phénomenes, & n'en
trouva pas d'autre que la fermentation ou
le mélange de principes contraires, d'où
puffent naître la chaleur & le mouvement
par tout le corps. Ce fameux Chymifte fçavoit par expérience que l'efferveſcence de
corps froids produit une grande chaleur,
en mélant, par exemple, l'huile de vitriol
avec le fel fixe de tartre. Il avoit d'ailleurs
lû dans Fernel que le pancréas étoit le fiége
des fiévres chroniques, qu'il s'y préparoit
un fuc qui fe verfoit fur les alimens, &
remarquant encore une bile très-amere qui
venoit joindre ce fuc, il s'eft aifément perfuadé que de ces liqueurs mélées enfemble,
il naiffoit un bouillonnement qui donnoit
de la chaleur & du mouvement à tout le
corps. Selon Vanhelmont, la bile eft falée
& volatile, le chyle eft acide & fublimé par
la bile en une nature femblable à la fienne:
enfin le frottement du fouphre & du fel volatil du fang dans le cœur, produit auffi la
chaleur dans le fang.

Sylvius. La même erreur pardonnable dans
Vanhelmont, ceffe de l'être dans Sylvius
qui connoiffoit la circulation, & fçavoit l'A-
natomie. Cependant ce Profeffeur a non-
feulement fait fermenter la bile & le fuc pancréatique dans le duodenum, mais dans le
ventricule droit (CLXXVII.) où il veut
qu'il fe faffe une nouvelle efferveſcence entre le chyle, la lymphe & le fuc pancréatique, qui font, felon lui, de nature aci-

de, & le fang alkali rempli de bile volatile.
Il ajoute que cette même fermentation ani-
me, échauffe le cœur & toute la machine;
que par conféquent pour la confervation de
la vie, il faut un combat entre les acides
& les alkalis. Mais je fuis las de redire que
la bile n'eft point alkaline (XCIX.) que
le fuc du pancréas n'eft point acide (C I.)
& on verra de plus dans un moment qu'on
peut vivre fans ce fuc, comme on peut fe
nourrir ou de lait alcalefcent (L.) ou feulement de chairs alcalefcentes. Mais faut-il
tant de peines pour écrafer les fectateurs
d'un fyftême auffi ruiné ?

Inteftinal. On vient de voir que Sylvius
attribue le mouvement inteftinal du fang à
un conflit entre l'acide & l'alkali, je veux
dire entre la liqueur acide du canal thorachique, qui eft un réfultat du fuc pancréatique, du chyle, de la lymphe mêlés enfemble, & entre la bile alkaline mêlée au
fang ; humeurs qui étant de nature oppofée,
commencent à lutter, pour ainfi dire, dès le
duodenum, pour recommencer leurs combats dans le cœur. Mais quand même cette
effervefcence fe feroit dans le duodenum,
on ne conçoit pas par quels moyens la même
fermentation peut ne pas s'étendre dans tous
les labyrinthes qu'elle a à traverfer, furtout
fi l'on envifage l'énorme quantité de lymphe
qui doit l'inonder ; & d'où lui viendra cette
force affez grande, pour exciter la contraction du cœur. Que d'abfurdités fuivent d'un
fyftême, propofé & foutenu, cependant très-
férieufement, par des gens d'efprit & de gé-
nie! Tout ce que Ciceron a dit eft vrai, &
appliquable à la plûpart des hypotèfes, qu'il

C v

n'y a rien de ſi abſurde, qui ne puiſſe être
avancé par quelque Philoſophe.

Bile. Pour la délayer, la mêler au chyle,
& aider ſon action ſavoneuſe, diſſolvante.
Une laine graſſe ſe dégraiſſe en effet facilement avec du ſavon, s'il eſt auparavant frotté & fondu dans l'eau chaude avec elle. Le
dégraiſſement eſt plus long, ſi on ſe ſert d'eau
froide, & il eſt impoſſible avec le ſavon ſolide.

Abſent. C'eſt ce que ſemblent démontrer
toutes les Expériences de Brunner, Auteur
qui par ſes travaux Anatomiques fut le premier à ébranler & renverſer la ſecte de Sylvius ; car tantôt il coupa une grande partie
du pancréas, tantôt il lia ou coupa le canal
pancréatique, & les animaux ſurvécurent
ſans moins bien digérer, ſans être moins affamés. D'autres fois encore il emporta impu-
nément tout le pancréas. Il faut que le défaut du ſuc pancréatique ſoit remplacé par
une ſécrétion d'autant plus abondante de la
liqueur gaſtrique & duodenale, comme le
même Anatomiſte le prétend. Mais Verheyen objecte qu'aucun des chiens de Brunner n'a vécu plus de trois mois, & qu'ils
pouvoient bien avoir des maux internes inſenſibles, puiſqu'on ſupporte bien plus long-
tems des ſchirres, ſans que les autres fonctions ſoient alterées, & par conſéquent ſi ces
chiens avoient vécu plus long-tems, ils euſſent pû être affligés de diverſes incommodités marquées. Il faut convenir que le ſuc du
pancréas eſt très-utile & comme néceſſaire;
auſſi Brunner a-t'il vû deux fois ſon canal
ſe reprendre, & deux fois la liqueur ſuivre
ce chemin. Je parle de la premiere épreuve,

où le conduit ne fut qu'en partie coupé ; car dans la seconde, un canal absolument nouveau se forma, & parut s'ouvrir dans le canal choledoque. C'est ainsi du moins que les yeux de Brunner en jugerent, faute de faire attention que ce nouveau canal n'étoit pas réellement nouveau, (XCVI.) mais qu'il étoit devenu plus sensible, plus considérable, par la destruction de l'autre plus grand ; double canal connu de Brunner même qui en parle ailleurs. Ne disons point que le suc pancréatique est inutile, parce que sa privation n'a pas donné de maladies promptes & sensibles aux chiens dont on a coupé le pancréas. Ceux qui ont les glandes méfentériques scrophuleuses, ne meurent pas pour cela, & ce n'est même qu'avec le tems qu'on languit. Un animal peut vivre sans rate ; est-elle donc inutile ? Lucrece & ses Partisans peuvent le penser ; mais nous qui sçavons que cela répugne aux idées que Dieu nous a données de sa sagesse, nous croyons que les choses mêmes dont nous ignorons l'usage, n'en manquent pas. Nous ignorons les plus subtils usages des poils, & en général nous pourrions nous en passer ; on a vû des gens qui n'avoient qu'un lobe du poulmon, qu'un rein, point de rate, d'autres qui vivent tous les jours sans bras & sans jambes, & ils n'en sont pas moins sains & vigoureux. Si on en croit Lamy, on a trouvé le pericarde manquer ; mais cette observation sera réfutée (CLXXVII.) On vit avec des poulmons qui ont à peine trois lignes de diamêtre dans le cadavre ; avec des reins schirreux, consumés; on vit des mois entiers, comme je l'ai vû, le foye tout fondu en vomiques. Concluera

t'on pour cela que toutes ces parties ſont
inutiles? & enfin parce qu'un chien dont on
a emporté le pancréas a paru auſſi ſain qu'auparavant, qui ſçait ſi ſans cela il n'eut pas
encore mieux fait ſes fonctions? Brunner ne
décide rien là-deſſus, & tout ce qu'il a voulu
prouver, il l'a prouvé, qui eſt que le pancréas & ſon ſuc n'étoient pas ſi néceſſaires à
la vie, que Sylvius le prétendoit.

PROPULSITION DU CHYLE

DANS LES VAISSEAUX LACTE'S.

§. CIII.

LEs fibres droites des inteſtins, qui
s'inſérent à leur tunique externe,
comme à un tendon, venant à ſe contracter, le canal inteſtinal devient ridé
dans la partie qui tourne le dos au méſentere ; ainſi de ſpiral qu'il étoit,
il devient cylindrique au même endroit ; & par conſéquent lâche dans la
partie attachée au méſentere, & rétré-
ci dans celles qui lui tournent le dos.
C'eſt pourquoi les vaiſſeaux lactés, voiſins du méſentere, ſont tellement ouverts, que le chyle le plus fluide, le plus
mobile, le plus coulant y peut entrer.
En même-tems les valvules s'élevant
par la même action, & s'approchant les

unes des autres, interceptent le chyle, l'arrêtent, & ferment presque la partie contractée de l'inteſtin, & toutes ces choſes arrivent ſurtout dans l'inteſtin jejunum, où il y a plus de vaiſſeaux, plus de valvules, & de valvules plus élevées & plus complettes ; qui reſſent plus fortement l'action de l'eſtomach, où la ſalive, le ſuc gaſtrique, l'humeur pancréatique, & les deux biles ont plus délayé le chyle, & qui ſe vuide le plus promptement.

Droites. Les fibres les plus nombreuſes & les plus fortes ſe trouvent à la partie oppoſée au méſentere, & ſont aſſujetties par les fibres charnuës tranſverſes, entre leſquelles elles s'inſerent, de ſorte qu'en ſe contractant, elles s'y cramponent ; ce qui ne peut arriver, ſans que chacune étende ſon arc particulier, & toutes enſemble, tout l'inteſtin recourbé en arc : & pendant que cela s'opere, le demi cylindre qui tourne le dos au méſentere, s'enfonce au-dedans de la cavité de l'inteſtin, & ſon velouté eſt en même tems pouſſé vers l'autre demi-cylindre attaché au méſentere, de ſorte que le chyle pouſſé auſſi lui-même en avant par cette méchanique, eſt porté au bord libre qui répond au méſentere.

Tendon. M. Boerhaave regarde la tunique commune, comme l'attache, ou le tendon, des fibres muſculeuſes des inteſtins. C'eſt une erreur relevée par M. Senac qui remarque

fort bien p. 133 qu'une tunique qui n'a pas
de point d'appui & qui n'eſt liée aux fibres
charnuës que par une celluloſité très-fine ne
peut ſervir de tendon. Le même Académicien prouve auſſi que les fibres muſculeuſes
ne ſont aucunement interrompuës vers le
méſentere; la ſurface de la tunique muſculeuſe qui le touchoit étant comme la ſurface latérale, lorſque les inteſtins ont été ſéparés de leur attache. D où il ſuit que notre
Profeſſeur n'eſt pas fondé à regarder les inteſtins comme des muſcles dont les tendons
ſont le méſentere (CIII. CIV.)

Voiſins. M. Boerhaave ne ſemble mettre
ici les orifices des vaiſſeaux lactés que dans
la ſeule partie à laquelle tient le méſentere,
mais il s'eſt rétracté publiquement, du moins
dans les leçons que j'ai entenduës, avoüant
que ces vaiſſeaux ſe trouvent dans toute la
circonférence de l'inteſtin, dans l'homme
comme dans les brutes. Outre les vaiſſeaux
lactés les orifices des méſenteriques s'ouvrent
au dedans du même canal ſous la forme de
pores aſſez viſibles au microſcope, & qui
laiſſent paſſer l'injection (CVI.) Il n'en eſt
pas ainſi des ouvertures des veines lactées;
(XCI.) perſonne n'a eu le bonheur de les
voir. Glendi a conjecturé que le chyle
étoit repris par le canal choledoque; Marchett
& Back par le conduit pancréatique; Muralt, par les glandes de Peyer (opinion qui
a été à peu près ſuivie par Santorini); du
Vernoy, par des pores propres; Leuwenhoeck,
par des pores mêmes inviſibles des membranes. Pour moi je penſe avec Haller & tous
les bons Anatomiſtes modernes, que les veines lactées s'ouvrent par ces petits poils beans

qui s'élevent au dedans du canal intestinal,
& c'est ce que persuadent & l'analogie des
veines, & la méchanique même (X C I.)
Il m'est aussi évident que le chyle est déterminé dans les veines lactéees, par la même
raison qu'en pressant un sac de cuir, on fait
sortir goute à goute le mercure qu'il contient.

Lactées. Ceux des Anciens qui les ont découverts sont Erasistrate, qui les prit dans les
boucs pour des arteres vuides, & Hérophile,
qui les vît se terminer à des glandes. Parmi
les Modernes, Gaspard-Asellius est le premier qui les ait vûs, & décrits dans les brutes.
L'an 1622 Tulpius les a vûs le premier dans
l'homme ; car il n'a pas été prouvé que son
ami Higmor les lui ait démontrés dans
l'homme en 1637, Higmor & Folius n'ayant
découvert ces vaisseaux qu'en 1639. L'illus-
tre Peyresc les vit aussi alors dans l'homme.
Depuis ce tems, Veslingius les vît très-souvent dans l'homme, & les fit graver. Mais
jusqu'au tems de Bartholin, ils ont été diver-
sement confondus avec les vaisseaux lymphatiques, comme par Asellius, par Higmor ;
& la plûpart des autres Anatomistes prétendoient, les uns qu'ils s'inséroient au foye,
les autres à la matrice, & quelques-uns à
d'autres parties. On a été long-tems depuis
Bartholin, sans rien ajouter d'essentiel, ou de
solide à leur Histoire. Molinet les vît dans
l'homme. Nuck en donna une petite figure
d'après l'homme ; Heister une autre ; Evertse
une autre, & Duvernoi enfin une beaucoup
plus belle. Les occasions de voir ces vaisseaux sont très-rares dans l'homme ; je ne les
ai observés qu'une fois ; & voici qu'elle m'a

paru leur marche , juſqu'au glandes. Les
vaiſſeaux lactés naiſſent de l'une & l'autre
portion d'inteſtin ; tant de celle, qui n'a pas
d'attache au méſentere , que de celle qui le
reçoit, de la tunique veloutée même. Ils ſe
proménent par la nerveuſe, ou ſeconde cellulaire, percent la muſculeuſe , forment deux
couches , ou rangs de petits troncs, à peu-
près comme font les vaiſſeaux (XCII. *not.* 4.)
L'une de ces couches vient de la partie con-
véxe intérieure des inteſtins , & l'autre , de
la convéxité poſtérieure, juſques là ſans valvules ; & ayant percé la tunique muſculeuſe , ils rampent dans la cellulaire, juſqu'à ce
que ces deux rangs de vaiſſeaux arrivent enſemble aux glandes du méſentere , après
avoir formé chemin faiſant diverſes îles, &
pluſieurs pléxus ; (§. CXIII. CXVI.) &
alors il ſont garnis de valvules.

Jejunum. Tous les Auteurs , depuis Hippocrate même, ou du moins l'Auteur d'un Livre intitulé Πέρι αρχῶν ἢ σαρχῶν. XII. ont
écrit que c'étoit dans l'inteſtin jejunum, qu'il
ſe repompoit le plus du ſuc nourricier. Certains ont voulu qu'il s'en reprit par les vaiſſeaux lactés de l'eſtomach (§. LXXXVII.
not. 32.) qui paroiſſent aſſez clairement lymphatiques , vûs auſſi par Veſlingius. On en
trouve dans le duodénum (LXXXVII. *not.*
10.) & même quelques-uns dans les gros inteſtins , comme je l'ai ſûrement obſervé dans
le chien, avec J. H. Pauli, & Néedham ; ils
ſont remplis de chyle , l'animal étant ouvert
cinq heures après avoir mangé. Heiſter les a
vûs dans le cheval ; Winſlow dans l'homme,
aimſi que Bohn, Folius, Warthon, Walceus,
Higmor, &c. Quant à Santorini, Leprotte,

Drélincourt, Brunner, ils font d'un avis différent, & refufent tous des vaiffeaux lactés
aux gros inteftins ; mais outre que des con-
clufions négatives exigent une infinité d'expériences, une feule contraire les fait tomber.

§. CIV.

Les fibres orbiculaires qui s'infèrent
au méfentere , comme un tendon , venant à fe contracter en même tems , les
efpaces cylindriques (103.) fe rétréciffent, & fe ferment par l'approchement
réciproque des valvules. C'eft pourquoi
le chyle preffé par cette action, & par
celle des parties environnantes (86.)
délayé, mêlé, brové, (91 , 92 , 93 ,
95.) intercepté, & pouffé principalement vers les lieux voifins du méfentere ; c'eft-à-dire, eft déterminé dans les
vaiffeaux lactés, qui fortent de tous les
points de ce tuyau inteftinal , & qui
s'ouvrent par fon mouvement périftaltique. Eft-ce donc par un effort d'effer-
vefcenfe que le chyle entre dans les vaiffeaux lactés ? Non.

Orbiculaires. Si c'eft au méfentere que ces
fibres font le plus fermement attachées, en fe
contractant vers lui, elles doivent pouffer le
chyle dans les vaiffeaux lactés, & le préfen-
ter àleurs orifices ; ce qui a du vrai, mais ne
l'eft pas tout-à-fait, puifqu'elles ne s'infèrent
point au méfentere. (XCIII.)

Périftaltique. Lorfque ce mouvement cef-

ſe, le mouvement & la reſorbtion du chyle ceſſent auſſi, lui qui eſt ſi facilement repris par ſon ſecours. En effet dans un chien
vivant, dont on aura rendu les veines viſibles, tout diſparoît dans un clin d'œil; enſorte que le chyle fuyant vers le reſervoir,
les vaiſſeaux qui portoient une liqueur blanche, n'en ont plus qu'une diaphane. On doit
placer ici un fait connu par de fréquentes expériences, qui eſt que les veines dont il s'a-
git demeurent très-long-tems viſibles dans
les cadavres des pendus, par la même raiſon
qui détermine à faire une ligature au canal
thorachique pour mieux faire voir les vaiſſeaux lactés : c'eſt un obſtacle pareil que l'é-
tranglement produit, & qui eſt cauſe que le
chyle qui coule d'ailleurs par des chemins
libres, s'arrête & s'amaſſe. Sylvius dit expreſ-
ſément dans un endroit, que c'eſt par le mouvement périſtaltiqne que le chyle eſt pouſſé
dans les veines lactées, & dans un autre, que
c'eſt par un effort d'efferveſcence. Quant à
la premiere oppinion, Lower ne l'adopte que
lorſque l'inteſtin eſt en repos; ce qui s'accorde avec ce qui a été dit. (C I I I.) Pour la
ſeconde, c'eſt un corollaire bien digne des
principes de l'hypothèſe de Sylvius. En effet,
au moment de l'efferveſcence, l'inteſtin ſe
gonfl3, ſes parois écartées forment de plus
grands cercles, les poils flottans ſe reſſerent,
s'accourciſſent, ſont étranglés; d'où il ſuit que
l'inteſtin étant très-gonflé, le chyle ne peut
aucunement être repompé. Mais ce qui manifeſte bien clairement que les vaiſſeaux lactés ne ſe rempliſſent pas par quelque cauſe
interne qui donne une violente extenſion
aux fibres des inteſtins, mais par quelque

preſſion du canal ; c'eſt qu'on a beau ſouf-
fler fortement dans une portion d'inteſtin liée , l'air ne peut jamais pénétrer dans
ces tuyaux ; & l'expérience dont nous avons
parlé (XCV.) n'a rien qui ne favoriſe cette
idée ; puiſque ce n'eſt qu'en maniant les inteſtins , qu'on vient à bout de faire paſſer dans
ces vaiſſeaux la couleur bleuë de la ſolution
d'indigo. Enfin n'a - t'on pas démontré ailleurs , que l'état naturel des inteſtins , étoit
d'être contractés ? (LXXXXIII.)

§. C V.

Le chyle qui entre dans ces vaiſſeaux ;
paſſe donc ſans raiſon pour n'être que
la production des alimens ſolides & liquides ; car c'eſt une humeur compoſée
de ſalive , (66.) de la fine mucoſité de
la bouche , (66 , 5.) des deux liqueurs
de l'éſophage , (73.) & du ventricule
(77 , 2.) de la bile cyſtique , (98 , 1 ,
2.) de la bile hépatique , (98 , 2 , 99.)
du ſuc pancréatique , (101.) de l'humeur lymphatique des inteſtins , (91.)
de celle qui eſt exprimée des glandes de
Peyer , (92.) & peut-être d'une grande quantité (*a*) d'eſprits , fournis par
tous les nerfs qu'on trouve ſans nombre
en ces endroits. Toutes ces humeurs
effectivement , tant celles qui ont paſſé
par les voyes de la déglutition , que cel-

(*a*) *Brunner.* de Pancr. page 93 , 94.

les qui ont tranſudé, ou ſe ſont déchar-
gées en ces lieux, ſeules, ou mêlées
avec le chyle, entrent toujours dans les
veines lactées, quoiqu'elles ne ſoient
ſenſibles qu'après avoir mangé.

Salive. Nous avons dit d'après Nuck,
(LXVIII. *not.* 4.) qu'il ſe ſépare douze onces de ſalive dans vingt-quatre heures. Mais
il en entre bien davantage dans les veines
lactées Toute cette quantité qu'on crache
dans l'expérience de Nuck, étant avalée, ſe
joint au chyle, ſe ſépare de nouveau, & pluſieurs fois dans un jour (LXVIII. *l. c.*) il
en paſſe donc tous les jours pluſieurs livres
dans les tuyaux lactés, qui ſans cela ſe bou-
cheroient.

L'éſophage. Il n'eſt pas poſſible d'en définir
la quantité, mais on peut juger qu'elle n'eſt
pas peu conſidérable par la grandeur de l'organe, par la qualité lâche des vaiſſeaux excréteurs, qui s'ouvrent librement dans une
cavité vuide, &c. (LXXIII.)

Hépatique. Sa quantité eſt très (XCVIII.)
conſidérable, & l'on en peut aiſément juger
par le foye qui eſt très-vaſte, par ſes vaiſſeaux qui ſont ſi lâches, que l'eau paſſe aiſément de la veine-porte dans la veine-cave,
& ſort par le canal choledoque ; & fort
grands, à en juger par la grandeur du diamétre de la veine-porte, & par ſon canal ex-
créteur, qui eſt des plus larges. Que ſi vous
comparez à préſent la ſécrétion qui ſe fait
dans les reins de trois livres d'urine par
jour, vous n'aurez pas de peine à croire
qu'il ſe ſépare pluſieurs livres de bile cha-

que jour. Il faut cependant convenir que le
fang des arteres fe meût beaucoup plus vîte
que celui des reins, que le diamétre des
arteres rénales eft affez confidérable, que le
chemin eft très-libre, & qu'enfin l'uretere, le
canal excrétoire, eft beaucoup plus ample
que le conduit choledoque.

Nerfs. Il ne faut pas croire que la quantité des efprits foit très-petite, parce qu'on
ne peut pas les voir. Dans un tems affez
froid, pour changer l'eau en glace, malgré
le refferrement des vaiffeaux de la peau, un
homme robufte tranfpire un fluide très-fub-
til, en fi grande abondance, que dans l'efpace de vingt-quatre heures cette évacuation
monte aux $\frac{5}{8}$ des alimens qu'on a pris, comme Sanctorius & l'expérience le prouvent.
Or dans les inteftins, où il y a une chaleur
continuelle, des nerfs fans nombre, une organe fécrétoire de foixante palmes de longueur, qu'elle doit être la fécrétion du fubtil liquide des nerfs ?

Senfibles. Les humeurs dont nous avons
parlé jufqu'à préfent fluent fans ceffe, rien
ne s'en échape par les felles dans l'état naturel du corps ; il refte donc qu'elles foient
repompées. La feule voye qui fe préfente,
eft celle des vaiffeaux lactés & de la veine
méfenterique ; c'eft pourquoi les liqueurs
qui abondent aux inteftins, qui feules les ar-
rofent, lorfqu'on jeûne, enfilent néceffairement ces conduits, & font portées par eux
dans le grand courant de la circulation, pour
revenir de nouveau aux inteftins. Quon
n'objecte donc point l'invifibilité des veines
lactées, elle vient de l'éxilité de chaque petit tuyau, & de la tranfparence de la li-

queur qu'il charie. Les vaiffeaux lymphatiques,
qui font beaucoup plus gros, s'offrent rarement à la vûë, ainfi que le canal thorachique même, fi ce n'eft après la ligature. Or,
quel eft l'efprit fain qui nie l'exiftence de ces
canaux , & des liqueurs qui les tranfver-
fent?

§. CVI.

La partie bilieufe, la plus tenuë & la
plus lymphatique de ce chyle (105.)
n'eft-elle pas pompée par les tuyaux abforbans qui s'ouvrent dans la tunique
veloutée (91.) des inteftins , & qui
vont fe décharger dans les veines méferaïques , d'où ce chyle eft porté dans la
veine-porte, où il eft délayé, pour fervir enfuite de nouvelles matieres à la fécrétion de la bile ? C'eft une queftion à
laquelle vous ne ferez pas embarraffés
de répondre, pour peu que vous confi-
dériez ; 1°. Le (*a*) nombre, la grandeur (*b*) de ces vaiffeaux abforbans ;
leur ftructure qui eft tout-à-fait finguliere dans les inteftins ; (*c*) leur nature qui
n'eft pas différente de celle que les veines ont communément : le fang veineux
qui de-là coule dans la veine-porte,
comme dans un artere ; la nature de ce

(a) *Euftach.* T. 27. F. 2 , 4.
(b) *Ibid.*
(c) *Ibid.*

fang ; la grande quantité d'humeurs qui abordent aux inteſtins , & qui ne peuvent certainement toutes entrer dans les veines laĉtées, ni ſortir par les ſelles : 2°. L'Anatomie comparée des oviparæ res, qui n'ont point de vaiſſeaux laĉtés , mais dans leſquels il ſe trouve un paſſaæ ge de la cavité des inteſtins aux vaiſæ ſeaux méſéraïques : 3°. Les veines méæ ſéraïques , qui, dans l'homme s'ouvrent (*a*) dans la tunique veloutée, qui n'ont point de valvules , & deſquelles enfin (*b*) l'injeĉtion paſſe dans les inteſtins ; lorſque les inteſtins ſe contraĉtent par leur mouvement périſtaltique , les vaiſæ ſeaux méſéraïques ſe creſpent, & deviennent prodigieuſement tortueux. (*c*)

N'eſt-elle pas. Queſtion célébre. Toute l'Antiquité a crû que le ſuc nourricier étoit attiré par les veines ; Hippocrate , Galien, & tous les autres d'un commun accord. Mais comme ils voyoient dans leur hypothèſe que le ſang couloit du foye aux inteſtins , & le chyle des inteſtins au foye, par une direĉtion contraire; ils ont mis tout en œuvre pour appuyer une opinion dont ils ſentoient parlà le peu de ſolidité. C'eſt pourquoi Columbus s'eſt imaginé avoir vû des valvules aux embouchures des veines méſentériques :

(a) *Ruyſch.* Adv. An. D. ɪɪ , page ɪ8. D. ɪɪɪ, page 23.

(b) *Ruyſch.* Adv. An. D. ɪɪ , page ɪɪ,

(c) *Svvammerd.* de Reſp. ɪ0ſ.

& après qu'Afellius eut démontré le nouveau chemin du chyle par les vaiffeaux lactés; Harvey même alors enchanté d'avoir découvert la circulation du fang, ne voulut pas s'écarter des veines méfentériques, qu'il crut d'autant plus propres à remplir leurs fonctions, & à porter par un même canal le fang avec le chyle. Willis, Swammerdam, Horn, Brunner, Peyer, Borelli, Hartmann, Stahl, Revenhorft, Fanton, Ruytch, & autres foutinrent les fonctions féparées des veines blanches & rouges; ce qui n'empécha pas Bohn, Bergerus, Bianchi, & prefque la plûpart des Modernes de défendre l'opinion contraire, mais les expériences font aifément échoüer les raifonnemens.

La plus tenuë, ou plutôt la plus épaiffe, comme le remarque fort bien Auzout, après Pecquet; puifque l'air paffe des inteftins dans les veines, & des veines dans les inteftins, ce que perfonne n'a jamais vû dans les veines lactées.

Bilieufe. Revenhorft fait tous fes efforts pour prouver cela, & Bianchi s'accorde avec cet Auteur, ayant fait fur ce fujet des recherches particulieres, mais, fi je ne me trompe fort, plus curieufes que vrayes.

Abforbans. L'injection d'eau n'a jamais trompé dans l'homme, & dans le chien l'injection d'encre a très-clairement réuffi à Brunner qui a vû les poils béans & entiers & partagés, tranfuder cette épaiffe liqueur. Peyer a fait la même obfervation du fuccès de l'injection dans les oifeaux, & du Verney dans l'homme, ainfi qu'Albinus, pour ne rien dire de M. Mery, qui dans un animal quadrupede, a quelquefois fait
paffer

paſſer de l'Eſprit-de-vin des inteſtins dans les veines méſentériques, ni de ceux qui ont fait enfiler la même voye à des huiles étherées. Rien en un mot, de plus évident que la liberté du chemin des inteſtins à ces veines, & *vice verſâ.*

Grandeur. Borelli ſuppoſe que l'artere ſplénique eſt ou égale à la méſentérique, ou à peine plus petite d'$\frac{1}{4}$; que la veine ſplénique forme à peine $\frac{1}{4}$ de la veine-porte; qu'ainſi le ſang de la veine-porte eſt le quadruple de celui qui fluë par la ſplénique; & comme l'artere méſentérique n'apporte pas plus de ſang, il ſuit qu'il eſt venu d'ailleurs quelque liqueur, ſçavoir du canal inteſtinal. Bohn & Bianchi & répondent que cela vient de la lenteur du ſang, qui doit avoir un vaiſſeau trois fois plus vaſte, s'il a un mouvement trois fois plus lent. Mais l'expérience eſt fauſſe. Car l'artere ſplénique eſt ſi peu égale à la méſenterique, qu'elle n'a pas en diamétre le $\frac{1}{4}$ de cette derniere; puiſque le tronc de la ſplénique, qui eſt la céliaque, eſt plus petit que la méſenterique. Enſuite l'artere méſocolique, & la duodenale ſe joignent à la méſenterique : de ſorte, que certainement, ſi la veine ſplénique eſt égale au $\frac{1}{4}$ de la veine-porte, l'artere ſplénique eſt auſſi tout-à-fait égale à un quart des arteres inteſtinales : d'où l'on voit qu'il ne ſuit abſolument rien des diamétres des vaiſſeaux. Mais pour que l'argument eut quelque valeur, la raiſon de la veine méſenterique avec la méſocolique, (ſi elle s'infére ſéparément à la ſplénique) à l'artere méſenterique, méſocolique & duodenale, devroit être plus grande, que celle de la veine-cave à l'aorte, de la jugulaire à la carotide, &c. Mais cela ne répond point aux expériences de Haller, & les autres n'en ont point faites à ce sujet. Keil paroît dire qnelque chose, lorsqu'il avance que l'aorte est à la veine-cave, comme 324 à 447, ou presque ; à 7. Que le rameau de la veine-porte est au rameau de l'artere mésenterique qui l'accompagne, comme 9 à 25. Mais ce que Haller a observé détruit cela, n'ayant pas trouvé de plus grandes porportions que de 23 & 24 à 30, de 13 à 19 ,qui donne 529 à 900 , ou 25 à 36, ou 169 à 309 ; proportion bien au-dessous de celle de Keil, & presque la même que 3 à 5 , qui n'est pas éloignée de celle de l'aorte à la veine-cave, trouvée dans le même sujet de 84 à 123. La raison de l'artere iliaque à la veine, est 62 à 86 ; mais on ne peut absolument rien conclure de ces proportions ; & si cela étoit possible, ce seroit contre l'hpothèse.

Structure. Tous les rameaux se courbent en arcs faits en voûte, de la convéxité desquels s'avancent des rameaux droits aux intestins ; & comme cette fabrique ne se trouve que dans les veines des intestins, M. Boerhaave a jugé que cela paroissoit indiquer qu'il s'y faisoit des choses qu'on n'observoit point dans les autres veines ; mais il paroîtroit piutôt que cela ne démontre rien, les arteres étant taillées en arcs tout-à-fait semblables ; & puisque les intestins ont par tout la même figure, ces arcs sont faits pour leur envoyer des vaisseaux, par des rayons qui partent de cercles concentriques.

Leur nature. La fonction commune des veines est de recevoir les humeurs, & de les por-

ter au cœur, soit qu'elles viennent des arteres, ou de quelque cavité du corps humain,
ou de l'air externe même. La premiere espece est de veines sanguines ; l'autre regarde
les conduits excréteurs des follicules glanduleux, les veines absorbantes de l'épiploon, des ventricules du cerveau, de la
bouche, de l'estomach, & du canal intestinal
dont on parle. Mais qu'on doive ici placer
les rameaux de la veine - porte, cela est
prouvé par l'expérience, qui nous apprend
que l'injection passe de ces tuyaux dans la cavité des intestins, comme on l'a vû. Si donc
ils s'y ouvrent, si ce sont des veines, ils
en absorbent quelques sucs, qu'ils portent
nécessairement au sang, & au cœur. On seroit mal fondé à nier que des liquides pus-
sent être repompés par des veines flottantes
au milieu d'eux ; car la peau, qui est si dure
& si calleuse à la plante des pieds, absorbe si
bien le vif argent de l'onguent Napolitain,
que telle fut la premiere méthode de guérir
la vérole par le mercure ; & qu'on a vû des
sujets dans lesquels, après les plus grands
maux de 'tête, le fossille se trouvoit ramassé
en globules dans le diploé du crâne carié.

Une artere. Le sinus de la veine - porte a
toujours paru si fort semblable à une artere, qu'on l'a comparé à un second cœur, qui
pousse tout le sang du bas - ventre dans les
veines du foye, desquelles la bile passe dans
ses propres conduits biliaires, & le sang dans
les racines de la veine-cave ; mais lorsque
nous traiterons de cette capsule (CCCL.)
nous verrons qu'elle n'est point musculeuse.

Nature. Bilsius fut le premier qui confir-

ma par une expérience, que le fang des veines méfenteriques étoit mêlé d'un chyle
cendré ; expérience qui confifte à lier les arteres du méfentere, & qui a été détaillée par
Gliffon. Enfuite Swammerdam ayant lié
les mêmes veines dans un animal vivant, y
vit des *ftries* ou traces de chyle. Mais Sténon ayant fait la même épreuve, nie cette
apparition fenfible du chyle dans les veines, & Bohn a nié depuis le même fait.
Vanhelmont eft le premier qui ait dit que le
fang des veines méfenteriques avoit une nature particuliere, & qu'il ne fe coaguloit
point, comme celui des autres veines. Bils
a prétendu qu'il étoit d'un brun rougeâtre,
& qu'on en pouvoit féparer un chyle, qui
broyé, étoit reluifant & diaphane, comme
la lymphe ; mais cette obfervation eft encore réfutée par Sténon, par Malpighi, & par
Bohn, qui ajoûte qu'on n'a pas plus de peine
à coaguler le fang de la veine-porte, que celui des autres veines, telles que la jugulaire, &c. M. Boerhaave, comme on le voit
ici, n'eft pas de cet avis ; & dans fes explications, il enfeignoit que le fang des veines
méfenteriques étoit d'un jaune brun, & formoit à peine de ces concrétions ordinaires,
qu'on appelle *Placenta* ; qu'il étoit différent par
conféquent du fang des autres veines, qui
eft noir, & fe condenfe à l'air. D'où l'on voit,
fuivant cet avis, que fi rien ne venoit fe
joindre à ce fang méfenterique, fi les veines
ne recevoient qu'un fang arteriel rouge,
foncé, reluifant, aifé à coaguler, fuivant le
propre caractere du fang veineux, il devien-
droit noir, vifqueux, & fe condenferoit aifément ; or il arrive précifément le contraire ;

le même fang paroît beaucoup plus délayé ;
donc , outre le fang arteriel , il a reçû des liquides aqueux, qui ont paſſé à lui au travers
des inteſtins,

Humeurs. Douze onces de falive (LXVIII.)
preſque le quadruple de fuc gaſtrique , ſi on
en juge par la quantité de ſes filtres , trois ₶
de fuc pancréatique : quelques livres de bile
hépatique (CIV.) ; trente-ſix ₶ de fuc arteriel inteſtinal (XCV) ; quelques onces de
bile cyſtique , de fuc des glandes de Peyer ,
de Brunner , & de liqueur de l'éſophage ; ce
qui monte en général à environ quarante ₶.
Il y a des gens qui prennent dans peu d'heures ſix pintes d'eaux minérales ; cependant il
n'en fort pas une ſeule goutte par les ſelles ;
toute cette quantité fort par les urines , pour
peu qu'on ſe promene. Toutes ces eaux paſ-
fent donc par le foye ; enforte qu'elles gué-
riſſent ſes obſtructions , & la plus noire mé-
lancolie. Ces mêmes veines méſentériques
n'ayant point de valvules , & s'ouvrant librement
ment dans la cavité des inteſtins , cela occa-
ſionne quelquefois des diarrhées purulentes,
qui viennent le plus ſouvent à l'occaſion
d'une vomique rompuë dans le foye , &
quelquefois même ailleurs , puiſqu'on à vû
cet effet d'un ulcere au bras.

Ovipares. Non-ſeulement les oiſeaux manquent de vaiſſeaux lactés , mais les poiſſons,
excepté les vivipares , comme le veau marin. Parmi les quadrupedes , le cerf , le
cheval, le hériſſon, le chat , le chien, la
lionne , le lapin , ont des vaiſſeaux lactés.
L'éléphant ſeul , qui a un canal thorachique,
n'a point de ces vaiſſeaux. Marchett eſt le
ſeul qui en donne aux oiſeaux. Peyer, Liſ-

ter, Haller, tous ont obſervé le contraire ;
& l'obſervation du premier ne mérite aucune
croïance. Tous les oiſeaux boivent peu ; les
oiſeaux de proie ne boivent jamais ; tous les
ovipares ſont deſtinés à ſupporter de longues
diettes. Suivant M. Boerhaave, des vaiſſeaux
lactés, trop long-tems vuides, auroient pû ſe
boucher tout-à-fait, & la nature a fait ſage-
ment de les en avoir privés, & de leur faire
recevoir le chyle par les veines méſenteriques, faites exprès d'un tiſſu très-lâche. Peyer
& Liſter donnent d'autres raiſons, l'un que
le ſang de ces animaux eſt trop fluide, pour
avoir beſoin d'être délayé, & l'autre que le
canal thorachique eut pû aiſément être bleſſé
en volant. Mais ne ſe pourroit-il point faire
que l'énorme petiteſſe de ces tuyaux les eut
juſqu'à préſent cachés à la vûë ? quoiqu'il en
ſoit, ſi l'on ſouffle fortement par les inteſtins,
l'air paſſe par ces mêmes veines. De plus, tous
les vaiſſeaux lactés vont aux glandes méſenteriques, (CXVII.) leſquelles devenuës ſchirreuſes, ſont incapables de donner paſſage
aux liqueurs, ſans cependant que la vie ceſſe. Dans la ſanté même, elles diminuent &
ſe flétriſſent avec l'âge, comme les autres
conglobées, & deviennent preſque à rien.
Les vieillards ſurvivent même un grand nombre d'années à la deſtruction de leurs glandes ; & ſi le fait eſt vrai, on a long-tems ſouffert un ulcere au canal thorachique, ſans
que la mort s'en ſoit enſuivie. Telles ſont les
reſſources de la nature ; donc l'analogie ne
permet pas de penſer que la même méchanique, qui a lieu dans la plûpart des êtres ani-
més, ait été excluë de la ſeule claſſe des qua-
dupedes.

§. CVII.

Puisque tout ce qui arrive aux alimens, jusqu'à leur entrée dans les veines lactées, est une suite évidente & nécessaire de la fabrique & de l'action des vaisseaux, de la nature connuë des humeurs, & de leurs forces naturelles, sensibles, ou démontrées par des raisonnemens méchaniques, qu'est-il besoin d'avoir recours à des choses supposées, obscures, incertaines, ou douteuses, & également contraires à la raison & à l'expérience ? Je parle de la chaleur coctrice du ventricule ; de son âcidité vitale, naturelle, & volatilisante ; de l'archée de Vanhelmont ; de la bile alkaline qui change le chyle acide en alkalescent, salé, volatil ; de l'âcidité de la lymphe du pancréas, & de son boüillonnement prétendu avec la bile ; d'une précipitation qui purifie le chyle ; des facultés Péripatétiques, Galéniques, Chymiques; des boüillonnemens, des effervescences, des fermentations, & d'une infinité d'autres hypothèses chimériques, qui sont pernicieuses & condamnables, par rapport aux régles de pratique que leurs Auteurs en déduisent. Pourquoi les intestins grêles sont-ils les seuls qui ayent un mouvement péristaltique ? Pourquoi

obferve - t'on ce mouvement dans les
défaillances, même après (*a*) la mort,
& qui plus eft dans des inteftins déja féparés du corps ? N'eft-ce pas ce même
mouvement, qui, dans la fyncope, où
les forces font fi abbatuës, en produit la
réparation fi néceffaire à la vie ? Confif-
te-t'il, comme celui du cœur, dans la
diaftole, ou la fyftole, eu égard à la cavité des inteftins grêles ?

Acidité. Tous les végétaux qui fervent à
l'homme donnent par l'uftion un fel alkali
fixe. Mais élaborés par les reſſorts d'un
corps fain, ils ne donnent aucun fel fixe,
beaucoup de volatil. Vanhelmont trouvant
cette tranfmutation tout-à-fait admirable,
comme elle l'eft en effet pour un Chymifte ; voyant la difficulté de volatilifer un fel
fixe ; comparant le fel purgatif de Sennert,
où un alkali fixe, par le mélange d'un efprit
volatil acide, s'éléve en fel volatil ; perfuadé d'ailleurs de l'exiftence de fon ferment
acide dans l'eftomach ; toutes ces chofes lui
firent imaginer que les alimens fixes par leur
nature, fe volatilifoient en fe mélant avec
un ferment volatil acide. Mais nous avons
aſſez combattu toutes ces idées. Il n'y a aucun acide dans le corps humain, s'il ne vient
des alimens ; des peuples entiers n'en ufent
jamais, & ne vivent que de viandes & de
poiſſons.

Archée. Ce mot fignifie *ancien* dans fa pro-

(*a*) *Ac. R. Sc.* T. 1. page 50. Hift. W*epfer.* de
Cicutâ. page, 187, 199, 251.

pre étimologie. Bafile Valentin, & autres
Chymiftes abuferent de ce mot, qu'ils conver-
tirent en *den natur-Knaben*, appellant ainfi le
principe qui détermine chaque végétation en
fon efpéce. Paracelfe admit l'archée, & Vanhelmont voulut exprimer par-là un être qui
ne fut, ni l'efprit penfant, ni un corps groffier & vulgaire ; mais quelque être moyen,
qui dirigeat toutes les fonctions du corps
fain, guérit les maladies, dans lefquelles il
erre, ou même entre quelquefois en délire,
&c. Ce qui a engagé ces Philofophes à for-
ger ces hypotèfes, c'eft qu'ils ont vû que le
corps humain étoit travaillé avec un Art fi
merveilleux, & fuivant des loix fi méchaniques, qu'ils ont crû en conféquence qu'un
auffi grand nombre de fonctions, fi fubftile-
ment enchaînées entr'-elles, ne pouvoient jamais fe faire, fans le fecours de quelque intelligence qui préfidat à tout. Mais ils ne
voulurent point accorder ce miniftere à l'a-
me, parce qu'il leur fembloit qu'il s'enfuivoit
de-là que nous euffions dû fçavoir ce qui fe
paffe au-dedans de nous-mêmes, & pouvoir
commander à toutes nos fonctions, fans excepter celles qu'on nomme Vitales. Cette
opinion ne mérite pas d'être réfutée. Je ne
crois pas que Vanhelmont ait été affez in-
fenfé pour croire vrai tout ce qu'il a écrit
fur fon archée, & lorfqu'il dit que l'archée
à faim, ou foif, digére, choifit, expulfe,
&c. il n'a fans doute voulu dire autre chofe, finon que c'eft une puiffance inconnuë,
qui fait tout cela dans l'homme. Car qu'importe qu'on avouë ignorer la caufe de quelque action, ou qu'on la mette dans un être
imaginé, dont on ne connoît ni l'exiftence,

D v

ni la nature, ni les affections, ni la façon
d'agir ? Mais pour nous, nous connoiſſons
pluſieurs cauſes méchaniques des fonctions
du corps ; nous ſçavons qu'elles dépendent
toutes d'une infinité de cauſes Phyſiques,
connuës, tellement raſſemblées en un tout,
qu'elles forment la vie & la ſanté, la conſervent & la rétabliſſent ; nous ſçavons que
cette admirable variété de reſſorts n'a pas
plus beſoin de quelque moteur ſulbalterne,
qu'une montre déja montée, d'un nouveau
principe de mouvement, pour faire marcher
l'éguille pendant 25 ou 30 heures.

Une opinion autrefois reçuë chez les Egyp-
tiens, étoit que les Démons préſidoient à la
direction de certaines parties du corps. La
nature d'Hippocrate, cauſe des criſes & de la
guériſon, ne paroît pas avoir été dépourvûë
de toute intelligence. Enſuite, il fut un
mortel nommé Baſilius-Valentinus, cet Auteur forgea le *den natur-Knaben*, dont on a
parlé ; & Paracelſe attribua la digeſtion &
l'excrétion des ſelles au grand archée, &
ailleurs il donna les ſept principaux viſceres
à habiter à un eſprit propre diſtingué de l'a-
me. Crollius cacha la même folie ſous le
nom d'*aſtrum*, & Vanhelmont, ſous celui
d'*archée*, qu'il regarda comme un principe,
qui donne à chaque végétal la nature qui lui
convient, habitant dans le ventricule, & au
pylore, &c. Le *præſes ſyſtematis nervoſi*, ou
directeur du genre nerveux de Wepfer ; l'archée de Gliſſon ; le troiſiéme principe de Ri-
vin ; *l'ame* même de Stahl ; toutes ces hypo-
tèſes ne différent point des premieres Si *l'ame*
de Stahl différe par rapport à ſa nature, elle
a les mêmes fonctions que l'archée de Van-

helmont, puifqu'elle eft regardée comme la
fource & la premiere origine de tout mouvement dans le corps humain, & le principal
auteur du corps qu'elle habite, &c.

Fermentations. Les Chymiftes pour expliquer comment les fucs nourriciers fe féparent de ceux qui font inutiles, ont eu recours
aux analogies chymiques. Si l'on diffout
avec l'eau-forte une once d'argent, il fe forme fenfiblement une eau homogène, claire
& très-amere ; dans laquelle fi l'on jette de
l'efprit de fel, il fe fait un combat, au moyen
duquel l'argent, réduit en efpéce de chaux, fe
dépofe au fond du vafe. C'eft ce qu'on nomme *précipitation.* Or ils ont penfé que ces
chofes fe faifoient à peu près de la même
maniere dans le corps humain ; que les alimens fe diffolvoient dans l'eftomach par un
menftruë acide ; que la bile alkaline, fe mêlant à cette diffolution, produifoit une effervefcence ; que le plus fubftil déja volatifé,
paffoit dans les veines, que le refte pefant,
épais & inutile, devoit naturellement former les excrémens, &c. Mais toutes ces
chofes ne portent fur rien, puifqu'on a démontré qu'il ne fe fait aucune effervefcence.

Fermens. Les anciens Chymiftes appelloient archée, *ferment,* tout ce qui, en fe
mêlant avec un corps, fe convertit en fa
propre nature. Mais Vanhelmont principale-
lement, outre un élément matériel, établit
un autre élément formel, qui ne fut, ni fubftance, ni accident, & qui pourtant produi-
fit des femences de la matiere. Il voulut de
plus, que fous ce ferment univerfel, il y eut
d'autres fermens fubordonnés, périffables,

propres à féconder, pour ainſi dire, les atô-
me de leur nouveau caractere, qui fuſſent
comme une corruption diſpoſant à la génération d'un autre corps, & qui continſſent la
vertu primordiale de créer une choſe d'un autre. Tel eſt le principe de génération qu'il donne à ces petits fermens ſubalternes. Il a voulu
que chaque animal & chaque homme euſſent
un ferment particulier de cette eſpéce, pour
changer les alimens en la nature de leurs
corps ; (*ſextupl. digeſt.*) qu'il s'en trouvat un
dans le cœur qui changeat en ſang, ce qui
ne l'étoit point encore ; un autre dans l'eſtomach pour pomper de la rate un acide vital,
& le mêler aux alimens, qui n'étoit pas lui-
même acide, mais particulier, ſe ſervant
d'un organe acide. Tels ſont les ridicules
fermens que Deſcartes a employés dans ſon
Traité de l'homme, ainſi que Vieuſſens, pour
expliquer le mouvement du cœur, & d'autres pour rendre raiſon des ſécrétions animales. Un grain de bled ſemé dans un terre
fertile en produit cent : chacun de ces grains
en produit cent autres ; de ſorte que d'un
ſeul ont en a dix mille. Mais puiſque les mêmes champs produiſent des plantes très-âcres,
le tithymale, l'euphorbe, la moutarde ; il
faut qu'il y ait dans le froment quelque principe qui change en lui-même le ſuc nourricier, ſans lequel ce ſuc dégénéreroit dans
une nature tout-à-fait différente du bled.
Mais qu'eſt-ce que ce principe ſéminal ? tout
le grain ne peſe, que ce que nous appellons
auſſi grain en Médecine. Encore faut-il ôter
de ce poids les enveloppes, les cotyledons,
les cellules de la farine, l'origne du cordon
ombilical ; & par conſéquent un grain de ſa-

ble eſt auſſi gros que la partie qui reſte. C'eſt
cependant dans ce petit corpuſcule qu'eſt cachée cette vertu, qui ſçait changer les ſucs
de la terre en dix mille grains ſemblables,
venus les uns des autres ; c'eſt-à-dire, des ſucs
étrangers en leur propre nature.

Condamnable. Je m'embarraſſerois fort peu
de toutes ces fables, ſi elles n'influoient en
rien ſur la pratique ; mais ſi c'eſt par elles
qu'on prétend taiter les malades, il faudroit
n'avoir aucun ſentiment d'humanité, ni d'honneur, pour ne pas ſe révolter. De l'hypotè-
ſe, que le ferment du ventricule eſt acide, il
ſuit qu'on a dû conſeiller les acides comme
les principaux remédes, pour rétablir la digeſtion. Poſé encore l'acide pour cauſe des
fiévres, on n'a pas eu tort de preſcrire des
ſels volatils huileux, & lixiviels. C'eſt ainſi
que les jolis ſyſtêmes des Maîtres, paſſant dans
l'eſprit des Diſciples, leur ont donné empire
de vie & de mort, & que l'opinion ſeule a
cauſé tant de ravages. Suppoſant que la
Pleuréſie vient d'un acide qui coagule le
ſang, Vanhelmont traitoit ce mal avec les
antiacides, les ſudorifiques, &, comme un
Anglois déterminé, tira ſur lui-même la
conſéquence de ſon raiſonnement ; je veux
dire qu'il mourut faute de ſaignés. Sylvius,
attribuant les fiévres aux vices du ſuc pancréatique, les attaquoit avec un eſprit volatil aromatique, huileux, fait d'eſprit de ſel armoniac & d'aromars ; croyant de même que la
petite vérole venoit d'un acide, il uſa d'alkalis, d'abſorbans, & de ſudorifiques. Aux
aphtes, il oppoſa les antiacides & les aſtrin-
gens.

Facultés. La nutrition a paru à Ariſtote,

l'ouvrage d'une ame végétante. Le broyement étoit fa caufe préparante de la digeftion ; la chaleur, fa caufe efficiente. Galien a voulu fubtilifer les chofes davantage. Il a attribué à l'eftomach la faculté d'attirer les alimens, de les retenir, de s'en nourrir lui-même, de ne laiffer échapper que ce qui étoit bien digéré par la chaleur. Il a prétendu que les alimens digérés acquéroient tous une feule & même nature dans les inteftins ; qu'une portion du chyle paffoit dans les arteres, une autre plus confidérable dans les veines, & autre enfin au foye.

Seus grêles. Je crois que M. Boheraave fe trompe ; les gros inteftins ont non-feulement les organes de ce mouvement, mais les mouvemens même. Wepfer n'a-t'il pas vû des felles arriver, le bas ventre étant féparé du corps ?

Refte. M. Senac feul nie cette expérience, dont ont ignore la caufe.

Réparation. Voyez XCV.

Syftole. Le mouvement eft alternatif, en ce que la même particule d'inteftin, tantôt eft en repos, tandis que la partie voifine eft en mouvement, & tantôt jouë, quand l'autre fe repofe ; mais on n'obferve point d'intervalles.

MATIERE ET EXPULSION

DES EXCRE'MENS.

§. CVIII.

LEs parties des alimens trop épaiffes pour pouvoir entrer dans les vaiffeaux lactés, & trop tenaces pour fe diffoudre par la manducation, & par l'action des vifceres chylopoiétiques, lubrefiés par l'humeur (*a*) onctueufe des glandes, font pouffées dans des lieux qui fe rétréciffent infenfiblement, y font preffées, broyées, délayées, macérées, exprimées, fucceffivement deffechées, & cela par le mouvement des inteftins grêles, qui font garnis de valvules, fe contournent & (*b*) fe replient fans ceffe, & ont près de 37 palmes de longueur, jufqu'à ce qu'enfin dépoüillées de tout ce qu'elles ont de liquide & de foluble, & totalement defféchées, elles paffent dans le vafte inteftin cœcum, déterminées par la fin de l'ileum (*c*), qui entre prefque perpendiculairement

(a) *Peyer.* Parerg. 1. Ic. 3. I. BB.
(b *Euftach* T. 10. F. 2. Tab. XI. fig. I.
(c) *Euftach.* T. 10. F. 4. 5. *Véfal.* l. 6. 5. T. 7. 8.
M. N.

le plus ſouvent dans la partie gauche
de la grande cavité du cœcum ; c'eſt-à-
dire, par (*a*) la fente ou l'ouverture
oblongue, qui eſt formée par l'extrémité applatie de l'ileon, & par un pli ouvert dans le cœcum, & qui ſe ferme
par l'action des fibres muſculeuſes du
bourlet, ou des lévres de cette fente.

Epaiſſes. Celles qui n'ont pû être diſſoutes
en aſſez petits corpuſcules, pour paſſer par
des pores, comme ſe ſon épais qui reſte des
ſemences farineuſes bien exprimées, & ne
peut paſſer par le tamis.

Valvules. Ou plutôt rides, (X C I.)

Glandes de Peyer. Si leur mucoſité glutineuſe vient à manquer dans tout ce long canal d'inteſtins gréles, où elles ſont ſemées
par paquets, on eſt ſujet a diverſes douleurs,
à des hémorrhoïdes ; les excrémens ſe dur-
ciſſent, ne peuvent couler ; les premiers interceptent le chemin des autres, & tout le
canal ſe trouve enfin farci. Le reméde à
tout cela eſt une matiere douce, huileuſe,
qui ſupplée à celle des glandes dont il s'a-
git.

Deſſéchés. Les excrémens ſont le réſidu
de tout les alimens, du lait même qui eſt
très fluide, d'une humeur beaucoup plus ſubtile encore, celle qui ſert de nourriture au
fœtus dans la matrice. Les gros inteſtins &
l'appendice vermiforme du fœtus, ſont en effet remplis, vers le tems de l'accouchement,
d'une matiere ſemblable au ſuc de pavot,

(a) *Morgagn.* Adv. 3. 19-22.

qu'on appelle pour cette raifon *méchonium.* Les excrémens ayant donc perdu toutes les parties fluides , qui euffent pû tourner au profit du corps, defcendent dans les gros inteftins, où déformais deffechés , ils font regardés comme inutiles. Cependant les gros inteftins ont certainement un velouté, mais petit, ras (X C I.) & dont Ruyfch n'a vû que des coupes, qu'il a décrites fous le nom de pores ; & je ne doute point que les autres petits pores du même Auteur ne foient de vraies arteres exhalantes, mais des arteres qui tranfudent fi peu, qu'on voit les excrémens de ceux qui fe portent le mieux nager fur l'eau.

Perpendiculairement. L'ileum s'approchant du fond du cœcum , tantôt monte prefque paralellement à cet inteftin , tantôt s'infere plus obliquement au côté gauche du colon ; deforte qu'il fe fait prefque toujours un angle aigu en en bas. Telle eft la fituation de l'ileum dans un fujet recent & frais ; mais les membranes cellulaires ayant été féparées par l'Art de Bianchi, l'ileum fe trouve inferé à angle droit , & tranverfalement au colon qui eft perpendiculaire , comme le marquent les figures d'Anatomie de Véfale, & d'Euftachi.

Cœcum. Galien, Rufus, tous les anciens, ont appellé cœcum ce dernier inteftin qui vient après le colon, qui eft plus large , & fi vafte , que quelquefois on a peine à l'empoigner. Véfale eft le premier qui , changeant cette dénomination , a voulu la donner à l'appendice. Mais la plûpart des modernes fuivent Galien, tels que Winflow, Heifter, Senac, Boerhaave , &c. C'eft dans ce canal

que fe ramaffent les excrémens qui tombent
de l'ileum , & que fe forment les vents des
hypochondriaques : ils naiffent auffide la putréfaction des matieres , & de leur raréfaction caufée par l'air élaftique qui s'engendre,
tandis qu'elles fe putréfient , & qui exerce
un reffort violent & douloureux contre les
parois de cet inteftin, tiraillées & diftenduës.
Cet air une fois forti du fein de cette pourri-
ture, fe promene par le colon , & caufe des
douleurs, qu'on attribuë fouvent mal à-pro-
pos à la rate, ou à l'eftomach. On a vû ce
fac inteftinal (qui porte fur le haut des îles,
fous le rein droit) fi rempli d'excrémens
durs, qu'il s'étoit dilaté , jufqu'à paroître gros
comme la tête , dans le cadavre ; le malade
n'ayant jamais pû évacuer ces matieres,mou-
rut pour cette feule caufe , trop ordinaire
aux gens fédentaires.

§. CIX.

La fituation (*a*) du cœcum , de (*b*)
l'inteftin vermiforme , (*c*) la valvule de
Tulpius garnie de bandes qui la ferment,
& empêchent les matieres de rétrograder dans l'ileum (*d*), l'élévation perpendiculaire du colon , tout cela fait
que les excrémens parvenus, croupiffans

(a) *Vefal.* l. 5. F. 6 , 7 , 8. N. *Euftach.* T. 10.
F. 4. 70-66. F. 5.
(b) Le même Auteur au même endroit. I. O. *Euftach.* au même lieu.
(c) *Tulp.* Obf. l. 3. Obf. 21. *Morgag.* Adv. 3. 19.
20. 21. 22.
(d) *Vefal.* l. 5. fig. 6. 8. l. N P. *Euftach.* T. 10.
F. 2. 3 8-18. & F. 4. 5.

en ce lieu, ne peuvent revenir dans l'i-
leum, & à force d'être preffés par leur
propre poids & par l'action de l'inteftin
& des parties environnantes, perdent
toutes leurs molécules les plus liquides,
lefquelles font reprifes par les vaiffeaux
lactés, & enfuite portées dans le réfervoir chyleux. C'eft ainfi que les excrémens fe defféchent, fe durciffent, prennent la figure qu'ils ont, fe putréfient,
deviennent fétides. Il y a en cet endroit
une grande quantité de (*a*) valvules
confidérables qui ont une triple origine,
font placées par trois rangs, & arrangées d'une façon différente : elles viennent des trois (*b*) ligamens mufculeux,
qui contractent & raffermiffent les fibres charnuës, & par ce moyen en (*c*)
rétréciffant le colon qui eft naturellement mince, rendent fa ftructure épaiffe & forte. Il a d'ailleurs beaucoup de
capacité, près de huit palmes de longueur, forme mille (*d*) contours ; d'où
il fuit que les matieres fécales doivent
s'amaffer, féjourner, fe deffécher & fe

(a) *Berthol.* An. Ref.T. 14. F. 3. 1. DD.
(b) Le même Auteur au même lieu T. 11. 1. m.
Vefal. l. 5. F. 6. 8. 1. x. x. *Euftach.* T. 10. F. 2.
4. 5. *Ruyfch.* Cat. Rar. 148. 154.
(c) *Ruyfch.* Th. 1. 52. 53. *Morgag.* Adv. 3. 27.
(d) *Vefal.* l. 5. F. 6. 8. l. N. P. Q. R. S. *Euftach.*
T. 10. F. 2. 4. 5.

putréfier encore davantage. La membrane muſculeuſe venant enſuite à ſe contracter, peut pouſſer par l'action & l'irritation de ſes fibres les excrémens, quelque durs & peu mobiles qu'ils ſoient
juſques dans le rectum , parce que , quoique ce canal oppoſe aſſez de réſiſtance ,
il eſt cependant lubréfié par l'humeur
graſſe & onctueuſe de ſes (*a*) glandes ,
cet inteſtin ſe remplit donc peu à peu
de matieres fécales, & cela ſans qu'on
s'en apperçoive ; mais il ne peut ſe dé-
ſemplir que par un mouvement qui dépend de notre volonté ; mouvement à
la vérité qui la détermine néceſſairement ;
mouvement qui conſiſte dans une force
convulſive , de laquelle dépend la néceſſité d'évacuer par les ſelles ; condition
ſans doute à la fois utile , & néceſſaire à
la vie.

Vermiforme. On commença à donner le nom
de cœcum à ce petit réduit , dans le tems de
Sylvius, & Véſale confirma à cet appendice
un nom enlevé au ſac du colon. L'appendice vermiculaire de l'homme eſt grêle, ayant
à peine la largeur d'un petit doigt , & n'étant
pas à proportion plus large dans le fétus , ſi
ce n'eſt à proportion du colon. Il vient le

(a) *Peyer.* Parerg. I. Ic. 3. l. E. *Ruyſch.* Th. 1.
page 19. not. 1. 2. Th, V. page 22. Th. IX. page
34.

plus souvent du fond du cœcum, ou du côté gauche du colon, sous l'insertion de l'i-
leum, avec une ou deux infléxions, ou en-
tortillemens, le plus souvent en haut. Il
s'ouvre par une large ouverture dans le colon, où il verse beaucoup de mucosité préparée par des glandes solitaires, qui s'y trouvent en très-grand nombre. Cet appendice
est très-ample dans les oiseaux, dans le lapin, dans le cheval, dans le rat, dans la mar-
motte ; il ne s'en trouve point dans le singe ;
c'est pourquoi ce petit intestin ne fut point
connu de Galien. Il a une espece de mésentere qui lui est propre, des vaisseaux qui communiquent avec les vaisseaux droits du colon, & avec les derniers vaisseaux de l'ileum.
Dans l'adulte, on a vû ce petit sac tantôt
vuide, & tantôt plein d'excrémens ; il est
plein dans le fœtus, & augmente ainsi l'espace qui reçoit les excrémens ; car alors les
gros intestins seuls sont remplis, & quand cela va jusqu'à l'excès, la douleur qui s'ensuit,
occasionne des efforts qui avertissent la femme prête d'accoucher, d'être sur ses gardes.

Valvules. S'il en faut croire Jean Posthius,
il découvrit cette valvule, & la vit à Mont-
pellier, où il étudia sous Rondelet, qui mourut en 1566. C'est pourquoi c'est vers ce tems-
là qu'il a dû voir cette valvule, n'ayant pas de-
meuré long-tems en cette Ville : ensuite Cons-
tantin Varole semble l'avoir observée, puisqu'elle se trouve dans un écrit qu'il laissa
après sa mort, vers 1575. Gaspard Bauhin
qui la vit en troisiéme lieu en 1579 s'en fit
l'inventeur. Elle se montra en 1584 à Salo-
mon Albert, qui en donna une courte des-

cription. Piccolhomini & tant d'autres, &
principalement Tulpius, font les plus modernes qui l'ayent vûë. Voici fa nature. L'ileum
fe joignant, & fe collant obliquement au colon, s'y infere tout, & fe continuë tellement
à cet inteftin par fa partie poftérieure, qu'il
ajoute une efpece de fac à fa cavité, & forme en devant une petite production, ou al-
longement, femblable à celui d'en bas, mais
plus petit ; de forte que cependant il ne s'en
trouve point quelquefois. Dans la partie anterieure, l'ileum s'infere obliquement entre
les membranes du colon qui s'écartent en arriere, la charnuë, la nerveufe, & la veloutée ; de forte que toutes les tuniques de l'i-
leum, excepté l'externe, fe trouvent enve-
loppées, & renfermées dans les membranes
du colon, ou du commencement du cœcum,
& s'avançent dans la cavité du colon fous la
forme d'une parabole, (& non du demi-cer-
cle, comme ledit Tulpius,) dont le fommet
ou la pointe eft en bas, & qui forme une
courbe étenduë fupérieurement. Ce voile pa-
rabolique fait l'office de valvule, bouche
parfaitement l'entrée de l'ileum, empêche les
excrémens de monter du bas du colon dans
l'ileum ; de forte qu'ils peuvent faire librement leur route en en bas, & non jamais retomber dans l'inteftin grêle, dont ils ferment
eux-mêmes l'entrée, en repouffant & fermant la valvule ; ce qui arrive toujours, tant
que la voye de l'ileum au colon fe conferve
toujours libre & ouverte ; cette même valvule, (dont les portions, fupérieures & inférieures, forment en fe joignant un anneau
inégal,) des deux angles de la fente, par laquelle l'ileum s'ouvre dans le colon, forme

une ride qu'on a quelquefois vûë feule, quoiqu'il y en ait ordinairement deux. Ces rides
reçoivent le velouté & la tunique mufculeufe du colon, & ont été nommées *brides* par
Tulpius & Morgagni. Telle eft donc la ftructure anatomique de cette valvule dans un inteftin frais. Mais fi on déchire la fubftance
cellulaire qui joint le colon avec l'ileum,
les tuniques de l'ileum s'écarteront peu à peu
de celles du colon, dans lefquelles elles
étoient retenuës, & l'entrée de l'ileum devient ainfi à angles droits ; & fi les liens celluleux ne font que médiocrement écartés,
au lieu de valvule, c'eft un anneau qui paroît. Enfin fi on brife tout-à-fait la cohéfion
des inteftins, toute idée de valvule, ou d'anneau difparoît, & l'ileum fe trouve abfolument continué au colon. Il faut donc avouer
que l'Art peut bien développer & rendre la
fabrique des parties plus fenfible, mais qu'elle en fait une nouvelle, & change ainfi la
nature. Quant aux trois valvules de Piccolhomini, on n'a garde de ne pas les rejetter, puifqu'on n'en a feulement jamais vû
deux.

L'utilité de cette valvule eft donc de laiffer paffer les matieres, & d'en empêcher le
reflux ; la voye étant fi bien fermée par la
contriction mufculeufe du bourlet, qu'aucune portion de ces matieres ne peut remonter, à moins qu'il ne furvienne de violentes
convulfions, que cette valvule ne fe déchire, devienne paralytique ; moyennant quoi
les excrémens fe vomiffent, & les lavemens
enfilent le même chemin ; mal affreux, rare,
fujet à la récidive, & incurable.

Lymphatiques. Malpighi les a vûs s'ouvrir

aux glandes du méfocolon dans l'âne, & repomper une lymphe trouble & comme boueu-
fe. Needham, Wepfer, Gliffon, les ont vûs
dans les brutes. Les premiers qui fe foient
montrés dans l'homme, ont été vûs par Rudbeck dans le rectum. On a vû auffi dans
l'homme un feul très-grand vaiffeau lymphatique, qui reportoit la lymphe du colon.
Voyez ce qui a été dit (CIII.) fur les veines lactées des inteftins. Mais quand on ne
verroit pas dans l'homme, ni veines lactées,
ni vaiffeaux lymphatiques, leur exiftence
n'en feroit pas moins connuë par l'exemple
de ces malades, qui ne pouvant avaler pendant un mois entier, comme on l'a vû, font
foutenus par des lavemens de boüillons; par
des clyfteres enyvrans, fébrifuges, &c.

C'eft ainfi. Les matieres quoiqu'épaiffes &
féches, ne font point encore putrides; mais
elles n'ont pas plutôt paffé la valvule du colon, qu'elles acquierent une odeur ftercó-
rée, très-difficile à diffiper, dans la préparation de la valvule du colon. En effet, elles
féjournent en cet endroit, où affluent beaucoup
d'humeurs; endroit qui a toutes les conditions
néceffaires à la putréfaction fpontanée, puifqu'il eft chaud, humide, & fermé. Vanhelmont réfléchiffant fur une métamorphofe
auffi foudaine, imagina, pour l'expliquer,
un ferment ftercoré, réfident dans l'appendice vermiforme, & ayant la faculté de
changer en féces, les reftes inutiles des alimens. Mais les caufes que nous avons allé-
guées fuffifent pour faire concevoir cette
mutation. Il ne fe trouve dans l'appendice,
que quelques glandes fimples, qui y verfent
une matiere muqueufe fort oppofée à la putréfaction;

tréfaction ; loin de la produire. D'ailleurs la
puanteur n'eſt pas ſi ſoudaine, ni ſi conſidérable dans le colon que dans le rectum, &
elle augmente toujours en approchant de
l'anus. Les excrémens ſont d'autant plus
puans dans l'adulte, que l'appendice eſt plus
grand dans l'enfant & le fétus, eu égard au
corps. On pouſſeroit les choſes trop loin en
ſuivant Viridet, qui dit que le ſuc des glandes de ce petit ſac donne une teinture rouge
au ſuc d'héliotrope.

Ligamens. Jacques Sylvius vit le premier
ces trois ligamens dans une accouchée ; Euſtachi les a marqués T. X. Les autres Anatomiſtes n'en comptoient que deux. Véſale,
Columbus, Riolan, enſuite au dix-ſeptiéme
ſiécle, Bartholin, Marchett, Fanton, & autres
compendiaires n'en comptent qu'un. Ruyſch
eſt le premier qui rétablit les trois. Ce ſont
autant de petits faiſceaux de fibres fermes,
qui rampent entre les parties gonflées du colon, naiſſent de l'appendice vermiforme, &
de ſes fibres longitudinales. Deux de ces
bandes ſont aſſez évidentes, ſi ce n'eſt que
l'une eſt couverte de l'ouverture de l'omentum, dans la partie tranſverſe du colon. La
troiſiéme eſt couverte par l'adhérence du mé-
ſocolon. On l'a vûë manquer à la partie gauche, & à la courbure ſémilunaire du colon,
dans cette partie où il n'y a point d'épiploon.
L'uſage de ces ligamens eſt d'élever le rectum, de tirer le colon vers ſon origine, & de
l'accourcir, de façon qu'il s'y fait extérieurement des brides. C'eſt pourquoi ces ligamens coupés font diſparoître les cellules du
colon, qui en devient plus vaſte, & plus
long ; parce que les boſſes s'écartent, & ſe re-

Tome II. E

pouſſent, comme on le voit en ſoufflant fortement, en coupant les valvules, &c. Mais il
faut conſidérer ici l'artifice admirable de la
nature qui ne nous a pas fait un inteſtin
très-long, & très-vaſte, ni des voyes toujours libres, qui nous euſſent fait ſentir à
chaque inſtant la triſte & honteuſe néceſſité
d'aller à la ſelle ; mais un canal d'une grandeur médiocre, entrecoupé de valvules mobiles, pour qu'il pût ſe dilater dans l'abondance, & ſe reſſerrer ſuivant la petite quantité des matieres, qui ſéjourneroient moins,
ſans les ligamens dont on a parlé.

Dans les animaux *carnivores*, le colon eſt
ſimple, les excrémens liquides, & ils ſont
très-voraces. C'eſt ce qu'on a obſervé dans
le chat, dans le chien, dans le lion, dans
l'ours. Les *herbivores* ont des cellules, ou
ſemblables aux nôtres, comme le cheval,
ou plus petites, comme le lapin, la brebis,
la chévre, le dromadaire, &c.

On demande maintenant ce qui forme ces
cellules ; ce ſont les tuniques & le velouté
même, qui deſcendent & ſe replient pour les
fermer. Kerkring les a nommées valvules
conniventes, après Fabrice d'Aquapendente,
Gliſſon, Marchett, &c. L'inteſtin colon s'a-
baiſſe du grand cylindre qu'il forme au moyen
de ſes trois ligamens, & ſe reſſerre en un petit cylindre, dont les ligamens ſont les tangentes, & en trois ſacs demi-circulaires, qui
ſont les reſtes du grand cylindre. Ce qui a
été diminué du grand cylindre par l'action
des ligamens, s'avance dans la cavité du colon, & forme des rides de différentes lar-
geurs alternativement, & à triple rang, plus
profondes que dans les inteſtins grêles, plus

élevées entre le ligament méfocolique, & le ligament libre, plus fenfibles extérieurement en cet endroit, ailleurs plus petites. Elles font toutes non-feulement courtes, mais rameufes, & différentes des figures des Anatomiftes. Ces efpéces de valvules interceptent le chemin des excrémens qui font forcés de croupir.

Contours. Les contours & les différentes courbures du colon font auffi variées, qu'admirables. De fon origine même, qui eft à la partie droite de l'os des îles, il monte jufqu'au foye, droit en haut & en arrierre, fert d'appui & comme d'oreiller à la véficule du fiel, dont il reçoit une teinture jaune, & fe joint à cette véficule, au rein & au duodénum par divers ligamens. Se pliant à angle droit au foye, il paffe le plus fouvent fous, & le long de l'eftomach, comme l'ont marqué Véfale & Euftachi; mais il y a long-tems que Morgagni a obfervé que cet inteftin defcendoit quelquefois du ventricule jufqu'au-deflous du nombril, pour monter enfuite à la rate, & Haller l'a vû defcendre du foye à l'os des îles, pour remonter à l'eftomach. Enfuite le colon defcend devant le rein, & s'y attache jufqu'au mufcle iliaque; & enfin montant encore de l'os des îles gauche, fuivant une direction oblique, du côté droit, il forme cette courbure, qu'on appelle S romaine, & dans laquelle les lavemens ont le tems de féjourner; d'où il fuit que pour les mieux garder, il faut fe tenir panché fur le côté droit. Le colon devenu droit & fimple change fon nom en celui de *rectum*, & defcend à l'os *facrum*. Les excremens montent donc deux fois, defcendent deux fois, & ont à vaincre la réſiſtance de quatre angles, deux droits & deux aigus. Or c'eſt dans cette courbure que le colon fait tranſverſalement à gauche vers la rate, que réſident ces douleurs des gens de cabinet, qui ſe mettent à l'étude immédiatement après le repas ; douleurs qui ne viennent que du ſéjour que cette courbure fait néceſſairement faire aux matieres , & en conſéquence des vens qui ſortent du ſein de leur putridité, & qui étant retenus cauſent des tenſions & des gonflemens fâcheux, ſurtout dans les hypocondriaques, comme je l'obſerve tous les jours, & d'autant plus qu'ils ont mangé. N'eſt-ce pas auſſi là le ſiége de cette douleur que reſſentent ceux qui courent après le repas ; car c'eſt à droite, & dans ce même pli qu'elle ſe fait ſentir, & ſa vivacité prouve aſſez qu'elle a ſon ſiége dans les inteſtins, & non dans la rate qui a peu de nerfs , & de ſentiment. La groſſeſſe produiſant le même arrêt des matieres, donne lieu aux mêmes incommodités, & ſurtout à cette prodigieuſe quantité de rôts, qui viennent de ce que les vens ont beaucoup de peine à ſortir par l'anus , tout le basventre étant comprimé par le poids de l'enfant : & la preuve que ces maux ne viennent point de la rate, c'eſt qu'un lavement qui débouche un peu , diſſipe ces douleurs du colon, attire les vens par en bas, au grand ſoulagement des malades, ce qui en feroit un très-petit, ſi la ſource du mal étoit ailleurs.

Longueur. De neuf pieds.

Putréfier. Toutes les parties des animaux , & des plantes mêmes les plus acides, amoncelées dans un lieu chaud & fermé, ſe cor-

rompent & acquierent une odeur de merde ;
(car puifqu'on parle de ces matieres pour
s'inftruire , on peut bien les appeller par
leur nom ; l'éviter toujours, c'eft affecter un
odorat trop délicat pour un Philofophe.) Or
les mêmes caufes font dans les inteftins ;
toutes les humeurs & la bile qui eft fi alkalefcente , fon confonduës péle mêle avec les
excrémens : donc le même effet doit naturellement arriver.

Fibres. Qui font d'une nature tout-à-fait
femblable à celle des inteftins grêles; (XCIII.)
tranfverfes, pour la plûpart. Il y en a peu de
longitudinales , & elles s'attachent à la membrane externe. En général , cependant elles
font plus robuftes & plus rouges que dans
les inteftins grêles. Haller a très-fouvent vû
le colon fi fortement contracté, qu'il n'avoit
plus que le diamétre de l'ileum ; marque
évidente de fa force.

Contracter. M. Boerhaave ne donne aux
gros inteftins qu'un mouvement mufculaire ,
qui ne s'irrite & ne fe met en jeu que par la
quantité & l'âcreté des excrémens , qui en
diftendent les parois , & en picotent les fibres ; mouvement qui felon lui, refte tranquille , tant que les caufes font abfentes. Mais
cela ne s'accorde pas avec l'expérience. Wepfer a vû clairement dans le chien les fibres
fe mouvoir en haut, & puis en bas, & conféquemment le mouvement périftaltique dans
le rectum, (nom qu'on donne communément au colon de ces animaux :) & la nature même de la chofe, la force des organes, & la néceffité de l'action, ne prouvent
pas moins que les gros inteftins ont autant
befoin de ce mouvement que les grêles.

E iij

Graisse. Les appendices du colon sont semblables à ceux de l'omentum. Ce sont des globes adipeux, presque solides, suspendus de toutes parts à la membrane extérieure de cet intestin, qui en est tout verni & lubréfié. Véfale les décrivit autrefois, ensuite Fabricius, Glisson, &c. & lorsqu'ensuite on les eut perdus de vûë, Ruysch les renouvella. Voyez Bidloo qui les a représentés, T. XXXIX. folio 6.

Glandes. Solitaires, grosses, qui versent par de larges orifices une matiere muqueuse dans la cavité de l'intestin. Grew les a représentées dans un des gros intestins du renard ; ensuite Wepfer, Peyer, & Ruysch même, qui les appelle fausses glandes. Mais les intestins mêmes injectés par le célébre Anatomiste, démontrent, comme notre Auteur l'a fait voir dans son Epitre sur la structure des glandes, que ce sont de vrais follicules, qui forment bien quelques taches sensibles dans les intestins, mais desquels l'injection ne pénétre pas dans la cavité de ce canal : & Galeat, qui soutient que ce ne sont pas de simples follicules, avouë du moins que ce sont des lacunes communes, dans lesquelles plusieurs follicules déposent & accumulent une matiere muqueuse. Ce qui est bien certain, c'est que ces glandes versent une liqueur visqueuse, lubrique, très-semblable à la mucosité du gosier la plus claire ; & cette humeur sort quelquefois en si grande quantité dans les dysenteries non-sanglantes, que cela n'est pas sans danger.

Nécessité. Le dernier intestin a des nerfs d'un sentiment exquis. Lorsqu'ils sont comprimés par un amas de matieres dures, cela

leur est si insupportable, qu'ils font faire à
toute la machine des efforts pour s'en déba-
rasser. Ces efforts, à proprement parler, ne
font point de la douleur, mais une telle
convulsion dans tous les muscles du bas-ventre, que tous les efforts de la volonté font
forcés de lui obéir. Une femme en couche
n'a certainement pas quelquefois plus de
douleur, lorsque la tête de l'enfant est déja
dans le col de la matrice, que lorsqu'on
veut pousser des excrémens trop durs. Les
habitans des deux Indes font sujets à faire
de pareils efforts, lorsque des humeurs âcres
collées à l'anus, irritent les nerfs, & produi-
fent un tenefme perpétuel ; de forte que ces
malheureux, forcés de se présenter fans cesse
inutilement, périssent enfin dans les convulfions. On donne à ce mal le nom de *Perse*.

§. C X.

Le rectum descend presque (*a*) perpendiculairement, est fort lubrique (*b*)
à sa surface interne, n'a point de ligamens
musculeux, ni de valvules ; c'est pourquoi les matieres qui y font poussées des-
cendent promptement, irritent, ou par
leur masse, ou par leur acrimonie, ou par
l'une & l'autre, les fibres (*c*) longues &
fortes qui font produites par l'accroisse-

(a) *Vesal.* l. 5. F. 6. 8.1. STYd. *Euftach.* T. 10.
F. 2, 4, 5.
(b) *Ruysch.* Th. IX. N. 81. Ep. XI. fig. 1, 2, 5.
Adv. D. 11. page 7.
(c) *Euftach.* T. 10. F. 2, 3, 4.

E iiij

ment, l'expanfion, le concours des ligamens du colon, qui embraffent de toutes parts les parties extérieures du rectum, joignent enfemble les parties inférieures du colon, & les dernieres du
rectum, raccourciffent & rétreciffent le
rectum. Il en eft ainfi des fibres fpirales
qui compriment ce boyau ; de forte
que les excrémens font pouffés jufqu'au fphincter, où ils s'arrêtent vers
les colomnes & les valvules du dernier
(*a*) inteftin.

Perpendiculaire. A la derniere vertébre des
lombes, la partie defcendante & droite du colon fe dépoüille peu à peu de fa premiere
ftructure, en ce que les cellules & les valvules décroiffent infenfiblement jufqu'à difparoî-
tre entierement. Il fe change enfin, comme on
l'a déja infinué, en l'inteftin nommé *rectum*.
Entouré d'un double pli fémi-circulaire du
péritoine, il fort de la cavité de cette tapiffe-
rie abdominale, & entre dans le baffin, environné de beaucoup de fubftance cellulaire
& de graiffe molaffe, appuyé fur le devant
de la face concave de l'os *facrum*, & du coccix ; & fe penchant en arriere, il fe termine
en dernier lieu à cet orifice élliptique, connu fous le nom d'anus. (C X I.) Il tient à
la veffie placée devant lui par des cellulofi-
tés faciles à fe détacher ; & dans les femmes
il a devant lui le vagin, qui en eft infépa-
rable.

(a) *Morgag.* Adv. 3. 10. 11.

Valvules. Excepté le dernier. C'eſt pourquoi la plûpart des Anatomiſtes prétendent
que les chiens n'ont point de colon, parce
que ce gros inteſtin, eſt uni comme le rectum de l'homme.

Longitudinales. Elles ſont gréles dans tout le
reſte du canal inteſtinal, mais très-fortes &
rouges dans le rectum. Les trois ligamens
tendineux s'écartant les uns des autres, s'é-
tendent ſur tout l'inteſtin, & font ainſi un tube charnu avec ſes fibres droites.

Spirales. Ou plutôt circulaires, ſuivant
Véſale, Ruyſch, & Cowper. Les fibres longitudinales approchent le tube ſur les excrémens, & le retirent en arriere après l'évacuation, ſans quoi nous aurions toujours une chûte
d'anus. Les circulaires ſe courbant au tour du
canal, preſſent les matieres & les expulſent.
Quelques-uns croyent qu'il ne ſe fait point
de mouvement rétrogreſſif dans les gros inteſtins, comme dans les gréles, mais c'eſt une
erreur ; il s'en fait véritablement, comme
le prouvent les clyſteres & les ſelles les plus
preſſées, qu'on retient à volonté, & qu'on
ſent très-clairement un peu remonter.

Valvules. Qui ſe trouvent à la ſortie de
l'anus, & ſont tantôt ſimples, & tantôt compoſées, & dont voici la deſcription. La tunique veloutée du rectum forme des plis longitudinaux, ſemblables à ceux de l'éſophage,
entre leſquels ſe trouvent quelquefois d'autres
plis membraneux tranſverſes, qui arrêtent
les excrémens.

§. C X I.

Alors le (*a*) fphincter (qui eft large, épais, charnu, orbiculaire ou elliptique, qui embraffe l'extrémité du rectum, & cache en quelque forte fous foi
les fibres des releveurs) venant à fe relâcher, les (*b*) releveurs de l'anus fe
contractent. Ces mufcles viennent de la
partie interne des os pubis, ifchium &
facrum. Plufieurs de leurs fibres fortes
fe croifant, vont s'inférer fous le fphincter même, les autres fe terminent à la
fin du rectum. Par-là l'anus eft dilaté orbiculairement, élevé, & ainfi eft pouffé
plus en dehors par l'action du péritoine
qui tapiffe la partie fupérieure du baffin,
& eft alors fort comprimé en en bas.
Les excrémens font donc expulfés par
l'action de l'air qu'on a infpiré & retenu, qui eft raréfié, comprimé par le ré-
tréciffement du thorax, par la contraction du diaphragme, des mufcles abdominaux ; & en conféquence par la compreffion du baffin : ce qui facilite cette
fortie. C'eft (*c*) l'abondante mucofité.

(a) *Bidloo.* Anat. T. 47. F. 5. l. BCDD.
Euftach. T. 10 F. 2. 4. 5.
(b) Le même Auteur au même lieu. 1. E. E.
Euftach. T. 10 F. 2. 4. 5.
(c) *Ruyfch.* Th. 4. 30. 35. *Morgagni.* Adv.
3. 1 1.

qui lubréfie & amollit la surface interne
du rectum, qui se sépare des lacunes &
des glandes qu'on trouve en grand nombre au même endroit. Après l'expulsion
des matieres fécales, tout ce qui s'étoit
contracté se relâche ; le sphincter seul se
contracte avec une force considérable.
Il vient ici de toutes parts une grande
quantité d'humeurs grasses & onctueu-
ses. L'espace qui environne le rectum est
fort vaste, & n'est remplie que d'une
graisse molle. La nature ne pouvoit donc
choisir un lieu plus propre à retenir les
excrémens, & à faire en un mot l'égout
du corps.

Relâcher. Ce sphincter se resserre certainement par la volonté de l'ame, & se relâche,
étant abandonné à lui-même ; mais il s'ouvre aussi méchaniquement, en ce que ses
nerfs comprimés par le poids des excrémens
deviennent paralytiques, & lui ôtent tout
pouvoir de résister. D'ailleurs le diaphragme s'applatissant, pousse fortement les viscé-
res du bas - ventre, dont l'action se fait en
dernier lieu sentir au sphincter. C'est par
conséquent dans l'inspiration qu'on pousse
une selle ; évacuation qui ne peut se faire
dans l'expiration. Il faut que l'air soit retenu long tems dans le poulmon, que la cloison transverse, & les muscles abdominaux
soient mis en jeu. Ainsi puisque le fétus ne
respire point, & que par conséquent il ne
peut déposer aucune matiere fécale, pour

peu qu'il en ſorte dans l'accouchement, nous
devons hardiment prononcer qu'il a reſpiré,
& qu'il périra promptement, s'il eſt privé
déſormais d'air un ſeul moment. D'où je
conclus que dans l'effort des ſelles, c'eſt l'air
fortement & long-tems inſpiré, long-tems
gardé au moyen de la glotte qu'on tient fermée, & de l'expiration qu'on empêche, qui
gonflant le poulmon, augmente la deſcente
naturelle du diaphragme, lequel, comme on
l'a inſinué, pouſſe l'eſtomach, le foye, &
tous les inteſtins ſur le baſſin, qui n'ayant
point de muſcle, & étant encore forcé par
ceux du bas-ventre, qui ont une action prodigieuſe, ne peut réſiſter à tant d'éforts : &
c'eſt par la même méchanique que les urines & les ſelles ſe débouchent à la fois.

Il y a un double ſphincter à l'anus, l'interne elliptico-orbiculaire, charnu, fort termi-
nant l'extrémité du rectum, & étant lui même la fin de ſes fibres tranſverſes. Après Galien, qui l'a connu, il a été peint par Bidloo;
diſtingué par Dowglas, Winſlow, & Albinus, comme ſervant principalement à la clôture de l'anus. Il y a en un autre plus élevé
adhérant à la peau, entreſemé de beaucoup de
graiſſe, tiſſu de fibres lâches, de figure elliptique, qui environne l'anus, poſtérieurement
appuyé ſur le coccix, ou ſur le ligament qui
va du coccix à la peau. Antérieurement,
après avoir occupé le milieu de l'anus, il donne une production triangulaire qui va s'inſérer
aux muſcles accélérateurs, & aux fibres
charnuës qui marchent en devant près du
tranſverſe. Il produit les accélérateurs mêmes de l'uréthre. Il reſſerre & étrécit le milieu de l'inteſtin : Il tire l'uréthre en arrie-

re, comprime les proſtates, & expulſe l'urine & la ſemence.

Releveurs. Ce ſont des muſcles larges
& grêles, qui naiſſent en devant de la ſym-
phiſe des os pubis. Ces fibres deſcendent
doucement enſuite des os iſchium & des
îles, en ſuivant toujours la circonférence du
trou ovale à l'origine de l'obturateur interne, & de ſa membrane. Ces fibres ſont preſque tranſverſes en dernier lieu de l'os iſchium & de ſa pointe, & preſque du ligament voiſin. Celles-ci deſcendent encore.
Les anterieures font corps avec le ſphincter,
& ſe joignent diverſement avec la proſtate,
& avec le bulbe de la veſſie. Les plus élevées & les poſtérieures ſe raſſemblent pour
former un ſeul muſcle digaſtrique entre l'a-
nus & le cocci.x Ils s'implantent en quelque
partie au coccix. Toutes ſuſpendent, ou retiennent l'anus, le remettent en le relevant,
lorſqu'il eſt tombé, & comprennent les parties de l'uréthre qui ſont deſſous, les proſtates, & les véſicules ſéminales. Elles terminent le baſſin, & forme ſa parois inférieure,
où il n'eſt point aſſujetti par des os.

Graiſſes. Le rectum eſt très-gras, même
dans les perſonnes les plus maigres : c'eſt
pourquoi il eſt mol & délicat au goût. Cette
graiſſe s'épanche en partie dans la ſubſtance
cellulaire du péritoine, dans laquelle eſt ſitué le dernier inteſtin, & en partie dans les
appendices celluleuſes, telles qu'on les a décrites dans le colon, & qui ne ſont pas moins
fréquentes dans le rectum. Cet inteſtin a de
plus un très-grand nombre de glandes muqueuſes, que les fibres longitudinales expriment en reſſerrant l'inteſtin.

Mucoſité. Il ſe trouve ici des lacunes; c'eſt-à-dire de ces glandes ſimples, que Ruyſch a repréſentées & appellées ainſi, & de plus, des véſicules encore plus grandes, qui ſe déchargent par leurs propres conduits dans le rectum au-deſſous du ſphincter, & filtrent un ſuc onctueux lubrique. On en trouve de pareilles preſque dans tous les quadrupédes, qui exhalent une odeur particuliere, forte, & fétide, dans le renard, dans le caſtor, & dans un grand nombre d'autres animaux. Morgagni a vû dans l'homme même, quoique non-conſtamment, de ſemblables véſicules muqueuſes qui s'ouvrent par des conduits propres ; & Schulze a remarqué une fois dans une femme un pareil follicule. Diverſes autres glandes ſe joignent à celles-là. C'eſt dans ces lacunes que les fiſtules ont leur ſiége, c'eſt pourquoi elles viennent à bout de ronger toute la graiſſe de ces parties, & de carier les os même, à force de creuſer. Elles donnent une abondance énorme de pus, & de graiſſe corrompuë. On a même vû le ſphincter tout rongé par une incontinence d'urine, & il l'eſt ſouvent dans la vérole, ſurtout dans ceux qui l'ont gagnée du mauvais côté.

§. CXII.

On ſçait de-là de quelle matiere les excrémens ſont formés ; s'ils ſont compoſés des récrémens de la bile, du ſang, de la mucoſité, de la ſalive, de la lymphe ; quelle eſt la cauſe particuliere qui produit cette matiere. Eſt-ce un ferment

propre aux excrémens ? Pourquoi les inteftins ont-ils d'autant plus de glandes
& de mucofité , qu'ils font plus proches de leur fin ? Quel bien retire-t'on
de cette graiffe qu'on trouve par tout
autour des inteftins , furtout vers leur
extrémité ? Pouquoi les plus robuftes
vont-ils rarement à la felle , ne rendent
que peu d'excrémens durs & légers ?
(*a*) Pourquoi ces mêmes perfonnes
font-elles fujettes aux hémorroïdes ?
Pourquoi piffe-t'on en pouffant une felle ? Pourquoi ceux qui ont une pierre
dans la veffie font-ils tourmentés du
ténefme ? Pourquoi dans la dyfenterie
a-t'on fi fouvent des fuppreffions d'u-
rine ? Pourquoi cette fuppreffion eft-
elle accompagnée du ténefme ? Pourquoi la nature a-t'elle placé le rectum
dans un grand efpace qui n'eft rempli
que de graiffe , a-t'elle voulu qu'il fût
libre & dégagé de tous os & de tous
mufcles ?

Bile. Vanhelmont conclut de ce que les
excrémens font doux , qu'ils n'ont aucune
teinture de bile , comme fi la bile putréfiée
ne pouvoit pas avoir perdu fon goût ! Mais
leur feule couleur jaune démontre affez clairement le contraire , indépendamment de
l'obfervation qui nous apprend , que cette

(a) *Vefal.* V. 15, pag. 463. .

couleur eſt conſtamment, d'autant plus ou
moins forte, que la bile eſt plus ou moins
forte, ou pure elle-même, & qu'elle diſparoît dans la jauniſſe, & lorſqu'on a des calculs dans la véſicule du fiel ; car alors les excrémens ſont blancs : & dans la ſanté même
n'eſt-on pas ſujet à des déjections ſubites &
douloureuſes de bile trouble, jaune, preſque pure ?

Sang. Nous avons pluſieurs preuves que
les (*a*) récrémens du ſang même ſont éva-
cués par cette voye, & ſortent confondus
avec les excrémens. Le tiſſu très - lâche des
vaiſſeaux méſentériques, qui laiſſe paſſer la
cire même dans la cavité des inteſtins, leurs
fréquentes anaſtomoſes, qui font qu'on ne
peut injecter un tronc, ſans remplir tous les
autres ; la matiere qui ſe trouve dans le fœtus, qui ne peut venir que du ſang même, &
non d'une liqueur qui a paſſé par tant de
vaiſſeaux , auſſi atténuée , auſſi ſubtiliſée,
que celle de l'amnios ; matiere qui forme
cependant une telle maſſe , que tous les gros
inteſtins en ſont farcis ; matiere ſi groſſiere
& ſi féculente , qu'on la prendroit pour de
l'opium ; de plus, le ſang qui ſe purifie par
les ſelles , comme le prouvent les médicamens hydragogues, qui procurent de ſi fréquentes & de ſi copieuſes évacuations, pour
ne rien dire de tant d'autres raiſons, qui
perſuadent que le foye, la rate, & toute la
maſſe du ſang peuvent ſe délivrer par cette
voye, de la matiere de bien des maladies,

(*a*) Par récrémens , on entend des ſucs qui ſe ſéparent de la maſſe du ſang , pour être employés à
quelque uſage ; en quoi ils différent des excrémens
qui s'en ſéparent pour être expulſés.

comme l'ont penfé les Anciens. Dans les abcès du foye, ne voit-on pas le pus fortir par les diarrhées ? & lorfque les felles coulent fans fentiment, la fource n'en eft-elle pas au foye ?

Caufe. Pour former la matiere fécale, la nature a fçû tirer des alimens toutes leurs parties (*a*) acefcentes, qu'elle a corrigées & adoucies, pour les changer en lymphe nourriciere. Il ne vient s'y mêler rien qui ne foit empreint d'un fuc humain putrefcent ; il furvient de la chaleur, du repos, ou du croupiffement dans un lieu fermé, vrai cloaque du corps ; il eft donc de toute néceffité que les excrémens deviennent fétides : c'eft une maffe faite d'humeurs, & du réfidu des alimens, qui pour cela n'a qu'à être abandonnée à fa propre nature.

Glandes. Parce que les excrémens, à mefure qu'ils approchent de l'anus, fe durciffent, & s'aigriffent de plus en plus.

Graiffe. La fubftance cellulaire eft-très évidente & très-graffe dans les gros inteftins. Mais ce n'eft point affez pour fuppléer à l'épiploon qui ne defcend point jufqu'ici : les fibres mufculeufes frottent la tunique nerveufe contre des matieres dures, qui peuvent l'affecter trop vivement, ou même l'excorier. Les inteftins ayant donc befoin plus que jamais, d'un liniment lubrique, c'eft à quoi la nature a pourvû par beaucoup de graiffe qui fe trouve à l'anus, quelquefois de l'épaiffeur de deux pouces, entre le grand feffier & le coccix, laquelle fe fondant par la chaleur, dégoutte au travers du *releveur*, qui eft un

(*a*) C'eft pourquoi le chyle & le lait s'aigriffent.

muſcle très-fin, dans la cavité de l'inteſtin ; enduit les matieres, lubréfie les membranes, obvie ainſi aux douleurs qui accompagne- roient chaque ſelle , à l'inflammation , & aux ulceres. D'où l'on conçoit pourquoi les gens maigres, tels que la plûpart des Eſpa- gnols, & des Italiens, ſont plus ſujets aux hemorrhoïdes qui viennent de cette cauſe , que les gens gras. Je dis qui viennent de cette cauſe ; car d'ailleurs ceux qui ſont d'un tempé- rament lâche , mol , font bonne chere & peu d'exercice , ſont auſſi fort ſujets à ce mal.

Robuſtes. On s'imagine communément que plus on va ſouvent & liquidement à la ſelle, & mieux on ſe porte ; c'eſt tout le contraire. Il eſt conſtant qu'une des meilleures mar- ques d'une forte digeſtion , à moins qu'il ne ſurvienne quelque maladie (*a*) eſt un excré- ment bien conformé, dur, & leger. Rien ne prouve mieux que tous les ſucs nourriciers en ont été extraits ; au lieu que des matie- res molles & liquides ſont à la fois , & l'indi- ce , & la cauſe d'un foible tempérament, tant parce que les alimens abandonnés à eux- mêmes ont éludé le jeu des ſolides , & le mélange des fluides , que parce que beau- coup d'utile ſort avec ce qui ne l'eſt pas ; c'eſt-à-dire une grande partie du chyle avec les excrémens. De-là vient qu'on maigrit lorſque le ventre eſt trop libre. Les féces ſo- lides ſont plus légéres que les liquides , par la raiſon que le pain, le ſon, &c. ſont plus péſans que l'eau. Le meilleur préſent de la nature eſt donc un ventre pareſſeux , pourvû

(*a*) Comme la fiévre, qui ſouvent vient d'une trop forte conſtipation, parce qu'une lymphe putri- de paſſe du rectum dans le ſang.

qu'il ne foit pas enflé comme dans les hypochondriaques ; car c'eft un mauvais figne,
que la tumeur des hypochondres avec fuppreffion de felles. A mefure que les digeftions feront plus parfaites, on aura donc
moins d'excrémens, plus de force, & plus
de fanté. C'eft ainfi, fuivant l'obfervation de
Sanctorius, que la tranfpiration ne peut augmenter, fans que les autres excrétions diminuent, & réciproquement on eft furpris
d'une diarrhée, lorfque le froid a porté coup
à la tranfpiration.

Hémorrhoïdes. Quoique ceci ait fort l'air
d'un paradoxe, rien de plus vrai. Le fang
menftruel des femmes les délivre de la pléthore ; fi cette évacuation périodique s'arrête, quels accidens ne s'en en fuivent pas ? Or
pourquoi une pareille excrétion fanguine
dans un homme pléthorique, ne lui feroit-
elle pas auffi avantageufe ? En Italie, en
Efpagne, & en Portugal, quand ces fortes
de perfonnes font affez heureufes pour avoir
le flux hémorrhoïdal copieux ; c'eft furquoi
on les congratule comme d'une excellente
chofe pour la fanté. Si ce flux s'arrête, ou
diminuë, il produit de violens maux de tête,
& autres accidens, qui cédant à une hémorrhagie des narines, font bien voir qu'une hémorrhagie par l'anus, loin d'être nuifible,
feroit auffi falutaire. Qu'importe, en effet,
que le fang forte par une porte, ou par l'autre, s'il fuffit d'en verfer ? Voilà ce que j'a-
vois à dire à ce fujet contre les préjugés vul-
gaires. Voyons maintenant pourquoi les gens
robuftes font les plus fujets aux hémorrhoïdes. Ils ont des excrémens durs, globuleux,
& rempliffant tellement par-là toute la cavité

de l'inteftin, qu'on ne peut les expulfer que
par de grands efforts. Toutes les fois donc
qu'ils vont à la felle, le rectum s'applique
très-fortement à ces crottes féches ; les veines qui rampent par les tuniques font comprimées ; le fang s'arrête ; & comme il aborde continuellement par les artéres libres, il
s'en amaffe une grande quantité, pendant
tout le tems des efforts ; ces veines fe dila-
lent donc, & comme elles n'ont prefque aucun reffort, elles demeurent dilatées, quoique la caufe dilatante ne fubfite plus : ce qui
produit cette efpéce de varice, qu'on appelle *nœud*. Ce nœud, & autres femblables,
s'augmentent par la diffipation des parties
les plus fluides du fang, que la chaleur produit, fe gonflent, & fe durciffent à caufe du
fang épais qui croupit ; & lorfque la même
caufe (la compreffion) fe régénére ; ces
nœuds hémorrhoïdaux venant à crever, répandent un fang noirâtre, qu'on nomme flux
hémorrhoïdal, ou *hémorrhoïdes*. Mais les gens
de Lettres font auffi fujets à ce mal, parce qu'ils vont rarement à la felle, qu'ils ont le
corps fouvent courbé, ne font point affez d'exercice, & ont par conféquent un
fang difpofé au croupiffement. De cette
fource naiffent des douleurs & diverfes accidens fâcheux, dans ceux, qui d'ailleurs ont
les nerfs d'une grande fenfibilité, & qui font
très-faciles à troubler. Auffi eft-il fort utile à
ces perfonnes qui ont le ventre fi pareffeux
de prendre une once d'huile d'amande douce, avant que de le dépofer.

Les veines hémorrhoïdales font internes,
ou externes. La veine méfenterique fournit
les internes. Le rectum a d'autres veines, &

des branches que l'hypogaftrique donne à la veffie. Il en reçoit furtout de cette branche confidérable, qu'on appelle l'hémorrhoïdale externe, qui fort hors du baffin, & communique avec les veines honteufes. C'eft dans les premières veines que les hémorrhoïdes internes ont leur fiége ; elles viennent du croupiffement du fang dans le tronc de la veine-porte ; c'eft pourquoi elles empêchent les fchirres de fe former dans les vifceres; font défirées avec raifon des hypochondriaques ; & leur fuppreffion caufe des fchirres, des vomiffemens de fang, & tant d'autres maux. Les hémorrhoïdes externes ont leur fiége dans les fecondes veines, & fuccédent aux internes, à caufe des anaftomofes de ces veines. Il n'y a pas de doute que les excrémens long-tems retenus ne foient, comme on l'a déja infinué, la caufe fréquente des hémorrhoïdes, tant à caufe de leur acrimonie, que de la réforbtion d'une lymphe putrefcente, & de la compreffion des veines. Mais la plus grande & la principale caufe de ce mal, eft la difficulté de la circulation du fang dans la veine-porte, où elle fe fait naturellement avec beaucoup de lenteur ; mais principalement fi la pléthore furvient.

Urine. Parce que l'air qu'on refpire ne peut agir fur les inteftins, fans preffer en mémetems la veffie. Mais comme il faut plus de force pour vaincre la réfiftance du fphincter de l'anus, que de celui de la veffie ; il fuit que la veffie peut fe défemplir, fans que les felles fe précipitent. Ce qui eft confirmé, parce que l'urine continue, fans interruption, de couler à plein jet, dès qu'une fois la refpiration a donné le branle à fon réfervoir : d'ailleurs la veſſie ne ſe vuide t'elle pas par la propre contraction de ſa membrane muſculeuſe, ſans que ſouvent il ſurvienne aucun changement dans la reſpiration?

Calcul. Parce que le col de la veſſie portant ſur le rectum, eſt comme ſi la pierre y étoit immédiatement appliquée ; d'où réſulte le ſentiment de matieres dures préſentes, ou comme ſi elles l'étoient, dans l'inteſtin.

Suppreſſions. A cauſe d'une matiere âcre, qui s'arrêtant aux valvules de l'anus, ronge le rectum, l'irrite juſqu'à lui donner des convulſions, qui ſe communiquent enſuite par la ſympathie du voiſinage à la veſſie ; car quoique le rectum n'ait avec la veſſie & l'urethre qu'une connéxion cellulaire mince, il a des nerfs communs, & les muſcles accélérateurs s'étendent du ſphincter à l'urethre. De-là vient que les dyſenteriques ont de ſi fréquentes ſtranguries. La même ſuppreſſion vient de la difficulté des ſelles, en ce que les excrémens fort durs, attachés comme immédiatement au col de la veſſie, produiſent la même irritation dans cet endroit, que le calcul ſur l'inteſtin. Ce qui produit réciproquement, s'il eſt permis de parler ainſi, deux ſortes de teneſmes.

Téneſme. La veſſie, par les grands efforts qu'on fait pour uriner, ſe contracte en un globe, qui, portant ſur l'anus, produit la même irritation qu'un excrément dur. D'ailleurs, l'âcreté de l'urine irrite les ſelles, conjointement avec la veſſie, comme nous ſçavons qu'il arrive, après avoir bû de la bierre nouvelle ; & c'eſt évidemment le conſentement ou la correſpondance du rectum, voiſin de la veſſie, qui donne lieu à cette irritation.

ACTION DU MESENTERE

SUR LE CHYLE.

§. CXIII.

CE chyle (105.), déterminé (103.) dans les vaiffeaux lactés ouverts par le mouvement périftaltique des inteftins (103. 104.), eft pouffé plus avant par ce même mouvement, & par les autres fecours (86.). Les vaiffeaux lactés s'ouvrent obliquement dans la cavité des inteftins, comme plufieurs chofes nous en convainquent. Leur orifices y font fort petits & fort étroits; mais paffant au travers des tuniques mufculeufes, ils fe raffemblent en de grands canaux fous la membrane extérieure; ils environnent les inteftins, & prennent ainfi leur cours vers le méfentere, d'où il fuit qu'il n'entre dans ces tuyaux que la partie la plus fluide, la plus folide, blanche, féparée de la portion jaune, ou grife, la plus épaiffe, ou la plus rameufe.

Lactées. Il paroît que les veines lactées ont une entrée oblique, tant parce que l'eau qu'on injecte, & l'air qu'on fouffle dans les inteftins (CIII.)

n'ont jamais paru y pénétrer , que parce qu'on n'a jamais pû voir, ni ces tuyaux, ni leurs orifices. (X C I.)

Grands. Où entre le ſtilet immédiatement au-deſſus des inteſtins, & qui deviennent ſenſibles, comme Ruyſch l'a fait voir dans la ſeconde partie de ſes Adverſaires Anatomiques. Iis ſont répréſentés dans la neuviéme figure de l'Adénogrophie de Nuck.

Solides. Tous les alimens que nous prenons , réſolus en chyle, prennent une figure globuleuſe, dont les ſphéres ſont cependant plus petites que celles du ſang. C'eſt ce qui a été obſervé par Lewenhoeck, dans le vin, dans la farine, dans la bierre. Or tout ce qui eſt ſphérique peut entrer dans les orifices cylindriques des vaiſſeaux lactés, avec d'autant plus de facilité, que les globules ſont plus petits , & en même-tems plus denſes, plus ſolides, plus compacts ; car l'atténuation en diminuant les pores, augmente la denſité.

Rameuſe. Il eſt évident qu'une plume, qu'une laine flottante, ni une fibre longue, même cylindrique!, ne peut jamais paſſer par un trou fort étroit ; & comme il y a une infinité de cas dans leſquels les matieres ſéparées ne répondent point directement aux orifices, dans tous ces cas la réſorbtion ne ſe fait point. Il n'y a que les corps d'une petite ſurface & d'une grande ſolidité, qui puiſſent enfiler ces ouvertures ; encore faut-il qu'ils s'y préſentent bien.

§. CXIV.

De-là vous devez comprendre pourquoi

quoi toutes les différentes choſes âcres,
dures, & piquantes, qu'on prend, ne portent aucun dommage, ni à la vie ni à la
ſanté. Comparez la ſtructure de l'éſophage, de l'eſtomach, des inteſtins, &
voyez combien elle diffère de celles des
autres viſceres : comparez ſurtout l'é-
troite capacité des orifices des veines
lactées, avec la vaſte étendue du canal
inteſtinal, dont elles prennent leur origine ; vous concevrez que les corps
âcres doivent aiſément reſſerrer les petits ſphincters qui ſe trouvent au commencement de ces tuyaux, pour veiller
à leur ſûreté, & à la conſervation de toute la machine.

Nous vivons, ou du moins nous uſons
de preſque toutes les eſpéces des corps : mais
la plûpart ſeroient des venins, s'ils paſſoient
dans le ſang, tels que l'acide, l'âcre, l'acer-
be, le rance, l'huileux, &c. Combien de
gens avalent de grands verres de vinaigre,
ſans mauvaiſes ſuites, parce que les corps ſe
dépoüillent dans les premieres voyes des parties nuiſibles, & ſouvent utiles à ces voyes,
en les rafermiſſant, par exemple, comme
fait l'eau-de-vie. L'eſprit-de-vin qui coagule
le ſang, ne nuit que par une longue habitude d'en boire ; quoique ſon uſage immodéré
ait ſouvent cauſé l'apopléxie, & la mort,
comme je l'ai vû. Le ſuif injecté dans les
veines cauſe promptement la mort, & cepen-

dant prefque tout le monde aime la graiffe ,
& on eft rarement incommodé. Qu'on blef-
fe même légérement un animal d'un coup
de flèche frottée de fuc d'heliébore blanc, fa
mort n'eft-elle pas certaine ? Cependant on
peut fans crainte en prendre l'extrait, même
en affez grande dofe. La plus petite goûte
du venin de la Vipere dans une playe, fait
périr fur le champ , & Rhédi a fait voir qu'on
en peut hardiment avaler des dragmes entieres.

Structure membraneufe, forte, tenace, capable de réfifter au broyement. Une digeftion de dix heures ne diffout pas un feul
morceau d'inteftins ; les eftomachs les plus
chauds , les dents mêmes des chiens les plus
affamés n'en peuvent venir à bout. Quelle
différence du tiffu d'un boyau dont on fait
des cordes élaftiques & fonores, & de celui
du foye, qui eft d'une fubftance fi molle ,
qu'elle fond entre les doigts!

Etroit Telle que ces vaiffeaux ne peuvent
tranfmettre que ce qui a été extrémement atténué par les forces de la vie , en globules
d'une maffe déterminée , & qui fe préfentent
directement aux orifices des veines lactées.
Car toute autre figure s'exclut par elle-même, ou en fe préfentant mal , c'eft - à - dire
obliquement ; & fi c'eft une partie âcre , les
membranes nerveufes des petits vaiffeaux irritées fe contracteront , & fermeront par-là
leur ouverture. On a vû qu'une infinité de
petits nerfs , & de nerfs extraordinairement
fenfibles, font répandus dans les inteftins ,
dont ils forment une grande partie du tiffu.
On fçait que toute acrimonie les met très-facilement en convulfion. Ainfi dans le cas de

quelque âcreté que ce foit, les nerfs doivent
agir fur tout le canal en l'étréciffant, & réfifter à l'introduction des corps qui pourroient nuire à notre économie. Que dis-je !
ils paroiffent pouvoir même fermer l'orifice
des veines lactées, & en refferrant les extrémités capillaires des artérioles méfentériques,
ils peuvent en exprimer des fucs propres à
délayer, adoucir, ou émouffer les matieres
âcres. Les nerfs font donc le véritable *archée.*

§. C X V.

Tant que les caufes qui ont pouffé le
chyle dans les veines lactées (113.)
fubfiftent, elles en pouffent encore de
nouveau, par ce moyen font avancer le
premier jufques dans les vaiffeaux qui font
fitués dans la duplicature du méfert re,
dans la membrane cellulaire de Ruyfch
qui rampe (*a*) ici au milieu de fes deux
lames ; le chyle eft arrêté en cet endroit
par la connivence des (*b*) valvules fémilunaires, & de-là pourfuivit fa route
vers les lombes.

Les vaiffeaux lactés percent la feule tunique mufculeufe, & non l'externe, & rampent dans le tiffu cellulaire (XCII. XCIV.),

(a) *Ruyfch.* Th. VI. page 76, 77.
(b) *Ruyfch.* de Valv. Lact. &c. page 37. F. 3. B.
B. b. b. F. 4. aa. * où l'on voit les valvules fort bien
repréfentées d'après celles du Cheval. *Nuck.* Adenogr. F. 22, 23, 24, 25.

suivant la loi commune de tous les vaisseaux.
Ayant donc trouvé la membrane celluleuse
du méfentere, défendus & enduits par elle,
ils y continuent leur route. La premiere action qui pousse le chyle dans les vaisseaux
lactés paroît cesser dans l'endroit où ces
vaisseaux percent la tunique musculeuse.
Mais le branle ayant été une fois donné pendant l'espiration, de nouveau chyle fait
avancer celui qui est devant, en le poussant
par derriere, comme un flot pousse l'autre,
tandis qu'en même-tems les valvules en empêchent le retour. En effet, le chemin qui
va en montant est difficile à faire; & comme
le chyle retombe, les valvules qui sont fortes,
& fréquentes, le soutiennent, & l'aident à remonter.

Les valvules des vaisseaux lactés ne se
démontrent pas facilement, ne sont point à
nœuds, mais tout-à-fait semblables à des veines à moitié pleines. Asellius les a cependant bien connuës. Les autres Anatomistes
les ont admises d'un consentement presque
unanimes, excepté Bils. Mais leur existence
a été confirmée par les expériences de Ruysch,
qui les a fait graver sur le cheval. Drélincourt affirme très positivement qu'elles sont
en grand nombre, & à peine séparées par
une distance de trois lignes. Elles sont, comme dans les vaisseaux lymphatiques, doubles,
conniventes, sémilunaires, naissant de la
partie du vaisseau qui regarde l'intestin, &
s'avançant vers le réservoir. Ainsi elles
n'empêchent pas le cours naturel du chyle;
ce n'est qu'à son reflux qu'elles s'opposent.
Ni le lait, ni le chyle, ni le mercure même,
n'ont jamais pû vaincre leur résistance, ni se

faire jour dans la cavité du canal inteſtinal, avec quelque force que l'injection fut pouſſée ; & la ligature des vaiſſeaux, loin de favoriſſer le retour du chyle, le ſoutient ; enſorte qu'ils ſe gonflent comme les vaiſſeaux lymphatiques.

§. CXVI.

Dans le méſentere de l'homme (*a*) les veines lactées, de très-petites qu'elles ſont à leur origine, ſe raſſemblant à pluſieurs petits angles aigus, forment de plus grands canaux, s'écartent de nouveau les unes des autres, & après avoir encore fait une eſpéce de petite iſle, ſe raſſemblent encore en un tuyau, qui ſe joignant auſſi-tôt à d'autres ſemblables, en produit de plus grands, qui ſont tous preſque partout comme entre-coupés de valvules. Il eſt évident que ces organes doivent mêler, atténuer le chyle, & lui donner plus de fluidité. Nous n'avons parlé juſqu'ici que des vaiſſeaux lactés du premier genre.

Humain. Les expériences en ſont aſſez rares. Il n'eſt arrivé qu'une fois à Haller de les bien voir dans l'homme. Extérieurement ils ne ſont pas différens de ceux qu'on voit dans les brutes. Ils ne ſont point faits en arcs, comme les vaiſſeaux rouges ; il ne ſuivent point leur droit chemin ; mais libres,

(a) *Nuck.* Adenogr. F. 6. l. dcc.

ils ſe raſſemblent ſingulierement en une infinité d'aréoles ; deſorte que deux vaiſſeaux
ſe joignent en un : celui-ci ſe diviſe à ſon
tour en deux , pour ſe rejoindre encore à
ſon voiſin, qu'il reçoit , comme il en eſt reçû , juſqu'à ce qu'ils trouvent des glandes
(C X V II.), ou que, ſans glandes intermédiaires , ils viennent enfin à s'unir avec les
vaiſſeaux du deuxiéme genre ; ce qui s'obſerve auſſi dans les vaiſſeaux lymphatiques.
Plus les vaiſſeaux laétés s'éloignent des inteſtins , plus ils deviennent rares , & augmentent en grandeur. Voyez Santorini , Euler , & Winſlow iv. 210.

Si des humeurs de nature très-différente,
qui n'étoient que dans un vaiſſeau, ſe diſtribuent en deux , pour revenir enſuite dans
un, elles ſe mêleroient parfaitement. Or combien de fois cela ne paroît il pas arriver ici ?
Une ſéparation ſe fait viſiblement à l'origine d'une branche voiſine , & conſéquemment
peu de tems après il en réſulte un mélange plus exaét , juſqu'à parfaite homogeneité ;
ce qui ne pourroit arriver , ſi les vaiſſeaux
étoient ou paralleles , ou une ſeule fois ſéparés , ou confluens ; car que deux tuyaux
ſe croiſent , ils ne communiqueront entre-
eux que dans un point , & il ne ſe fera qu'un
demi mélange ; la liqueur de chaque tuyau
ne continuera pas de ſe mouvoir ſeule &
pure par le vaiſſeau continu à celui qu'elle
a d'abord traverſé ; au contraire les liquides
rouges ſe confondront avec les bleus , de
façon que la moitié de la liqueur bleuë coulera par les vaiſſeaux rouges , & l'autre moitié par ſes premiers tuyaux bleus. Mais ſi
les mémes tubes croiſés ſe rejoignent encore

en quelque point, les deux liqueurs fe méleront fi intimement enfemble , qu'il en réful-
tera une couleur violette dans tout le canal , &
chaque liqueur perd ainfi couleur avec fa
direction. C'eft ainfi que le chyle groffier,
féculent, apporté par les inteftins, fe méle
avec celui des inteftins grêles, qui eft plus
épuré , ou déféqué ; & cela forme évidemment un chyle plus délayé , plus homogéne.

Attenuer. Qu'un liquide, quel qu'il foit,
foit très-fortement agité, cela ne changera
pas fes molécules, à moins qu'elles ne viennent à rencontrer un obftacle, contre lequel
elles heurtent, & viennent fe brifer, ou fe
fendre. Or, où fe fait mieux ce brifement
qu'aux angles des vaiffeaux ? car fi un feul
vafe fe divife en deux, les particules vien-
dront fe brifer contre le fommet de l'angle ;
& par conféquent voilà une façon dont la
nature fe fert heureufement pour obvier à la
coagulation du chyle, qui arriveroit fans cela. En effet, le contact mutuel des Elémens
augmente leur attraction, & leur repos ; mais
fi ce contact varie & change de place à chaque inftant, les liens, par lefquels les furfaces font mutuellement unies entre-elles, fe
déchirent, fe brifent en quelque forte, moyennant quoi toute condenfation, ou concrétion,
devient méchaniquement impoffible.

Premier. Cette diftinction, fi je ne me
trompe, eft de Gliflon, qui a nommé le premier vaiffeaux lactés du premier genre,
ceux qui vont des inteftins aux glandes ; &
du fecond genre, ceux qui vont des glandes au réfervoir. Winflow a ajouté pour
troifiéme genre, ceux qui fe trouvent entre-

deux glandes (iv. 2:6, 217.) Un ſeul vaiſ-
feau laɕé paroît pénétrer , non dans une ,
mais dans deux , trois , ou même un plus
grand nombre de glandes , les unes après
les autres ; de façon qu'on a beau vouloir in-
jeɕer du mercure dans le canal thorachique ,
il perd ſi bien toute ſa mobilité , & la viteſſe
qu'on lui a communiquée , qu'on le trouve
croupiſſant dans les glandes , ſans qu'il puiſſe
jamais arriver au but.

ACTION DES GLANDES

du Mesentere.

§. CXVII.

ILS vont enſuite par un chemin droit ,
oblique , croiſé , diviſé , aux ( ) glandes molles qui ſont éparſes çà & là dans
le méſentere , s'y raſſemblent , y entrent , les couvrent , les entourent , en
ſortent moins ramifiés , gonflés d'un
chyle plus fluide , plus aqueux , (*b*)
garnis de pluſieurs valvules ; & de - là
juſqu'au réſervoir des lombes , ils prennent le nom de vaiſſeaux laɕés du ſecond genre.

( ) Euſtach. T. 10 **F. 2. T. 11. F. 1 , 2.** *Nuck.*
Adenogr. P. 9. t E.
(*b*) Ruyſch. de Valv. Laɕ. page 37. **F. 3. DD.**
Adv. D. 11 , page 10-18.

Glandes. Galien donne, dans son Traité de l'usage des parties, une description de ces glandes, qui paroît faite sur l'Anatomie comparée. Vésale qui les a vûës dans l'homme, n'a pas ignoré qu'elles affectoient de ramper sous les divisions des vaisseaux, & qu'elles étoient destinées à leur servir d'appui. Il n'en a cependant représenté qu'une seule, grosse, au centre du mésentere, & assez confusément; car on ne sçait trop s'il a distingué ce corps du Pancréas, qui paroît pourtant lui avoir été connu. Eustachi est le premier qui les ait, je ne dis pas décrites, mais représentées (*a*) telles qu'elles sont, éparses, petites, & répanduës par tout, non-seulement dans les intestins grêles, le jéjunum, & l'ileum; mais encore dans toute l'étenduë du mésocolon. Mais Asellius est venu tout troubler, lorsqu'il a donné le nom de Pancréas à cet amas de glandes mésenteriques qui se trouve dans le chien au centre du mésentere, & a représenté le vrai Pancréas, comme un corps anonime particulier, propre au chien. Nous en parlerons dans un moment. La vérité a été rétabli par Vesling, par Warthon, par Glisson, & la plûpart des Modernes (*b*) qui ont parfaitement connu ces glandes. Mais si l'on fait une attention sérieuse aux figures d'Eustachi que je cite, on ne fera pas difficulté de croire que Ruysch même les a à peine mieux connuës que cet Anatomiste, qui par conséquent a dû vraisemblablement posséder un Art à peu-près semblable à celui de nos injections. Le tems ride, & flétrit, non-seulement toutes les glandes conglobées,

(*a*) T. X. f. 2. T. XI. f. 1. 11.
(*b*) Voyez Winsl. IV. 207.

comme celles dont je parle ; mais parmi les
conglomerées le thymus, la glande surrena-
le, la grande thyroïde, les glandes mam-
maires, & autres, qui deviennent très - petites, changent leur couleur rougeâtre en couleur brune, & noirâtre, perdent ce suc gras,
semblable à une espée de crême, se dessé-
chent, comme on l'observe dans les glandes
conglobées du Péricarde, de la trachée artere, du gosier, &c. & enfin disparoissent
tout-à-fait avec l'âge ; de sorte qu'il m'est
quelquefois arrivé de n'en voir aucunes
traces.

Le prétendu Prancréas d'Asellius n'est
point composé d'une seule glande, mais de
plusieurs très voisines, accumulées les unes
sur les autres. On le trouve dans le chien,
dans le veau marin, dans le chaméléon, dans
le lion, dans le lynx, dans le chat. Pour ce qui
est du singe, les glandes y sont épaisses, &
ont la même structure que dans l'homme;
C'est aux lombes, dans le centre même du
mésentere, que se trouve ce Pancréas.

Entrent. C'est ce que démontre l'expérience de Nuck, qui ayant injecté du mercure par
les veines lactées du premier genre, trouva
les glandes mésenteriques toutes remplies de
ce fossile ; épreuve vérifiée par Malpighi,
avec de l'encre dans la glande du mésocolon
de l'âne, & dans l'homme avec du vif argent, par Ruysch Mais ce grand Observa-
teur n'est pas sans rivaux ; car, pour ne rien
dire ici de ceux qui assurent n'avoir jamais
pû rien voir autre chose que le tissu de Nuck,
Ruysch, cet ennemi juré du nom même de
glandes, prétend dans ses dernieres observations, que les glandes dont il s'agit reçoi-

vent une infinité d'arterioles, qui fe divifent,
& fe fubdivifent en elles à un tel point, qu'à
leurs derniéres divifions elles fe terminent
en grains pulpeux, qu'il regarde encore comme de petits vaiffeaux en peloton. J'ai fait la
même obfervation que Ruyfch, mais fur des
glandes injeftées, & j'ai dit ailleurs mes
foupçons fur l'injeftion, qui en forçant les
parties, peut les changer, comme Winflow
en convient avec Boerhaave. Mmais que les
glandes finiffent par des follicules, où fe terminent en grains vafculeux, qu'importe ? fi
c'eft toujours ou dans les uns, ou dans les autres, que les artéres méfenteriques laiffent
tranfuder quelques humeurs, & l'y dépofent
ainfi, afin qu'elle délaye, ou détrempe le
chyle par fon mélange. Car pourquoi, en effet, tant de vaiffeaux viendroient-ils fe rendre
à toutes ces petites glandes? pourquoi le vif-argent pouffé par les arteres méfenteriques, re-
vient-il par les veines lactées ? cette expérience marque une communication bien libre.
De plus, Ruyfch a découvert des veines dans les
glandes du méfentere, faites pour reporter la
partie rouge du fang, qui, n'ayant pas été employée à la nutrition, devient un fuperflu
qui n'eft inutile que pour le moment.

§. C X V I I I.

D'où il eft conftant que rien ne fe fépare du chyle dans ces glandes, mais
au contraire qu'il y eft délayé.

Sépare. Quoiqu'en difent Bohn & Gliffon,
le premier opinant pour la fécrétion de la
partie la plus groffiere, & le fecond foute-

nant au contraire que c'eft le plus fubtil qui s'en fépare , & qu'il eft repompé dans les nerfs pour fervir à la nutrition.

Délayé. Suivant l'obfervation conftante de Ruyfch , & de tous les autres modernes, qui ont vû le chyle entrer laiteux dans les glandes , & en fortir plus lymphatique , & tranfparent.

§. CXIX.

Ce qui vous paroîtra plus évident , fi vous confidérez que ces (*a*) glandes caverneufes font arrofées par plufieurs arteres qui fe diftribuent en haut & en bas, rampent ici d'une façon tout-à-fait finguliere , & ne font point pliées en (*b*) péloton , & par plufieurs nerfs. D'ailleurs ces mêmes glandes reçoivent la lymphe de plufieurs vifceres abdominaux , qui pénétre dans la fubftance de ces glandes , & délaye davantage le chyle. Et peut-être que ces artérioles exhalent par leurs dernieres extrémités , leur humeur la plus tenuë dans les petites cavités de ces glandes ; car , felon Cowper (*c*) , le mercure paffe de ces arteres dans les vaiffeaux lactés.

(a) *Nuck* Adenogr. F. 18 , 10, 11 , 12, 13 , 14. *Malpig*. de Gland. Conglob. *Ruyfch*. Th. 10 , page 25. Voyez l'Epître de Ruyfch à M. Boerhaave fur les glandes.

(b) *Ruyfch*. Th. 1 , page 26 , 62 , 63 .

(c) *Cowp*. App. ad *Bidloo*.

Caverneuses. Nuck les appelle muqueuses à
à cause de leur structure cellulaire. Suivant
Malpighi, la premiere membrane de ces glandes est vasculeuse, l'autre est charnue, &
faite de fibres circulaires, desquelles partent
d'autres fibres réticulaires, dans les aréoles
desquelles font des follicules de figure ronde,
ou à peu-près, faits d'une membrane fine,
& pleins d'un suc. Cet Auteur dit avoir d'a-
bord observé constamment ces follicules dans
des glandes mal saines, & en dernier lieu dans
l'état de *saineté.* Mais parmi tous les autres
Anatomistes, je n'en vois pas un seul qui ait
vû autre chose que la fabrique réticulaire de
Nuck.

§. CXX.

Le chyle séjournant donc dans ces
glandes, y est foüetté, délayé, & peut-
être mêlé avec les esprits des nerfs qui
s'y distribuent.

Fouetté. 1°. Par la tunique fibreuse externe,
qui a quelque petit ressort, quoiqu'elle ne soit
point musculeuse; car autrement la sécrétion
du chyle n'eut pû se faire avec assez d'égalité.
2°. Par la contraction des artéres, & par la
pression externe, seul usage que Nuck accorde aux glandes du mésentere.

Esprits. Le mésentere est parsemé d'une très-
grande quantité de nerfs (LXXXXII.) De
son milieu, le plexus *solaire,* qui est le plus
vaste de ceux du bas ventre, & que Willis
& Wieussens ont décrit avec assez d'exactitude, va se répandre par toute l'étenduë de cette tunique. Or, pourquoi tout cet appareil?

fi les dernieres ramifications de ces nerfs,
qui vont fe perdre dans les glandes , ne laiffent pas fe filtrer un fuc , qui rende le chyle
plus mobile , plus fluide , plus lymphatique ,
& conféquemment plus humain ? feroit-ce
en faveur d'un fentiment exquis , dont cette
partie feroit douée ? elle n'en a aucun , ni
aucun mouvement mufculeux , qui eut été
nuifible.

§. CXXI.

De-là les vaiffeaux lactés , plus unis ,
vont au réfervoir (*a*) chyleux , qui eft
fouvent divifé en trois (*b*) efpaces , &
où fe décharge une grande quantité de
(*c*) lymphe , qui vient de prefque toutes les parties fituées fous le diaphragme qui eft apportée de toutes parts par
les vaiffeaux lymphatiques , & s'amaffe
dans ce réfervoir commun.

Réfervoir. Le concours des veines lactées
qui font en grand nombre , demandoit qu'il y
eut un refervoir qui reçut le chyle ; fans cela ,
il auroit fouffert des retardemens dans le méfentere , qui n'euffent pû manquer d'être fort
dangereux , ou bien il auroit fallu qu'il mar-
chât avec une grande rapidité dans le canal
thorachique , lequel n'a peut-être pas une
ftructure propre à refifter à un fluide pouffé
avec force , & qui coule avec beaucoup de

(a) *Nuck.* Adenogr. F. 32. H. I. *Cant.* Imp. An.
Tab. ult.
(b) *Covvp* Append. ad *Bidloo.* F. 11 I. Abb.
(c) *Nuck.* Adenogr. F. 32, tota. F. 31. tota.

vîteſſe, ni une ſituation qui le permette, puis qu'en effet il faut que le chyle monte perpendiculairement. Pecquet eſt le premier qui ait décrit le reſervoir dans le chien. Il l'a peint ſeul, de figure conique, & recevant une infinité de vaiſſeaux lymphatiques, à moins qu'on ne veuille faire honneur de la découverte à Rudbeck, qui le vit en 1650, ſans en être inſtruit par Pecquet. Bartholin, ſur les traces de Pecquet, vit auſſi le reſervoir dans le chien. Rudbeck le vit le premier dans l'homme, l'an 1654; & le fit voir à *Van* Horne, comme celui-ci nous l'apprend dans une diſſertation particuliere. Il ſe montra enſuite à Sylvius *de le* Boë. Mais vers ce tems le Noble vit auſſi un très - long reſervoir dans l'homme, ainſi que Guiffart. Enſuite tous les Anatomiſtes les découvrirent dans les brutes, comme Laver & les autres, dans le veau, dans la brebis, dans le chien, dans le loup, dans le veau marin, dans le porc, dans le cerf, &c. Peu le trouverent dans l'homme, Perrault, Schrader, Diemerbroeck, Zelier, & long-tems après ceux-là, Bidloo, Cowper, Walther, &c. enfin Henninger, & Salzman, donnerent les moyens de trouver aiſément le canal thorachique, & l'on ſçût à force d'obſerver, que tantôt il y avoit dans l'homme un vrai reſervoir, oblong, ſimple, beaucoup plus large que le canal thorachique, & les vaiſſeaux lactés. Telles ſont les obſervations de Salzman, d'Heiſter, de Diemerbroeck, de Perrault, de Hale, de Zeller, de Scheider, de Monro, de Nuck, d'Albinus, de Cantius, de Nicolai, de Winſlow, de Haller, &c. (IV. 222.). C'eſt auſſi ce que j'ai le plus ſouvent remarqué. On ne trouve quelquefois à la place de ce reservoir qu'un conduit grêle, nullement dilaté. Je rapporte ici l'opinion de Ruyſch , qui nie qu'on trouve dans l'homme un reſervoir , & de Santorini qui eſt du même avis , & la table même d'Henninger, approuvée par Morgagni. Tantôt médiocrement large , il eſt compoſé de deux ou trois vaiſſeaux lymphatiques ou lactés , qui quelquefois ſe joignent en une ſeule veſicule à pluſieurs loges ou cellules , comme l'ont vûe Cowper, Bianchi , le Noble , & Winſlow. Quelquefois ces mêmes vaiſſeaux demeurent diſtinctement ſéparés , comme les ont quelquefois vûs Albinus , Heiſter , & Diemerbroeck. Parmi ces dernieres obſervations , je crois devoir encore ranger les reſervoirs doubles , de Wium , de François Sylvius , de Muralt , & triples , de Duvernoy, de Salzman, & Queitsh. Pour ce qui eſt du reſervoir ſimple , tel que nous l'avons ſouvent vû, il ſe cache preſque derriere le pilier droit du diaphragme , à la droite de l'artere aorte , ſi conſtamment , de l'aveu de tous les Anatomiſtes , que je ſuis ſurpris avec Haller de le voir placé par Salzman au côté gauche des vertebres. Il a une membrane forte , & contient le plus ſouvent une lymphe un peu rougeâtre, plus rarement du chyle. Bartholin n'a pas vû le reſervoir dans l'homme mais les glandes lombaires , qui ſont de vraies glandes conglobées & lymphatiques , & leurs vaiſſeaux lymphatiques , qui ſont les principales racines du canal thorachique , toutes choſes qui ſe trouvent effectivement dans l'homme , mais non ſeules ; car elles n'excluent pas le reſervoir , comme il l'avoit precipitamment conclu. Bartholin fut ſuivi par Bourdon , & par d'autres.

Lymphe. Les vaisseaux lactés du second genre de Glisson, vont du centre du mésentere au reservoir, en montant à gauche avec l'artere mésenterique. Ils ne forment quelquefois qu'un seul tronc, suivant l'observation de Zeller, de Santorini, & de Haller; quelquefois ils sont au nombre de deux, trois, quatre, cinq, & c'est l'observation la plus frequente de Rudbeck, de Sténon, de Ruysch, de Cowper, d'Evertse, d'Henninger, de Salɀman, de Wium, de Cantius, de Winslow, qui les fait du troisiéme genre, de Walther, &c. Il y en a quelquefois bien davantage, comme dans les deux figures de Pecquet, dans *Van-Horne*, dans Hale, dans Salzman, &c. Mais quel que soit leur nombre, ils portent certainement un chyle très-clair (CXVIII.), ont de fréquentes valvules, & font semblables aux vaisseaux lymphatiques.

Les *vaisseaux lymphatiques* ont été vûs par Asellius dans le foye, & pris par lui pour des vaisseaux lactés ; ils ont été très-souvent observés par Veslingius, qui a donné dans la même erreur ; par Folius, par Higmor, & par Bartholin même. Ils furent d'abord proposés pour un nouveau genre de vaisseaux par ce dernier, en divers ouvrages, & dans un petit traité fait exprès qui parut en 1653, & fut intitulé *de vas. lymphat.* Je sçai que Glisson & Warthon font honneur de cette découverte à Solivius ; mais en vérité cela ne diminuë pas plus la gloire de Bartholin, que la hardiesse avec laquelle Schneider prétend les avoir vûs 15 ans avant Bartholin. C'est aussi vainement que Sylvius les revendique, & affirme avoir vû, dès 1643, des vaisseaux remplis d'une liqueur jaune. J'ose même dire

qu'il n'eſt pas prouvé que Rudbeck, à qui *van-*
Horne attribuë cette découverte , ne l'ait
point derobée à Bartholin. Il eſt vrai que celui-ci enſeigna peu de choſes ſur ce ſujet ;
Rudbeck en traita plus au long , &, après lui,
Sténon, Ruyſch , Nuck, Zeller, & Hale, nous
ont donné avec plus de ſuccès l'hiſtoire de ces
vaiſſeaux, qui eſt cependant encore bien éloignée d'être complete dans l'homme. Pour
commencer par les vaiſſeaux lymphatiques
du bas-ventre , & ſpécialement par ceux qui
viennent du foye , où ils ſont en grand nombre , ils viennent par un ſeul conduit, ou
par pluſieurs , de la partie concave du foye ,
ſéparés par des glandes conglobées inter-
mediaires, & par d'autres conduits, de la con-
vexité de ce viſcere. (*a*) Les uns & les autres ſe
rendent aux vaiſſeaux lactés du ſecond genre,
& aux vaiſſeaux lymphatiques des lombes,
dont je parlerai dans un moment, & au reſervoir , comme il a été remarqué par Rudbeck , & par Bianchi. Ils marchent accompa-
gnés des branches que donne la véſicule du
fiel , décrites par Bartholin , par Rudbeck ,
par Kerkring , par Bianchi , & que Nuck &
Reverhorſt font venir du foye. Nous avons
parlé de ceux qui naiſſent du ventricule
(LXXXVII) La rate en fournit peu de vaiſ-
feaux ; mais ce peu a été cependant vû de
Nuck, de Rudbeck, de Malpighi , de Bartholin , de Ruyſch , qui en a traité plus amplement , ainſi que de Morgagni. Il en vient
beaucoup des reins, (Nuck les a très-ample-
ment expoſés T. XXXII. XXXIV.) qui paſ-
fant au-delà de la veine cave , vont tous ſe
réunir aux glandes lombaires ; enforte que le

(*a*) Voyez Winſl. 1 v. 599.

canal thorachique doit en être invefti ; fi l'on
en croit Salzman , & que dans l'homme méme ils font grands , & fenfibles. Mais les mêmes glandes qui font entre l'aorte & la veine-
cave , ou qui rampent auprès d'elles, reçoivent un grand nombre d'autres vaiffeaux
lymphatiques de la verge , des tefticules , des
véficules feminales , de la veffie , de l'uterus ,
dans les brutes , (& ces dernieres ont été vûs
dans l'oifeau, & dans l'homme par le feul Morgagni ;) de l'ovaire , du méfocolon , & du
voifinage du rectum ; Malpighi ajoute du
Péritoine , de la moëlle épiniere , des mufcles
du bas-ventre , & des lombes , des parties inférieures, & des doigts mêmes des pieds.

Pour les vaiffeaux , qui des pieds montent
aux glandes inguinales , ils font en très-grand
nombre ; c'eft pourquoi Duvernoy injecta
très-bien le canal thorachique en cet endroit,
& cette méthode eft en effet préferable à toute autre , dans un cadavre qui n'eft deftiné
qu'à cet ufage. Tous ces vaiffeaux lymphatiques , qui font entré dans les glandes lombaires , montent par un feul canal , comme
Haller l'a obfervé après Zeller , ou par plufieurs, comme l'ont vû Duvernoy & Walther,
& fervent de véritable origine au refervoir ,
en forte que , quoique Bartholin n'ait pas faifi tout le vrai , en prenant les glandes lombaires pour l'origine du canal thorachique ,
on peut dire que cette erreur ne peut-être mife fur le compte d'un homme malhabile en
Anatomie ; tant de différens vifceres portent la lymphe des parties inférieures à un feul
refervoir , & la verfent avec le chyle ! excepté de petits vaiffeaux , qui vont folitairement
fe perdre dans les veines émulgentes , dans la

veine hypogaſtrique, & dans la veine-cave ; excepté encore ceux que Sténon a démontré s'inſerer en ſi grand nombre aux axillaires, & ailleurs, ainſi que l'illuſtre Hale. Les oiſeaux, & les amphibies n'en manquent pas, ſuivant l'expérience de Hartman, & de Kulm. Bartholin dit même en avoir vûs dans un poiſſon appellé *lune de mer.*

Le canal thorachique étant la veine-cave de tous les fluides plus tenus que le ſang (CXXIX.) la lymphe qui coule par ce canal ſera à la maſſe du ſang, comme la ſeroſité jaune eſt aux globules rouges. Mais cette proportion eſt beaucoup au-deſſus de celle que propoſoit Mr. Boerhaave. Il ſuppoſoit que le cœur à chaque battement pouſſoit deux onces de liquide rouge, & que la lymphe étoit $\frac{1}{16}$ de toute la maſſe du ſang; d'où il concluoit que dans une heure il paſſoit par le cœur 7200 onces de ſang, & ſeulement 37 livres de lymphe ; proportion trop peu conſidérable, ainſi que celle que donne Boyle. Au reſte, cette quantité ſurpaſſe celle de tous les autres liquides qui affluent en ce même lieu, & produit par conſéquent un grand délayement, & un changement en notre nature. Mais qui nous a donné la meilleure deſcription de ces vaiſſeaux lymphatiques? c'eſt ſans contredit Nuck, dont on a tort de regarder les tables comme fauſſes. Nuck ne mérite pas la cenſure de Mr. Heiſter. C'eſt ſur les brutes qu'il paroit avoir repréſenté, & décrit les vaiſſeaux lymphatiques de l'uterus & du cœur. Mr. Boerhaave nous racontoît l'heureux arrangement que Nuck faiſoit ſur une table de tous les vaiſſeaux lymphatiques; comme il les prennoit chacun en particulier,

les perçoit dans un point avec un très-petit
tuyau de fer , par lequel il verſoit adroitement du mercure abſolument fixé par un mêlange de plomb , ou d'étain , & comme enfin ſon induſtrie le conduiſit à compoſer toute une Angiologie lymphatique , dont il
conſervoit ſoigneuſement toutes les parties
préparées : ouvrage immenſe , dont on peut
juger par cette belle *Adenographie* qu'il nous
a donnée , & qu'une mort trop prématurée a
laiſſé imparfait.

§. CXXII.

En effet , les valvules (*a*) , les ligatures , les maladies de la lymphe , nous
apprennent que telle eſt la route de cette humeur.

Valvules. Les vaiſſeaux lymphatiques ne
paroiſſent pas coupés par divers nœuds , mais
plutôt , fins , blanchâtres , ou rouges , ou
jaunes , comme ondoyans ; enſorte qu'on y
ſoupçonneroit plutôt des valvules , qu'on ne
pourroit les démontrer. Cependant les Anatomiſtes les répréſentent avec des nœuds ; ce
qui vient , ou du défaut de l'injection qu'on
faite avec le mercure , comme l'a vû Cheſelden , ou d'une erreur générale. Bartholin
n'a fait que ſoupçonner l'exiſtence des valvules de ces vaiſſeaux ; mais Rudbeck les a
vûës , & les a expoſées partout dans leur état
naturel : & comme Blis , & quelques Sectateurs préténdoient , que la lymphe deſcendoit

(a) *Ruyſch.* de Valv. &c. page 4. F. 1. & dans tous
on Traité.

d'un labyrinthe imaginé dans le thorax
(CXXIV.), en bas, vers les vifceres ; diverfes expériences leurs furent oppofées par
les Anatomiftes de Leyde , jufqu'à ce que
Ruyfch , & Swammerdam euffent démontré
très-évidemment des valvules doubles , conniventes , fémilunaires , fréquentes , & faciles à conferver dans un vaiffeau lymphatique , même defféché , par lefquelles le mouvement de la lymphe de toutes les parties
du corps humain étoit déterminé au réfervoir , & au canal thorachique. Nuck (a) les
a fait graver , telles qu'on les voit au microfcope. Ces valvules arrétent le paffage des
injections qu'on fait du réfervoir vers les
parties inférieures , & les laiffent paffer très-
facilement de ces parties au réfervoir, que
notre Auteur avoit coutume d'appeller le
cœur lymphatique de l'abdomen. Quelquefois cependant , comme elles font d'une
grande délicateffe , elles cédent au fouffle ,
au mercure , au lait , ou à l'eau qu'on injecte. C'eft par le canal thorachique qu'on
remplit très-fouvent les vaiffeaux lymphatiques du thorax , fuivant Sténon.

Ligature. Les veines étant liées , les vaiffeaux lymphatiques fe gonflent , & c'eft une
très-ancienne méthode de démontrer ces vaiffeaux , à caufe de leurs infertions (CXXI.).
Mais qu'on faffe une ligature aux vaiffeaux
lymphatiques mêmes , ils s'enflent toujours
au-deffous de la ligature dans le bas-ventre ,
& fe défempliffent entre-elles & les vifceres ,
ou les parties , comme le prouvent une infinité d'expériences de Bartholin , de Rudbeck, de Needham , de Moinichen , de Sté-

(a) F. 22. 23.

non , de Verheyen, de Drélincourt, de Sylvius. La même chofe arrive dans le thorax,
& au col, où ces vaiffeaux fe gonflent au-
deffus de la ligature , c'eſt-à-dire , entre-elle ,
& leur origine. Telle eſt la meilleure maniere de les préparer dans les animaux vivans.

Maladies. Le gonflement des vaiffeaux lymphatiques , empêchant le cours naturel de la
lymphe , donne lieu aux hydatides , à l'afci-
te , &c. L'hydropifie vient encore très - fréquemment des fchirres , des glandes conglobées. Les hydropiques ont les vaiffeaux lymphatiques très-grands , ce qui eſt fortement
appuyé par la belle expérience de Lower ,
qui ayant fait une ligature à la veine cave,
vit le bas-ventre fe gonfler de férofité ; & la
tête fe remplir de lymphe , par celle qu'il fit
à la jugulaire.

§. CXXIII.

Cette liqueur qui abonde en eau , en
efprits , en fel très - fubtil , eſt une partie très - dépurée du fang , comme fon
réfervoir , fes vaiffeaux excréteurs , &
fes qualités fenfibles le démontrent.

Eau. La lymphe du canal thorachique , &
des autres vaiffeaux lymphatiques du corps
humain , étant pure , & non mêlée avec le
chyle , eſt une liqueur tranfparente , jaune ,
ou pâle , ou rouge , fuivant Zeiler & Brunner , ou d'un jaune tirant fur le rouge , telle
que l'ont vûe Duvernoy , Sylvius ; gélatineufe , fuivant Drélincourt & Sténon , fe

congelant au feu , fuivant Verheyen, Diemerbroeck , Wepfer , en ce que le plus fluide s'étant évaporé , le refte fe condenfe en
une gelée qu'on peut couper ; un peu falée ,
fuivant Bohn , comme l'eft le fang ; & par
une diftillation , faite à un affez grand feu,
donnant lieu à peu-près aux mêmes phénomenes que le fang. Quant à la nature acide
de la lymphe , dont parlent Bils & Pecquet,
c'eft fans doute au chyle qu'on doit l'attribuer , ainfi que l'acidité du chyle aux alimens
peu changés.

Efprits. Cette opinion a été du goût de
Nuck, de Sylvius, de Brunner, de Gliffon,
de Zeller ; & elle eft très-vraie , puifque le
fuc nerveux rentre dans le commerce des
humeurs par quelques veines ; c'eft ce qui
fera prouvé §. CCLXXXXII.

ACTION DU CANAL
THORACHIQUE
SUR LE CHYLE.
§. CXXIV.

LE chyle fort délayé eft donc pouffé
de ces réfervoirs fitués fur le diaphragme dans le canal thorachique de
Pecquet, non-feulement par les caufes
déja décrites (113.) , mais furtout par
l'action du diaphragme , & de l'aorte
defcendante.

defcendante. Les valvules, dont ce conduit eſt (*a*) rempli, facilitent la progreſſion de cette liqueur. Ce canal montant au deſſus du propre lieu de ſon inſertion, & ſe pliant en en bas, ſe rend à la (*b*) veine ſouclaviere droite ou gauche, préciſément au milieu de l'endroit où la jugulaire interne & l'externe ſe déchargent dans la ſouclaviere, & dans la veine-cave. Le chyle eſt déterminé de ſon conduit dans la ſouclaviere, par le ſecours de deux (*c*) valvules, qui, en ſe rapprochant, forment une ſi petite fente, qu'il ne peut entrer dans cette veine qu'une petite quantité de chyle à la fois. Il n'en peut refluer dans le canal thorachique. Enfin il faut ſçavoir que ce canal ſert à porter avec le chyle (*d*) toute la lymphe qui vient de preſque toutes les parties du thorax, ſoit viſceres, ſoit muſcles, ou membranes.

Diaphragme. Le reſervoir du chyle étant couché derriere le pilier droit, vers la jonction de la premiere vertébre des lombes avec celles du dos, à peu-près entre les origines des muſcles pſoas, ſur les vertébres

(a) *Ruyſch.* de Valv. page 37. F. 5. aa.
(b) *Couup.* Append. ad *Bidl.* T. 12. l. H.
(c) *Cant.* Imp. An. Tab. ult.
(d) *Louver.* de Cord. C. 5. page 225. *Nuck*
'Adenogr. F. 41.

des lombes, entre les appendices, ou piliers du diaphragme, on croît communément que chaque contraction de cette cloifon mufcu-leufe doit lui donner des fecouffes, & cha-que fecouffe en faire fortir la liqueur; laquel-le ne pouvant defcendre à caufe des valvu-les, (C X X I I.) eft forcée de monter par le canal thorachique. On verra fi cette opi-nion eft fondée.

L'Aorte. On trouve fouvent derriere l'aorte d'affez grands vaiffeaux lymphatiques, qui rampent fur le refervoir. Mais le canal tho-rachique eft principalement comprimé par l'aorte, fur laquelle il porte ordinairement dans une grande partie de fon trajet, à droi-te, & en devant.

Canal. Euftachi avoit bien vû ce canal dans le cheval; mais il n'en avoit pas connu les ufages, ni les bornes. Vefling le vit enfuite affez clairement, mais il ne conduifit pas la découverte à fa perfection. Tous les Anato-miftes, & fur-tout Afellius, & Thomas Bar-tholin, penfoient que les vaiffeaux lactés portoient le chyle au foye, lorfque Pecquet réleva cette erreur en 1649, & non en 1651 comme le dit Mr. Senac. De nouvelles ex-périences lui découvrirent que ces vaiffeaux ne fe rendoient point au foye; mais qu'après s'être raffemblés en une efpéce de véficule, ils formoient un canal, qui, montant fupé-rieurement, alloit s'aboucher aux veines qui fervent aux chiens de fouclavieres. Rudbeck vit le même tuyau l'année fuivante. Bartho-lin & *van*-Horne le découvrirent les premiers dans l'homme en 1652, & le décrivirent tel qu'il eft. Mais on ne pût le voir que rarement dans la fuite, jufqu'à ce que Henninger &

Salzman euſſent enſeigné l'art de l'injecter, l'un par les vaiſſeaux lactés du deuxiéme genre, & l'autre par les vaiſſeaux lymphatiques des lombes. Aujourd'hui, tout le monde le connoît; il ſuffit de ſçavoir où il eſt pour le trouver; car il n'eſt jamais aſſez petit dans l'homme même, pour pouvoir ſe dérober à des yeux exercés. La méthode qu'il faut ſuivre pour démontrer le canal thorachique dans l'homme, eſt de faire une inciſion longitudinale entre la veine Azygos & la groſſe artére, ou d'injecter, ou ſeulement de gonfler par le ſoufle un gros vaiſſeau lymphatique, qui ſuit la veine émulgente gauche. Mais pour le voir dans les animaux, comme le chien, dont on ſe ſert le plus communément, il faut que l'animal ait beaucoup mangé depuis peu, c'eſt-à-dire, depuis 4 ou 5 heures, & lier le conduit dont il s'agit près de la ſoûclaviere. Le chyle & la lymphe, forcés de monter ſans ceſſe dans ſa cavité, le gonflent très-ſenſiblement. Il part preſque toujours ſeul du réſervoir (CXXI.), ou du canal qui ſe trouve au lieu de cette véſicule, entre les vertébres ſupérieures des lombes, & le pilier droit du diaphragme; monte entre la veine ſans pair, & l'aorte, par le même écartement de la cloiſon tranſverſe, dans la membrane cellulaire de la plévre, hors de ſon ſac, toujours droit en général, mais avec une courbure ondoiante; toujours plus à droite que l'aorte, ou même plus en devant, mais à ſa partie droite; paſſe derriere les artéres intercoſtales à leur origine, & s'éleve ainſi juſqu'à la quatriéme vertébre du thorax, où il fait preſque toujours une ou pluſieurs îles; & ſe rejoignant de nou-

veau à l'inſertion de l'Azygos, il change de
ſituation, tourne à gauche, derriere tous les
vaiſſeaux du cœur, derriere la trachée artére, & l'éſophage, ſe rend aux parties extér-
nes de l'artére ſoûclaviere gauche; rampe
auprès d'elle, s'enfonce derriere la veine
ſoûclaviere gauche, arrive au côté droit de
la carotide, monte entr'elle, & la jugulaire
preſque à la glande thyroïde même, & delà
ſe repliant en devant & en arriere, derriere
la jugulaire gauche, peu s'en faut qu'il ne
s'y inſére; mais il s'inſére plûtôt à l'union
de cette veine, avec la ſoûclaviere du même côté, ou à d'autres parties de la ſoûclaviere, toujours cependant près de la jugulaire, (Winſl. IV. 16:.) Telle eſt le plus
fréquemment la ſituation du canal thorachique; mais elle varie. Ce canal ſe diviſant
ſouvent va ſe rendre à l'une, & l'autre veine ſoûclaviere; c'eſt l'obſervation de Pecquet
& Bartholin dans les chiens & dans l'homme,
de le Noble, de Walther, de Wium, de
Kulm. Quelquefois il ne s'inſere qu'à celle
du côté droit; quelquefois qu'à la gauche;
mais ſe bifurquant, ou partagé en plus de
branches, ce qu'ont vû Bartholin, Perrault,
Hale & Diémerbroeck, & dans le chien,
Pecquet & Rudbeck, tantôt avec une direction aſcendante, comme ſont les figures de
Bartholin, d'Evertſe, d'Henninger, de Duvernoy & de Cowper, & comme Haller l'a
remarqué, quoique fort rarement. D'autrefois ce canal ſe términe à deux veines, &
deux veines différentes, comme on le voit
chez *van*-Horne; enfin il s'inſere à l'Azygos,
& dans cette obſervation de Kulm on voit le
canal dont il s'agit, non-ſeulement inſeré à

cette veine fans pair , mais aux deux foû-
claviéres , & à la veine-cave fupérieure &
inférieure. D'autrefois encore il fe rend à la
veine-cave , comme le marquent dans le
chien , Sténen , Kulm , & Bartholin. Il eft
fouvent double dans toute fa longueur, ou
dans fa plus grande partie (*a*), ou triple ,
comme dans la troifiéme obfervation de
Kerkring , faite fur le chien. Au refte ce
tuyau fe trouve dans tous les animaux , qui
ont des vaiffeaux lactés.

Les valvules. Les valvules du canal thorachique , & leur ufage , qui eft de foûtenir le
chyle qui retombe , furent connûs de Pecquet même , qui en donna la figure ; enfuite
de Rudbeck , de Drélincourt , de Bartholin,
de Ruyfch , qui en traita plus amplement, &
de Nuck , qui les vit avec le microfcope. Elles ne font pas en fort grand nombre, fuivant Ruyfch. A peine paffent - elles le nombre de 12. (Winflow. IV. 164.) Elles font
conniventes , fortes , fémilunaires , & ne
font pas dépourvûes de fibres tendineufes,
(Nuck. F. XXIV. XXV.) ; & le canal même,
quoique fi mince & fi délicat, a plus d'une
tunique , (Nuck , F. XIX. XX.) & il y a lieu
de croire qu'il eft garni de fibres motrices
dans l'homme, puifqu'il en a dans les brutes.

De deux valvules. La valvule dont il s'agit
ici , paroît d'abord avoir été décrite par
Bartholin. Elle fe montra enfuite à *van*-Hor-
ne, à Lower , plus clairement à Drélincourt,
à Cantius , à Bidloo , à Bohn , à Euler , à
Cowper , à Drak , à Duvernoy , à Monro ,
à Walther , &c. C'eft une efpéce de ride formée par la double tunique de la veine fou-

(*a*) Winfl. IV. 164.

claviere , & tellement placée à l'embouchure
du canal thorachique , qu'elle en couvre la
plus grande partie. Cette foupape eſt néceffaire , quand le conduit s'infere en montant ;
car ſi l'inſertion a de la pente , elle ne ſemble pas d'une ſi grande néceſſité , puiſque le
poids du chyle qui tombe , s'oppoſe aux efforts du ſang. Quand il y a pluſieurs inſer-
tions , il y a auſſi communément pluſieurs
valvules. Cela ne prouve-t'il pas leur fonctions contre Wedel ? Le ſang que la veine
ſouclaviere porte au cœur, tombe ſur elles ,
les abaiſſe , & ferme ainſi la porte de communication, qui eſt entre la veine & le tuyau.
Mais le poids du chyle , qui monte avec la
lymphe par le canal thorachique , reléve les
valvules ; & comme ces humeurs ſont fortement preſſées , il eſt néceſſaire qu'elles entrent peu à peu dans la ſouclaviere.

Lymphe. Les vaiſſeaux lymphatiques ſupé-
rieurs, qui s'inſerent au canal thorachique ,
& aux veines voiſines de ſon inſertion, ſont
de diverſes ſortes en très-grand nombre.
Dans le thorax ils viennent du diaphragme ,
du médiaſtin , du poulmon , du péricarde,
du cœur , des glandes conglobées du péricarde, de la trachée artére, de pluſieurs glandes conglobées qui rampent auprès du canal
thorachique , & ſe trouvent toujours près de la
glande éſophagienne , & de l'éſophage. Tous
ces vaiſſeaux s'inſerent au canal thorachique , dans toute ſa longueur , en divers
endroits : & dans des veines , comme Ruyſch
l'a fait voir ſur le poulmon.

Mais les vaiſſeaux lymphatiques axillaires ,
qui reviennent de tout le bras, par les glandes axillaires conglobées , & celles qui ſont

fous la clavicule , tantôt fe terminent au canal thorachique , tantôt aux veines axillaires. Enfin de toute la tête, du cerveau, de
fon plexus choroïde , de la pié-mere , de
l'œil de la face , des glandes maxillaires ,
des mufcules de la langue, de ceux de l'os
hyoïde , de la glande thyroïde , & de la peau
de l'occiput , de tous ces lieux , dis-je , viennent des vaiffeaux lymphatiques , qui paffant
par les glandes jugulaires, fe raffemblent fouvent en un feul tronc ; qui à fa defcente,
rencontre le conduit chylifere, auquel il s'infere, à moins qu'il ne s'abouche à des veines,à
la jugulaire,à la veine-cave, à l'axillaire,& à
la jugulaire externe.Mais d'autrefois les troncs
s'étant partagés , ils s'inferent à la jugulaire,
comme le marque Swammerdam ; mais à cet
endroit dont on a parlé, où le canal thorachique fe refléchit. Tel eft le concours des
vaiffeaux axillaires , jugulaires, & thorachi-
ques , qu'ils y forment un labyrinthe , fait
de cercles tortueux , que Bils après peu d'expériences a fait graver , & qu'il a regardé comme le centre de toute la lymphe du
corps humain , d'où partent des rameaux
pour la tête , les membres , & le thorax.
Sténon , Bartholin , Drélincourt , Pauli ,&
Ruyfch ont refuté , il y a long-tems , cette
erreur par les ligatures , & les valvules.

§. CXXV.

Quelles font les caufes qui font monter fi aifément cette grande abondance
de chyle , & de lymphe , même lorfqu'on eft debout , par un tuyau auffi

grêle, courbé, comprimé, perpendiculaire, & qui s'affaiſſe aiſément? Elles ſe préſentent d'elles-mêmes, pour peu qu'on faſſe attention. 1°. La force avec laquelle les inteſtins ſe contractent, & les cauſes (103. 104. 86.) qui concourent à chaſſer le chyle des inteſtins. 2°. Les valvules des vaiſſeaux laélés du réſervoir du canal thorachique (115. 116. 117. 122. 124.), qui facilitent beaucoup la progreſſion du chyle. 3°. Les battemens des arteres méſeraïques, qui ſont paralleles aux vaiſſeaux laélés, ou les croiſent. 4°. La forte aélion du diaphragme ſur le réſervoir. 5°. Les puiſſantes cauſes (86.) qui compriment le péritoine, lequel forme cette fine membrane du méſentere, où les vaiſſeaux laélés ſont renfermés. 6°. La propre contraélion des membranes qui forment les parois & le canal de Pecquet; contraélion qui eſt encore forte après la mort. 7°. Les fortes pulſations de l'aorte, qui eſt voiſine du canal thorachique même. 8°. Le mouvement même des poulmons, & du thorax.

Petit. Eu égard à la grande quantité de chyle, & de lymphe, qu'il charie, & à laquel

le il ne pourroit jamais suffire, si ces humeurs n'étoient poussées avec beaucoup de
force, & de vîtesse. Ce canal est couché sur
le corps des vertébres, & couvert de la plévre, qui est une membrane forte & tenduë.
Il a dans son voisinage l'aorte, qui est une
grosse artere, éminente, ronde, capable de
faire promtement marcher le chyle, elle qui
fait lever sensiblement un poids de 100 livres
mis sur la poitrine d'un homme maigre.
Mais cette même raison détruit la derniere,
dont M. Boerhaave s'appuie, qui est que le
canal thorachique est pressé par le mouvement des poulmons. Car plus l'aorte est propre à relever, ou écarter, les corps qui portent sur elle, moins ce canal paroît souffrir
quelques pressions des poulmons ; & je ne
crois pas en effet, qu'il en essuie aucune, même lorsqu'on est couché. D'ailleurs
quand ce tuyau seroit comprimé par toute la
force de l'air qui tombe sur les poulmons
dans l'inspiration, (force qui suffit pour
soutenir l'eau dans un tube, à la hauteur
de trente-deux pieds, & tenir le mercure
élevé à près de trente pouces) un si grand
poids est aisément contrebalancé par l'expiration, qui est un état qui laisse le poulmon
libre, & parfaitement dégagé de toute compression, à chaque instant successif. Le canal
dont on parle est divisé en autant de capsu-
les, ou petites loges vuides, qu'il y a d'espaces
entre ses valvules. La derniere cellule s'est-
elle désemplie, le chyle qui étoit dans la
précédente y monte, comme celui de la
troisiéme loge, dans la seconde ; & ainsi de
suite, le chyle se fait jour dans tous les lieux
vuides, avec cette vélocité si propre à empê-

G v

cherl a concrétion de cette humeur. Je ſçai
que ces valvules n'empêchant pas toujours
l'air fortement pouſſé par le ſouffle, de ſe
faire jour en bas, & qu'on a même quelquefois vû le chyle retomber. Mais les choſes
ſont différentes pendant la vie, parce que
comme il afflue ſans ceſſe de nouveau chyle, celui qui vient de retomber ſur les valvules, preſſé par l'onde qui le ſuit, eſt néceſſairement forcé de remonter ; d'autant
plus, que tant d'autres fortes cauſes acceſſoires n'aident pas peu cette progreſſion,
comme la preſſion externe de l'air qui comprime les inteſtins, des muſcles, l'élaſticité
des valvules, qui d'ailleurs ſont aſſez bien
jointes, pour que le chyle ne retombe pas
plus bas que la valvule voiſine, &c.

Arteres. Les arteres inteſtinales voiſines,
& qui croiſent le conduit thorachique, qui
ſont quelquefois anterieures, mais preſque
toujours ſous lui, peuvent encore être ici
de quelque ſecours, quoiqu'incomparablement plus foible que celui de l'aorte deſcendante. Le chyle eſt donc pouſſé à chaque
coup de piſton du cœur.

Diaphragme. Dans l'inſpiration, le tendon
du diaphragme qui ſe trouve ſur le réſervoir permet au chyle d'y entrer, parce qu'il
ſe baiſſe, & devient perpendiculaire ſur l'é-
pine ; mais dans l'expiration, il s'élève, &
s'applique à l'épine, ainſi il preſſe le reſervoir. Voilà le raiſonnement qu'on a fait pour
prouver que le chyle étoit pouſſé en haut par
le mouvement de cette cloiſon muſculeuſe.
Mais telle eſt la poſition des piliers du diaphragme, démontrée par M. Sénac, qu'il ne
ſçauroit jamais comprimer ce qui eſt appli-

qué à l'épine. Ceci foit dit contre M. Boerhaave, & le Commentateur Latin.

Fine membrane. Laquelle, à moins qu'elle
ne foit farcie de beaucoup de graille, applique toute fa force aux vaifleaux qui font
deffous.

Forte. Liez le canal thorachique vuide
après la mort de l'animal, vingt-quatre heures après vous le trouverez rempli de lym-
phes, fuivant Sténon. Elfner vit une lymphe
tranfparente, par le mélange d'un chyle blanc
forti du canal thorachique, & s'éclipfer aux
yeux avec le canal même, après la mort.
Tel eft l'effet du reffort de ces membranes,
quoique minces.

§. CXXVI.

Tout ce qui arrive au chyle depuis
les inteftins jufqu'aux veines, peut donc
être rapporté à ces quatre chofes principales;

1º. Au mouvement qui eft lent dans
les inteftins, dans les vaifleaux lactés,
dans les glandes. Ce qui le prouve,
c'eft la longueur lâche des premiers, le
nombre, & l'exilité des derniers. L'effet de tous ces couloirs eft de purifier
le chyle.

2º. Au mouvement externe communiqué aux vaifleaux, & conféquemment
au chyle; dont l'effet eft de le poufler
en avant, de le mêler, de l'attenuer,
de conferver fa fluidité, comme on le

G.vj

voit par la pofition des vaiffeaux lactés ;
qui croiffent infenfiblement , qui font
par tout garnis de valvules, qui fe raffemblent, fe féparent mutuellement les
uns des autres, pour fe réunir auffi-tôt
(116. *6.*) par la forte action de la
cloifon tranfverfe, des mufcles abdominaux, des vifceres qui compriment les
vaiffeaux lactés , qui rampent prefque
nuds (86.), à peu-près fur la furface
du méfentere ; *γ.* par la chaleur & l'humidité qui font très-propres à la digeftion , comme la chymie nous l'apprend ;
δ. par le battement des arteres méfenteriques , & de l'aorte, qui fe joignent de
toutes manieres aux vaiffeaux lactés , &
les agitent.

3c. Au délayement qui fe fait *α.* par
le mélange de toute la lymphe de prefque tout le corps ; *6.* de la rofée qui
humecte les cavités, & qui eft ici principalement repouffée dans ces vaiffeaux
lymphatiques ; *γ.* peut-être même des
efprits fournis par les nerfs qui fe diftribuent par tout aux glandes conglobées,
d'efprits, dis-je, qui étant mêlés avec
la lymphe , fe mêlent enfuite au chyle
avec elle.

4°. A l'affimilation du chyle avec
toutes les parties du corps, avant qu'il
entrent dans les vaiffeaux fanguins. En

effet, depuis la bouche jufqu'à la fouclaviere, *a*. il reçoit continuellement quelque peu à la fois de prefque toutes les
humeurs du corps, des humeurs élaborées,
digérées, qui ont fouvent circulé par
tous les vaiffeaux, telles que la falive,
la mucofité de la bouche, de l'éfophage, du ventricule, des inteftins, le fuc
pancréatique, l'une & l'autre bile, &
peut-être les efprits, qui, de tous les
plus petits points du corps, viennent fe
mêler à la matiere chyleufe ; *C*. & par
l'action de toute la fabrique, de la figure, de la fituation, du mouvement des
vaiffeaux, tous ces fluides fe mêlent
très-exactement au chyle.

1°. *Purifier*. Les membranes lâches des inteftins ne peuvent donner aux liqueurs que
peu de rapidité. Les divifions nombreufes des
vaiffeaux lactés ne peuvent conduire le chyle que lentement. S'il étoit d'abord renfermé
dans un feul canal, il fe rendroit plûtôt dans
la maffe du fang ; mais comme les veines lactées forment de petits ruiffeaux nombreux,
il faut que le chyle y marche lentement ; enfuite les glandes forment de petites cavités
anfractueufes, où le chyle entre d'un lit
étroit dans un lit large ; leur nombre doit
donc beaucoup retarder le cours de cette liqueur ; & enfin dans tous ces réfervoirs le
chyle battu par les membranes fe purifie,
puifque toutes parties groffieres fe féparent
des parties fubtiles ; c'eft-à-dire, que tout ce

qui n'a pas la ſolidité, la fluidité, ou l'homogeneité convenable, ſe dépoſe dans ce trajet
immenſe de labyrinthe tortueux, & ſe ſépare
ainſi du corps de la lymphe, & du chyle.

2°. *Croiſſent.* A proportion que le chyle
s'avance, il doit augmenter de viteſſe ; car
il marche, comme s'il paſſoit d'un canal large dans un canal étroit ; & enfin dans le canal thorachique on a vû avec quelle viteſſe
le chyle doit marcher.

Méſentere. La nature a voulu que le chyle ſéjournât long-tems dans le méſentere, afin
qu'il fut plus propre à ſe méler au ſang.
Pour cela elle le fait paſſer par une infinité
de filieres. L'union des vaiſſeaux lactés, leur
ſéparation, & leur réünion, ſuivies encore
d'autres, ſont une preuve de tout cela.

Chaleur. Toute liqueur animale, ou vége-
tale, ſe réſout par la ſeule chaleur, telle
qu'eſt celle d'une perſonne qui ſe porte bien,
en parties ſi ſubtiles, qu'elle acquiert une
très-grande fluidité ; & toutes ces choſes ſe
font d'autant mieux, qu'elles ſe paſſent dans
un lieu plus fermé. C'eſt-ce que font voir
l'œuf-couvé par la poule, les racines qui
pouſſent au printems, &c.

3°. *Lymphe.* Toute la lymphe du bas-ventre eſt portée au reſervoir du chyle, toute
celle du thorax va au canal thorachique, &
celle qui vient de la tête, ſe rend, ou à ce
même canal, ou aux veines jugulaires voiſines. Cette lymphe eſt facile à diſtinguer du
chyle au premier coup d'œil, par ſa couleur
qui tire un peu ſur le rouge, & comme ſes
molécules paſſent pour plus petites, & plus
tænuës, que celles du chyle, on dit qu'elle
délaye ce ſuc, & le rend en quelque ſorte

plus humain, l'étant elle-même davantage ;
mais le chyle eft aqueux, & la lymphe eft
gélatineufe, & par conféquent plus propre à
être détrempée elle-même, qu'à délayer. Quoiqu'il en foit au refte, cette lymphe qui va
ainfi fe mêler au chyle eft formée, 1°. de
celle que les vaifleaux artériels lymphatiques
ont faite, & filtrée, (*a*) ou féparée ; ces
vaifleaux dont l'exiftence eft invifible, mais
non chimérique ; car la plus petite artére
rouge, qui eft beaucoup plus confidérable,
& contient une liqueur d'une teinture fenfible, ne peut s'apperçevoir qu'à la faveur du
microfcope ; on ne doit donc pas exiger de
voir une artére lymphatique, beaucoup plus
petite, dont la liqueur eft tranfparente, &
compofée de globules fix fois plus petite ;
2°. Cette même lymphe vient de toutes les
humeurs du corps, plus fubtiles qu'elle :
car de tous les fluides qui fe féparent du
fang, rien ne fe perd, tout revient dans les (*b*)
veines au profit de l'œconomie animale. Chaque fluide une fois fubtilifé retourne à fa
fource, excepté la tranfpiration. Mais puifqu'après les veines de fang, il n'y a que les
veines lymphatiques qu'on connoifle, & que
celles-ci ont (*c*) des valvules, n'eft il pas évident que ces liquides fubtils reviennent par
les vaifleaux lymphatiques, & font ainfi
verfés avec le chyle dans le grand courant
de la circulation (CXXI. CXXIV.)

Rofée. Il n'eft point de cavité dans tout le
corps humain, qui ne foit humeétée de vapeurs chaudes, qui fuintent au travers des

(*a*) V. §. CCXLVI.
(*b*) CCXLVI. CCXLIX.
(*c*) CCXLIX. CCL.

artéres', & cela , pour faciliter les mouvemens , pour empécher la concrétion des
membranes , ou des, fibres mufculeufes.

Rien de plus commun que cette vapeur abdominale alkalefcente , qui dans chaque
animal a une odeur qui lui eft propre , &
manifefte clairement par-là fa nature. On
trouve une pareille moiteur dans les ventricules du cerveau , dans la poitrine , &c.
Lorfqu'on fe porte bien , il n'y a jamais dans
toutes ces cavités , qu'une petite quantité de
ce qu'on appelle véritablement vapeurs ;
mais ces vapeurs , à force de s'amaffer dans
de longues maladies , dégenerent en une
vraye lymphe , rougeâtre , gélatineufe , s'é-
paiffiffant au feu. Si donc elles s'exhalent
fans ceffe : fi elles font de nature lymphatique , & qu'elles ne forment qu'une moiteur
dans la fanté ; il eft évident qu'il y a un chemin , par lequel elles font repompées dans
cet état naturel , & cela en même quantité
qu'elles ont été féparées ; & cette voye fera
néceffairement fournie par les vaiffeaux lymphatiques , puifqu'outre les raifons que nous
difons (§. CXXIX.) , les deux liquides ,
les vapeurs raffemblés , & la lymphe , ont
très-certainement les mêmes proprietés. Ces
exhalaifons fe méleront donc au chyle , &
comme elles font non-feulement très-copieu-
fes , comme on en juge par la vafte étenduë
des cavités qu'elles humectent; mais fubtiles,
lymphatiques , & en un mot d'une nature
analogue à notre propre fubftance , ils font
que le chyle, ainfi divifé & mêlé, en deviendra
beaucoup plus propre à nourrir les parties ,
qui perdent fans ceffe par la tranfpiration.
Mais ces hydropiffes qui fe forment , fans

nul vice de vaiſſeaux, par cela ſeul que ces
ſortes d'humidités reſtent en ſtagnation, ou
ne ſont pas repriſes, ne ſont elles pas encore une ſeconde & forte preuve de ce que je
viens d'avancer? d'où je conclus derechef,
que puiſqu'elles ſont auſſi copieuſes, auſſi
analogues à notre ſang, elles ne peuvent
manquer d'augmenter l'aſſimilation des alimens, c'eſt-à-dire, de les rendre plus analogues à nos humeurs, & de les convertir de
plus en plus, ainſi que le chyle, en notre propre ſubſtance.

Eſprits. Quelle attenuation n'a pas dû ſu-
bir le ſuc nerveux, avant que d'être en état
de circuler dans les nerfs, qui ſont ſans contredit les plus petits tuyaux du corps humain?
Nous n'avons cependant aucune expérience
certaine qui démontre que ce liquide ſi fin
aille ſe mêler au chyle, mais ſeulement de ces
raiſonnemens qu'on nomme analogiques,
qui ne portent jamais, à la vérité, cette pleine
évidence réſervée aux ſens, mais qui joints
pluſieurs enſemble, ont trop de force pour
devoir être rejetté par un eſprit droit. (*a*)

Aſſimilation. Le corps humain ne ſe conſerve ſi long-tems, que parce qu'il ſe régénére ſans ceſſe par le moyen de ſucs étrangers, cruds, qui ſe changent en notre propre
ſubſtance. Mais pour opérer avec ſuccès ce
changement, la nature a fait enſorte qu'aucun aliment ne parvint aux veines, & ne ſe
mêlat dans le ſang, ſans avoir perdu ſes premieres qualités, en ſe mêlant avec toutes les
humeurs, qui ne ſont pas ſang. D'où il arrive qu'on apperçoit déja dans le chyle une
ſorte de bile, propre à en fournir de nouvel-

(*a*) V. §. CCLXXXVII. &c.

le, & des plus véritables, (CI.). Dans la ſuite des circulations, une matiere ſalivaire,
(LXVIII.) qui donnera de vraie ſalive,
une lymphe qui ſe perfectionnera de plus en
en plus ; (CXXI. CXXIV.) enſorte que ce
qui eſt proprement chyle, n'eſt qu'une très-
petite portion, cruë, noïée dans toutes ces
liqueurs digérées, comme un peu de vinaigre l'eſt dans beaucoup de miel, & conſéquemment perd bien - tôt ſes qualités, pour
prendre celles des humeurs de l'homme. Eſt-
il étonnant que deux onces d'humeurs végétales ſoient émouſſées par quarante livres
(XCV. CV. CVI.) de ſucs déja humains,
qui ſont envoyées à chaque inſtant par un
trajet immenſe, de la bouche, juſqu'au ſang;
qui ſe mélent, ſe broyent par tout exactement, & avec lenteur, avec ce peu de ſucs
étrangers, qui par-là deviennent nôtres? Mais
parmi ces humeurs qui nous appartiennent
en propre, la bile ſur-tout cyſtique, eſt la
plus puiſſante. C'eſt en effet un ſavon liquide, ſi âcre, que la nature voyant l'impoſſi-
bilité de le produire dans toute ſa perfection
au-dedans de nos vaiſſeaux, a été obligée de
le laiſſer croupir, s'échauffer, & contracter
ainſi une forte acrimonie dans la véſicule du
fiel ; car je ne crois pas qu'il y ait jamais de
vraie bile dans les vaiſſeaux, ſi ce n'eſt dans
l'ictere ; encore eſt - ce une bile plus hépatique que cyſtique, qui refluë alors dans le
ſang.

§. CXXVII.

Quiconque réfléchira murement ſur
ce que je viens de dire, trouvera dans

le chyle les principes qui composent le
sang. Il y verra effectivement l'eau, les
esprits, les huiles, les sels, déja mêlés ensemble.

L'eau. Car toutes ces choses se trouvent
dans les alimens dont on use. Il faut faire
ici mention des observations de Lewenhoeck.
Il n'est point de suc propre à nourrir, qui ne
soit composé de vrais globules, qui ne semblent autre chose que des parties huileuses,
qui ne s'alliant pas encore avec l'eau, sont
pressées de tous côtés, & sont ainsi obligées
de s'arrondir. Ces globules, dis-je, sont de
diverse grosseur ; ils sont pour l'ordinaire
plus gros que ceux du sang, mais ils sont
plus rares, ou moins compacts ; ensorte
qu'ils se séparent, ou se divisent plus facilement. Quand les alimens sont une fois
changés en chyle, il ne se trouve plus qu'un
petit nombre de grands globules, & un
grand nombre de petits, dans lesquels, ceux
qui avoient auparavant plus de volume, se
sont résolus, ou partagés. C'est ainsi, que,
devenus plus fins, ils peuvent être repris par
des vaisseaux d'une grande exilité, & continuer leur route, sans être arrêtés. Qu'arrive-t'il dans ces secondes voyes ? Les globu-
bules, à force d'être pressés les uns contre les
autres, se condensent, & acquierent par ce
moyen ce volume, & cette solidité qu'on
remarque dans les globules rouges. Car la
différence que le microscope nous découvre
entre le chyle & le sang, c'est que dans le
sang il y a plusieurs globules huileux unis
ensemble, au lieu que dans le chyle ils sont

ſolitaires ; quoique le chyle ne manque ce-
pandant pas de molécules qui ſoient égales à
un globule rouge ; mais elles ſont çà & là
errantes , & comme noyées dans une multitude prodigieuſe d'autres parties beaucoup
plus *exiguës*. Mais entrons dans un plus long
examen du chyle.

Le chyle reſſemble parfaitement au lait ,
par ſa couleur, ſon goût , par l'examen , & la
ſéparation de ſes particules. Il ſe coagule
comme lui , ſi facilement, que Pecquet en a
vû des grumeaux dans le réſervoir. Une matiere graſſe diſſoute dans l'eau, lui donne ſa
couleur blanche ; ce qui eſt évident par les
globules de graiſſe que Leuwenhoeck y a
vûs , & par ſon extrême reſſemblance avec
les émulſions. L'émulſion n'eſt autre choſe
que l'expreſſion des ſucs contenus dans un
végétal. Les émulſions les plus communes
ſe font avec les ſemences froides, bien broyées
dans de l'eau, qui par-là prend une couleur
blanche laiteuſe. Cette couleur eſt le réſul-
tat d'une lymphe fine , mêlée avec une huile
également ſubtile ; ce qui offre dans les
émulſions, comme dans le chyle, une infinité de petits globules nageans dans l'eau ; &
par conſéquent ces deux liqueurs ſont d'une
même nature. C'eſt de-là que viennent ſa
douceur , & ſa légéreté , qui le fait ſurnager
dans le ſang, & ſur la ſéroſité. Mais il eſt
plus fluide, & plus aqueux, & conſerve ſouvent la nature des alimens. C'eſt pourquoi
il a paru acide à Bohn , à Bartholin , & à
ceux qui ont auſſi trouvé la lymphe acide ,
comme Bartholin , Bilſ, Kolhanſ. Quoique
cependant Bohn , & Viridet , qui n'eſt pas
peu partiſan de l'acide, comme on la vû , a

teftent qu'il ne teint pas le fuc d'héliotrope. Il prend une couleur bleuë par la diffolution d'indigo. Viridet l'a vû jaune à la fuite de jaunes d'œufs qu'on avoit mangés. A quoi ont auffi rapport de femblables obfervations fur le lait, qui retient auffi les qualités des alimens. (DCLXXXIX.) N'eft - ce pas le mélange de la lymphe qui paroît donner au chyle cette falure, qu'ont obfervée Pecquet, Lower, & Marchet, &c.

§. CXXVIII.

Et on ne fera point étonné de ce qui rend les maladies du méfentere fi rares, quoiqu'il foit fi proche des matieres crûës. On verra au contraire que la nature prend mille précautions pour conferver ce vifcere dans l'état fain.

On trouve rarement le méfentere alteré, dans les veillards mêmes, fi ce n'eft feulement par rapport aux glandes dont il eft parfemé, qui diminuent, comme on l'a dit, avec l'âge, & deviennent noires, féches, ou flétries. Il paffe & repaffe fans ceffe par les vaiffeaux lactés une liqueur très - défé-quée. Combien d'organes l'ont purifiée ! quelle éxilité dans les vaiffeaux qui l'ont repompée ! marchant fans ceffe par les caufes qu'on a expofées ci-devant, elle ne féjourne jamais affez pour contracter de la lenteur, ou de la vifcofité. Telle eft la providence de la nature. Cependant comment pourroit-elle obvier aux obftructions du méfentere, fi des acides viennent à coaguler le

chyle ; ſi les particules une fois réſoluës ou
diviſées par l'action des inteſtins, ſe recollent
de nouveau dans les plus petits canaux ; ſi
la foibleſſe des fibres, ou le trop peu d'e-
xercice ne ſuffiſent pas à faire avancer continuellement le chyle ? alors, en effet, il crou-
pira dans les glandes, il s'y dépoüillera par
la chaleur de ſes particules les plus fluides,
& conſéquemment les plus faciles à repomper, & formera ainſi des obſtructions, & tant
d'autres maux.

Maux. Les glandes du méſentere ſont très-
fréquemment ſchirreuſes, ou ulcerées. Warthon & Bonnet ont recueilli pluſieurs exemples de ces maladies, qui ſont ſi fréquentes
dans les enfans, que perſonne ne doute aujourd'hui que l'atrophie ou l'amaigriſſement
des enfans ne vienne de cette cauſe ; quoique
je penſe qu'on a ſouvent pris pour effet de
maladie, de groſſes glandes fort ſaines,
[CXVII.] par cela ſeul qu'elles étoient
groſſes, faute de ſçavoir que les glandes
conglobées ſont, ainſi que les nerfs, plus
conſidérables dans l'enfance, que dans l'âge
avancé. Haller a vû les glandes méſenteriques très-goſſes dans un enfant ſcrophuleux,
dont les glandes inguinales, & iliaques,
étoient d'ailleurs ſi tuméfiées qu'elles reſſem-
bloient à une hernie, & comprimoient les
veines iliaques, & repouſſoient le péritoine
en haut, vers l'origine des vaiſſeaux hypo-
gaſtriques. Ces accidens étoient eſcortés d'un
ulcere malin au pied. Bien d'autres obſervations ont fait voir un ſuc pétrifié dans les
mêmes glandes, & que c'eſt toujours la dégénération du chyle qui les rends ſcrophu-
leuſes. Mais ces ſcrophules accompagnent

telles toujours celles du Pancréas, & de la glande thyroïde ? Sont-elles la fource cachée des écroüelles, qui attaquent le col ? C'eft ce dont ont a raifon de douter. Heifter a ouvert bien des gens morts de ces maladies, & qui avoient pourtant le méfentere très-fain.

§. CXXIX.

De plus, les vaiffeaux lactés, & le canal thorachique, fervent à porter la lymphe, ainfi que le chyle, & peut-être le fuc nerveux. C'eft pour cette raifon que j'ai coutume de comparer le canal thorachique à la veine-cave. Celle-ci porte au cœur tout le fang, & ce canal, la collection des autres humeurs plus tenuës. On voit delà, pourquoi, dans ceux qui font morts de faim, il repréfente un large vaiffeau lymphatique plein d'une liqueur tranfparente.

Les vaiffeaux lactés, & le canal thorachique, ne font point un genre particulier de vaiffeaux, mais de vrais tuyaux lymphatiques, qui ne fervent au chyle que par intervalles, & charient toujours une lymphe claire, & aqueufe. C'eft ce que la plûpart des Anatomiftes ont penfé, & fur quoi on peut voir les expériences & les opinions de Bianchi, de Stahl, de Bohn, de Leprot, de Gafpar Bartholin, de Sylvius, de Bidloo, de Lower, de Diemerbroeck, [tous Auteurs qui s'accordent à nous donner leur fuffrage. Les uns ont vû en effet de la lymphe dans les vaifseaux lactés ; tels sont Bartholin, Needham, Verheyen, Musgrave, Nuck, Zeller, Elsner, Duvernoy, & Winslow, qui s'explique ainsi : „On a donné aux *veines lactées*, ce nom, „& celui de vaisseaux *chyliferes*, pour les „distinguer des autres vaisseaux lymphati-„ques ; & ce qui a donné lieu à cette dis-„tinction, c'est qu'on les a quelquefois trou-„vés pleins d'une liqueur blanche & laiteu-„se , appellée chyle ; car le plus souvent „ils portent une sérosité claire & très-lym-„pide , quoique mucilagineuse , que les „Anatomistes nomment lymphe. « Les au-tres en ont vûe dans le canal thorachique, tels que Moinichen , Bartholin, Needham , Bils , Rudbeck , & tous les Anatomistes.

Dans le corps humain, où se trouvent continuellement des fluides aqueux , il est fort rare qu'on ait observé de vrai chyle dans le canal thorachique , supposé qu'il y en ait jamais eu. Morgagni a vû une sorte de succession dans ces humeurs , qui se suivoient de façon , qu'il vit du chyle dans les veines lactées de la partie supérieure des intestins, & de la lymphe dans celles de la partie in-férieure. Quelques-uns ayant vû les vais-seaux lactés , & le canal thorachique pleins de chyle , les ont vûs ensuite se remplir d'u-ne liqueur transparente. D'autres ont remar-qué la lymphe faire place au chyle. Voilà ce qui a fait croire à certains , que les vais-seaux lactés n'étoient faits que pour la lym-phe seule ; à d'autres, que c'étoit le canal tho-rachique ; qu'il n'avoit point d'autre fonc-tion que de charier la lymphe. Duvernoy a cru que ce conduit étoit double , que l'un recevoit le chyle , & l'autre la lymphe. Mais

pour

pour ce qui regarde ces conduits particuliers lymphatiques des inteſtins, que Verheyen & Nuck ont ſoupçonnés, c'eſt une conjecture qui n'a été applaudie par qui que ce ſoit.

Au reſte, nous ſommes très-fondés à croire que les vaiſſeaux lymphatiques & le canal thorachique, ſont la ſeule voye par laquelle les humeurs plus ſubtiles que le ſang, vont ſe mêler avec lui. Il n'eſt certainement pas de plus grands vaiſſeaux; car on les eut découverts: mais que de plus petits ſe déchargent dans de grandes veines, c'eſt ce qui paroît à peine probable, ou ſûr, & ce qui eſt hors de l'analogie.

Pourroit-on s'appuier de ces expériences, où la mort ſemble avoir ſuivi la rupture du canal thorachique, ſoit qu'elle ait été produite par accident, ou par un coup de ſcalpel? Les malades dont parlent quelques Auteurs, ne ſeroient-ils pas plutôt mort d'une hydropiſie chyleuſe? Il eſt vrai que la prompte mort des chiens de Lower favoriſe la premiere opinion; mais les autres obſervations ſont pour la ſeconde.

Cave. Parce que c'eſt le lit, ou le réſervoir commun de toutes les liqueurs plus tenuës que le ſang, qui circulent dans le corps humain. Il ne paſſe cependant gueres qu'une ou deux livres de chyle par les vaiſſeaux lactés, dans le tems de la digeſtion, après quoi il n'en paſſe plus. Alors ces vaiſſeaux ſont tranſparens, comme les lymphatiques: c'eſt que la lymphe y coule alors copieuſement, pour empêcher leurs parois de ſe rapprocher, & leur cavité de ſe boucher pendant de longues abſtinences. On ſçait que les chats les ſupportent de vingt jours, les chiens de trente - fix, les viperes de huit mois, les tortuës de dix-huit, fuivant Rhedi: & que cependant les veines lactées confervent toujours leur méabilité, que la lymphe feule peut entretenir.

§. CXXX.

Celui qui eft curieux de fçavoir la route, & le changement, du chyle verfé dans les veines, doit néceffairement connoître le cours, & l'action du fang auquel le chyle eft mêlé. Le bon ordre nous y conduit donc naturellement.

Le chyle va maintenant fe mêler au grand courant de la circulation, & dès-lors il prend le nom de lait. Ce lait, fuivant l'obfervation de Lower, fe montre dans les veines d'un animal vivant, quatre, ou cinq heures, après avoir mangé : fa couleur blanche, fait voir qu'il n'a point changé de nature, comme celui que Bartholin vit fortir d'une veine ouverte.

DE LA FABRIQUE

DE L'ARTERE ET DE LA VEINE.

· §. CXXXI.

ON trouve dans presque toutes les parties du corps d'un sujet vivant, & sain, une liqueur rouge, qu'on appelle sang. Ce sang est contenu dans des vaisseaux qui lui sont propres, lesquels sont, arteres, veines, ou certains reservoirs, qui se trouvent entre-elles, comme les sinus veineux du cœur, du foye, & de la dure-mere, les oreillettes du cœur, ses ventricules, les cellules des parties génitales des deux sexes, & peut-être de la rate.

§. CXXXII.

Les Arteres sont des canaux membraneux, qui paroissent conoïdes, obliques, courbés, ramifiés, intérieurement lisses & polis, sans valvules, si ce n'est dans le cœur. Leurs rameaux qui prennent diverses origines, naissent ordinairement à angles aigus vers la pointe, rarement droits, comme on le voit dans les intercostales, &c. très-rarement obtus, comme dans les vaisseaux ombilicaux du fétus, &c. Ces vaisseaux sont composés de cinq tuniques. La (*a*) premiere est fine & nerveuse à sa surface extérieure ; intérieurement elle est composée d'un reseau fort dense, formé par des arteres coronaires, & autres entrelacées avec des veines. C'est par cette tunique que les arteres sont attachées chacune en son lieu. La (*b*) seconde est cellulaire, tenuë, fort aisée à dilater par l'enflure de ses cellules. Elle verse sur les fibres musculaires une matiere grasse, huileuse, qui en les lubréfiant, les rend propres à se contracter, & à se dilater sans cesse. La (*c*) troisiéme, qui est peut-être une portion de la seconde, est glanduleuse. Elle embrasse surtout les follicules adipeux, qui sont couchés principalement sur la quatriéme membrane. Cette (*d*) quatriéme qui est nommée musculeuse, est composée de plusieurs rangs de fibres annulaires fort compactes, fort

(a) *Will*. Pharm. Rat. 1. s. 6. C. 3. *Ruysch*. Epist. Resp. 12. 14. fig. 1, 2, 3. *Vieus*. Val. Syst. parc 30. & suiv.
(b) *Ruysch*. Th. 6. page 10.
(c) *Will*. au lieu cité.
(d) *Will*. au même endroit.

élaftiques, & féparables en plufieurs lames. Enfin la (*a*) cinquiéme, ou l'interne, eft fine, membraneufe, faite de fibres étenduës en long, également élaftiques ; enforte que tout ce vaiffeau s'é-
léve & repouffe pendant la vie. Il (*b*)
eft fort différemment conftruit à fes extrémités ; dans une partie du corps fa
fabrique eft toute différente, tant par
rapport à la grandeur de fon ouverture,
au lieu où il naît de fon tronc, à l'épaiffeur de fes tuniques, & au nombre de
fes rameaux, que par rapport à la diverfe origine de ces mêmes branches,
de leurs propres divers troncs, à leur
diverfe fléxion, leur différent tiffu, leur
diverfe divifion, &c. Ces extrémités
arterielles fe terminent enfin, ou dans
le commencement des petites veines,
par une continuation de canal, fans aucun parenchyme au milieu, ou en cryptes, follicules, cavités du corps, petites ou grandes. C'eft dans ces cavités
qu'il tranfude des arteres, une liqueur
tenuë, qui humecte les furfaces des
membranes, & les préferve ainfi de
concrétion. Les arteres fe terminent encore, ou dans de petits vaiffeaux excré-

(a) *Will.* au même endroit.
(b) *Ruyfch.* Th. 6. jufqu'à 51. Ep. 3. 10.

toires, ou dans quelques finus particuliers, comme à la verge, au clitoris, à
la rate, ou dans des vaiffeaux fécrétoi-
res qui marchent en droite route, ou
peut-être enfin dans la pulpe des glandes.

Le nom d'*artere* vient *ab aëre fervando*,
d'air retenu, ἀπο τȣ τον ἀερα τηρειν. On le
donna d'abord à ce que nous appellons la
trachée artere, *afpera*, *&c.* expreffion qui fe
trouve dans Celfe, Livre I V. chap. 1. & on
appelle conféquemment *arteriaques*, les médicamens pour les maladies de la trachée artere. (*a*) Scribon. Larg. page 48. Edit. Rhod.
Les arteres d'aujourd'hui s'appelloient *veines*
faillantes, *ou internes*, *veines qui pouffent*,
fuivant Hippocrate, parlant des carotides
ϖερι τοπων V I. (Voyez Galien de *Hipp. &*
Platon. Decretis. Livre V I. chap. 9.) On
les oppofoit aux *veines externes*, *non faillan-*
tes ; façon de parler, qui n'eut cependant
lieu, que jufqu'au tems d'Aulus-Gellius,
puifqu'on ne pouvoit s'empêcher de rire,
lorfqu'un Médecin parlant du pouls, fe fervoit de ces mots, *toucher* la veine. *Noct.*
Attic. XVIII. chap. 10. Les vaiffeaux qu'on
nomme aujourd'hui *artéres*, eurent principalement cette dénomination, parce que,

(*a*) Et de la voix. Voyez le Mémoire de M. Dodart. Ac. Roya. des Scie. 1700. Ed d'Holland. pag.
310. *Note* E. Les Anciens croyant que la voix étoit
l'effet du fon de l'*âpre-artere*, la feule artere qu'ils
connuffent, appelloient pour cette raifon *ateriaques*,
les remédes pour l'enroüement, ou pour augmenter la
voix.

fuivant la théorie d'Erafiftrate , amplement
détaillée par Galien , (*an fang. in Art. con-*
tin. & de Hippoc. & Platon. Deeret. Liv. VI.
cap. 7.) On penfoit que les tuyaux qui partent du cœur, n'étoient pleins que d'air, qui
en entrant dans leurs cavités, les dilatoit, &
les faifoit fe contracter, lorfqu'il en fortoit.
Voilà la caufe de la diaftole, & de la fyftole,
fuivant les Anciens. Ils ajoutoient que cet
air venoit du ventricule gauche du cœur, qui
recevoit le fien des poulmons, avec une petite quantité de fang, qui avoit paflé au travers de la cloifon du cœur ; erreur d'Erafiftrate, que Galien a le premier réfutée (*an*
aër in fang. cont.) & avec tant de fuccès, que
le fentiment de ce dernier étoit déja reçû du
tems d'Aulus-Gellius, qui pourtant n'avoit
pas lui-même dépouillé tous fes anciens préjugés, dont il fait voir des traces, lorfqu'il
dit *l. c.* qu'il y a peu de fang, & plus d'efprit,
ou d'air dans l'artere. Pour Aretée de Cap-
padoce, il dit que la chaleur pafle du cœur
dans l'artere, & Rufus n'y admet gueres que
du fang, page 64. Edit. Clinch. L'artere par
excellence, αρτηρία, αρτηρίωδης , eft *l'aorte*,
nom qui fe trouve dans Hippocrate *de Cor-*
de. Edit. de Foef. 269. 47. Il l'appelle auffi
270.10. grofle, ou grande artere *magna*. Mais
cet Ecrit ne pafle pas pour être d'Hippocrate.
Le mot *artere* en général eft pris pour l'aorte, *de off. nat.* page 274. 47. & *de carnib.* page
250. 15. Ariftote paroît s'être le premier fervi du mot *aorte*, fuivant ce que dit Galien *de*
Art. & venar. Diff. chap. 1. Mais Galien
fe trompe, puifqu'Ariftote dit *Hiftor. Anim.*
Livre III. chap. 3. qu'il trouva ce nom déja reçû, dont il donne l'étimologie, & indi-

que l'origine ; & dans *l'Iſagog. Anatomic.* qui
eſt tirée & tranſcrite d'Ariſtote, le nom d'aorte ſe trouve par tout. L'autre canal (*a*) qui
eſt d'une ſtructure veineuſe, & part également
du ventricule gauche, fut nommé αρτηρια,
φλεβωδης, (Gal. *de uſ. part.* Livre VI. chap.
10. & Oribaſ. *de Cord.*) & il étoit reçu que
de-là partoient deux tuyaux qui portoient de
l'air ; les deux dont je viens de parler. On
n'appelloit *veines*, que les vaiſſeaux qui partoient du ventricule droit, & de-là portoient
du ſang. Il y en avoit deux ſortes ; la premiere veine φλεψ κοιλη, ou μεγαλη, eſt la
veine - cave ; mot dont ſe ſert Aretée (*de
Curat. morb. acut.* chap. 8. page 108. Edit.
Boerh.) & même Hippocrate *de Carnib.* page
250. 15. Car ailleurs, ſuivant la façon né-
gligente de parler de ces tems-là, il lui donne le nom de veine ſans - pair (περι τοπων,
VIII. Edition, Lind.) ; & Ariſtote a employé le même terme. La ſeconde veine,
qui avoit des tuniques fortes & arterielles, fut appellée φλεψαρτηριωδες : c'eſt l'artere pulmonaire. Voyez Galien *l. c.* &
Hippocrate de Foeſius, page 278. Toutes ces
idées régnérent dans les Ecoles & dans les
Livres de Médecine juſqu'au tems de Harvey, qui ordonna de changer tous ces noms.
(*de Cord. mot. Exerc.* I. page derniere.) A
préſent donc on appelle *artere* un canal
qui reçoit le ſang du cœur, & le diſtribuë
aux autres parties du corps humain ; & *veine* celui qui, recevant le ſang de quelque
partie du corps que ce ſoit, va le porter au
cœur. Ces définitions ſont néceſſaires pour
éviter la confuſion.

(*a*) La veine pulmonaire.

Conoïdes. Les Mathématiques nous apprennent qu'une cône eft une *pyramide*, dont la fection eft un cercle. Les arteres feront donc des cônes, & des *cônes convergens*, parce que leur plus grand cercle, ou leur *bafe* eft au cœur, & leur pointe aux parties aufquelles elles fe terminent. Ainfi, toutes chofes égales, les diametres des arteres font en raifon inverfe de leur diftance au cœur, ou leurs fections deviennent plus petites, à mefure qu'elles s'éloignent du cœur. Schreiber excepte le commencement de l'artere pulmonaire & de l'aorte, & l'artere vertebrale. Mais les troncs naiffans des grandes arteres, ne paroiffent pas décroître, parce qu'ils donnent tout à coup des branches. Toute artere eft plus large à l'origine des deux rameaux. Je ne fuis pas perfuadé que la vertébrale foit cylindrique ; elle donne certainement des branches. (Walther, *de vaf. vertebr.* page 7, 8.) ; elle eft donc à peine cylindrique. L'aorte de l'autruche, qui ne donne point de ramification pendant quelque efpace, en eft-elle moins conique ? Non : c'eft du moins ainfi que le penfe Morgagni. *Adverf. anit.* 11. 38.

Mais de ce qui a été dit, il ne faut pas conclure que le plus grand diamétre de l'aorte foit au cœur ; il eft de beaucoup furpaffé par celui de tous fes plus petits rameaux joints enfemble, puifque la fomme des diamétres de deux branches, quelconques, fait prefque le double de celui du tronc. La proportion de toutes les arteres à l'aorte fera donc très-grande. Keil, *tent. Phyf. Med. med. de veloc. fang* page 33. *de fecret. anim.* page 64.

Schreiber veut qu'une artere ait le même

H v

diamétre pendant quelque intervalle,& qu'ainfi
une artere entiere foit une fuite de cylindres
qui vont en diminuant, & non un cône. Livre II. chap. 1. 16. 18. 20. Mais ce n'eft ici
que pure fubftilité (CCXV.) Les arteres
font appellées coniques avec raifon. L'aorte
a les mêmes proprietés, qu'elle auroit, fi c'é-
toit un vrai cône. Tous fes rameaux fe dilatent,
en même-tems que fa bafe. Comment fe fait
cette dilatation ? Le voici. Un canal conique
convergent, fe diftend, parce que le cercle
du fluide qui eft dans le plus grand diamétre,
ne trouve pas affez d'efpace dans celui qui
fuit, pour que chaque globule puiffe continuer fes lignes droites. Il le dilatera donc,
fuivant fes forces, jufqu'à ce qu'il foit égal
au plus grand diamétre, tandis que chaque
particule va fon chemin, fuivant des lignes
paralleles à l'axe. Mais fi le diamétre fuivant
eft plus ample, il ne fera pas dilaté, fans
une condition étrangere, telle que la réfiftance du fluide anterieur, ou une compreffion
externe des plus grands diamétres. Ces conditions qui ne manquent pas dans le corps
humain, empêchent les arteres d'avoir les
propriétés d'un cône renverfé, ou qui va en
s'élargiffant. Si elles les avoient, l'orifice qui
eft au cœur étant dilaté, il ne s'enfuivroit
pas que celui de l'extrémité des arteres, qui
eft, comme on l'a dit, bien plus confidérable, le fut pour cela ; car la force du fang
qui diftend l'artere, ne paroît pas être affez
grande, pour pouvoir la dilater au-delà de
ce plus grand diamétre, fi ce diamétre étoit
feul. D'ailleurs l'aorte, comparée à chacun
de fes rameaux en particulier, eft un cône
convergent. Nous appellons cependant les

arreres des tuyaux *conoïdes* , & non coniques,
parce qu'il n'eſt point d'artere qui ſuive une
ligne aſſez droite , pour ne pas décrire quelque arc , ou angle. L'aorte ſortant du cœur
ſe plie un peu à droite ; l'artere poulmonaire
en arriere ; & dans le dos, l'aorte ſe tourne
inſenſiblement du côté droit ; de ſorte, que
cependant elle eſt beaucoup plus de ce côté
ſous le diaphragme, qu'au cœur. Or, toutes
les fois que ſe forment ces arcs , l'axe du cône ſe pliant , ceſſe d'être une ligne droite ,
perpendiculaire à la baſe , & par conſéquent
les arteres ne peuvent être nommées *cônes.*

Ramifiés tous, juſqu'aux derniers, quoiqu'ils
ne donnent point de branches , quelquefois
pendant un aſſez long eſpace , comme les arteres carotides qui n'en fourniſſent point depuis leur origine le plus ſouvent, juſqu'à celle
des arteres thyroïdiennes ſupérieures.

Valvules. Nous parlerons des valvules des
arteres coronaires CLXXXIII. Hoffman dit
avoir vû (*in Horn.* p 140.) des poutres tranſverſes dans les grandes arteres, faites pour en
empêcher l'extenſion forcée; mais il eſt le ſeul
qui les ait vûës. Ce défaut de poutres , & de
valvules , fait qu'il n'eſt point d'artere dans
tout le corps humain qui ne s'ouvre très-libre-
ment dans toutes les autres , qui ne communique avec elles , & ne puiſſe devenir veine ,
ou du moins en faire les fonctions , qui ſont
de reporter le ſang au cœur ; ſi la force qui
pouſſe par les extrémités , l'emporte ſur celle
qui pouſſe par la baze. C'eſt par cette méchanique qu'on peut injecter parfaitement un
jeune ſujet par une petite artere inguinale ,
ou autre , comme celui que Ruyſch avoit ſi

bien injecté, qu'il avoit l'air (*a*) vivant, &
que M. Boerhaave vit, avant qu'il fut tranf-
porté en Ruffie (Ruyfch *Præf. ad Thef.* X.)

Diverfe origine, diverfe à bien des égards;
car 1°. les uns naiffent plus près, les autres
plus loin du cœur. 2°. Les uns partent de la
face antérieure de l'aorte, comme les arteres
fpermatiques (Euftach. T. XXV.) : les autres,
par une direction oppofée, de fes côtés, comme les intercoftales, les coronaires : d'autres,
plus latéralement encore, comme la méfentérique inférieure, &c. (Euft. l. c.) 3 . il y a
des varietés par rapport à l'angle, que la branche fait avec le tronc; car les uns font un
angle très-aigu, comme les fpermatiques; les
autres, un angle d'environ 45 degrés, ce qui
eft fréquent; d'autres, un angle prefque droit,
comme les intercoftales, ou le plus fouvent
aigu, comme les émulgentes (Voi. les prem.
fig d'Euftach.) d'autres font un angle obtus,
comme les coronaires du cœur (Euft. T. XVI.
f. 1.), l'artere fpinale (*b*), (Ruyfch. *Epift.*
XII. T. XIII. b.) les arteres non-feulement
ombilicales, mais (*c*) *recurrentes du bras*,
(Winflow. *des Art.* 145.), les épigaftriques,

(*a*) J'en ai vû un pareil chez M. Tronchin à Am-
fterdam. Je crois que celui dont il s'agit, fut cet enfant, auquel le Czar Pierre I. fit des careffes, & dont
M. Fontenelle dans l'éloge de Ruyfch, fait un por-
trait, véritable au fond, mais plein d'une imagination,
dont le brillant n'exclut pas le romanefque.

(*b*) Elle defcend des vertébrales, dans l'interieur
de la moëlle épiniere, qu'elle parcourt, tandis que
celles-ci ne fourniffent qu'aux parties externes.

(*c*) L'artere *récurrente* de M. Winflow eft un rameau de la cubitale, qui eft appellé ainfi, parce
qu'ayant gagné le condyle interne de l'os du coude,
elle remonte, &c.

la pharyngienne fupérieure, &c. Je dis obtus,
à en juger par les premiéres apparences ; car
une fpéculation plus attentive démontre par-
tout de fi grands plis d'arteres retrograden-
tes, & un angle fi peu obtus avec le tronc,
qu'il eft véritablement aigu, & que la refle-
xion du rameau même forme elle - même
une efpéce d'origine rétrogreffive, comme
on le voit clairement dans l'ombilicale. Il
faut toutefois bien confidérer les variétés
dont on vient de parler ; car la partie la plus
folide (CCXXIV.) du fang, & qui a un
mouvement très-libre, fuit toujours la pre-
miére direction qu'elle a reçue ; les parties
qui ont le moins de folidité, enfilent les
grands angles.

Tuniques, c'eft-à-dire, les grands troncs
d'arteres, tant qu'ils marchent en liberté ; car
arrivés à un vifcére, ils dépofent toujours la
tunique externe, comme on le voit dans le
erâne (CCXXXV.), quoique Ludwig. le nie
manifeftement, *de art. tunic.* XVIII. Parvenus aux os, ils fe dépouillent auffi, fuivant
notre Auteur, de leur membrane mufculaire
même, & deviennent peut-être plus minces
que des veines au-dedans des os. Mais cette
opinion eft elle appuyée fur quelque expérience ?

Premiere. L'aorte la reçoit d'abord de la
membrane externe & à peine vifible du cœur,
enfuite du péricarde, & enfin de la plévre ;
& lorfqu'elle a paffé par le diaphragme, du
péritoine, & toujours de la même maniere
des membranes communes des cavités par
lefquelles elle paffe. Mais cette tunique externe eft étrangére à l'aorte, & ne doit point
être comptée au rang de fes tuniques. Monro,

Edimb. Soc. II. XVI. p. 365. Douglas *de Peri-*
ton. §. 19. voyez CLXXXII. fur l'adhéfion
du péricarde.

Nerveufe. Non que la multitude des nerfs
lui donne un fentiment exquis, mais parce
qu'elle eft blanche, & que fes vaiffeaux ne
font guéres fenfibles que par l'injection.

Réfeau. Sous la tunique externe, étrangére, de l'aorte, rampe un tiffu réticulaire fort
épais de vaiffeaux, qui partent des arteres coronaires, &, fuivant Boerhaave, couvrent
toute la furface de cette groffe artere. Il appuyoit fon opinion fur les injections, qui,
faites par les arteres coronaires, colorent (a)
toutes les membranes de l'aorte. Mais Ruyfch
même qui enfeigne l'origine de ce réfeau
vafculeux, *Epift.* III. T. III f. 1. 2. & 4. F.
n'a pas prétendu que toute l'aorte eût fes vaiffeaux des coronaires, mais feulement cette
partie qui eft proche du cœur. Plus loin elle
reçoit des branches des artérioles voifines,
(Will. *Pharm. rat. fect.* VI. c. III.) & plufieurs autres Auteurs, tels que Willis & Heifter *Comp. Anat.* p. 156. donne pour cette raifon le nom de vafculeufe à fa tunique externe. Une importante proprieté de ce réfeau,
eft de fe remplir quand l'aorte fe contracte,
de fe défemplir, quand elle fe dilate, & d'être
ainfi continuellement dans un état contraire
à celui de l'aorte, & femblable à celui des
arteres coronaires (CXXCIII.) En effet lorfque l'aorte eft très-pleine de fang, alors, &
non dans un autre tems, les deux coronaires
fe rempliffent ; & comme en ce même tems
la tunique mufculeufe de l'aorte fe contracte,

(a). Cela ne prouve que la communication des
vaiffeaux.

& non la cellulaire, qui n'a aucun reſſort,
il ſe forme un eſpace entre la membrane
externe, & la muſculaire, qui ſe retire vers
l'axe de l'aorte ; & c'eſt dans cet eſpace que
pénétre le ſang des arteres coronaires, & il
remplit une certaine partie des vaiſſeaux de
l'aorte ; ce qui ne peut arriver, que par-là
même l'aorte ne ſe contracte davantage. Mais
quand cette groſſe artere, contractée autant
qu'il eſt poſſible, reçoit de nouveau ſang du
cœur ; ſa grande cavité étant remplie, & ſa
membrane muſculaire diſtenduë, les vaiſſeaux qui ſont ſur cette tunique ſont comprimés, ſe déſempliſſent, & n'ont d'ailleurs garde de recevoir le ſang des coronaires, vuides en cet inſtant.

Cellulaire. Dans le tiſſu de cette ſubſtance,
on trouve par-tout des réts vaſculeux
(XCIV.) ; de-là vient que de cette ſeule
membrane, quelques-uns en ont fait deux,
l'une *vaſculaire*, qui ne differe en rien cependant de la cellulaire, que preſque tous
les Anatomiſtes admettent, Willis l. c. Lanciſius, *de Cord. & Aneuriſm.* p. 95. Heiſter,
Gorter, Ludwig, Ruyſch, &c. car la membrane *tendineuſe* de Ludwig ; la ſeconde tunique de Lanciſius qui reçoit de la graiſſe dans
les grands animaux ; & la troiſiéme, d'Heiſter, page 120. ne différent point de celle-ci ;
& quoique plus ſolide, où elle eſt plus voiſine de la muſculeuſe, elle ne ſe montre pas
moins cellulaire par la macération. Ludwig.
l. c. XII. Rampant entre les deux tuniques
externes, elle en empêche la coaleſcence,
par le moyen de cette huile fine, onctueuſe,
qu'elle verſe ſur la muſculeuſe, dont les
frottemens continuels ne laiſſent pas de s'a-

doucir. Au reſte, quelques Auteurs, peut-être
rrop difficiles, tels que Monro, & Dowglas
l. c. ne veulent pas que ce ſoit une membrane, & qu'on mette cette celluloſité graſſe au
nombre des tuniques arterielles. Mais la diſ-
pute ſera courte, puiſque les effets ne ſont
pas différens, ſoit que ce ſoit une vraie tunique, ou qu'elle n'en ait que l'écorce.

Glanduleuſe. Ainſi nommée par Willis l. c.
X X X V I. & T. V I. f. 3. par Verheyen, par
Gorter (*comp. Med.* page 76.) par Wieuſſens, (*nov. vaſ. ſyſt.* 72. &c.) par Burgrawe
(*lex. Med.* page 1096) &c. à cauſe de prétenduës glandes qu'aucun Anatomiſte vrai
n'a vûës, mais bien des follicules de graiſſe,
qui s'élévent de la cellulaire, ſous la forme
de petits corpuſcules, qui ſemblent, à la premiere vûë, faits pour verſer un ſuc lubréfiant.

Muſculeuſe. Vrayment charnuë, rouge, &
dont les fibres ſont principalement viſibles
dans l'aorte. Elles ſont circulaires, ou plutôt communément forment de petits arcs de
cercle, dont pluſieurs ne font pas encore un
cercle parfait. Morgan. *Aden.* 11. 38. Wieuſſens ne les a pas vûës; & il donne le nom
de *ſpongieuſe* à une ſtructure fibreuſe, page
86. 88. Comment ſe peut-il faire qu'un auſſi
excellent Anatomiſte, du moins pour la Né-
vrologie, voye ſeul ce que perſonne ne voit,
& ne voye pas lui-même ce qui frappe tous
les yeux ?

Rangs. De ſix, ou ſept, dans l'homme;
qu'on peut conſtamment obſerver, pourvû
qu'on ait de la patience, & peut-être davantage après une longue macération. Il y a
beaucoup plus de ces couches dans le bœuf,

qui a une tunique mufculaire de deux lignes
d'épaiffeur.

. *Elaftiques.* La Carotide dans le chien a
une force égale à une colomne d'eau de 1 0
pieds. Hales qui prouve cela par une expérience (*Hæmaflaticks expér.* XXII. pag. 155.)
en donne une autre, qui fait que fon inftrument, fait pour comprimer l'air, ne pût jamais par cette compreffion rompre une artere de cheval. Cent livres d'eau dans l'aorte ne l'a feroient pas crever. C'eft ce reffort
qui a fait croire que les arteres expulfent le
fang de leurs cavités, même après que le
cœur ne bat plus, jufqu'à ce qu'enfin elles
foient vuides; mais Pafta *de motu fang. poft mort.*
apporte des expériences contre le vuide des
arteres; & il eft très-commun de voir le fang
couler de ces tuyaux, lorfqu'on les coupe
dans le cadavre. (*a*)

Cinquiéme. Interne, polie, fervant de bornes à la mufculaire, fe contractant en rides
longitudinales; *nerveufe*, comme la nomme
Willis l. c. XXXVII. f. 1. Elle paroît uniquement faite, pour empêcher le fang de dé-
funir les fibres qu'il heurte; car elles font
fortes, faites en braffelets, qui offrent des
vuides au choc du fang. Elle eft dépourvûë

(*a*) J'ai très-fouvent fait cette remarque; mais il
n'eft pas moins vrai qu'il y a toujours plus de fang
après la mort dans les veines, que dans les arteres.
Les veines s'affaiffent, faute d'élafticité, & comme elles font minces, on leur voit une couleur d'un bleu li-
vide, que donne le fang qu'elles contiennent; au contraire les arteres peuvent refferrer un très-grand diamétre, jufqu'à n'avoir qu'un très-petit orifice; pouvoir qui dure du moins jufqu'à la mort, & qui doit
vuider une grande partie du fang arteriel dans les
veines.

des fibres muſculeuſes propoſées par Willis ,
par Bidloo, & par Verheyen, & elle n'en a
pas beſoin ; c'eſt ainſi que penſent Morgagni ,
l. c. Monro, &c. Entre cette membrane &
la muſculeuſe, il y a quelque celluloſité ,
comme on le voit pour l'ordinaire entre deux
parties du corps humain, quelles qu'elles
ſoient, mais rare & fine. (Burg. *Lex. Med.*
page 1069. Monr. Ludwig. l. c.) elle a un
grand nombre de pores, repréſentés par Bidloo f. V I. l. c. Haller arrange differemment
toutes ces membranes ; il n'en admet que
deux vrayes, l'interne, & la charnuë ; la cellulaire n'eſt que leur acceſſoire, & il ne regarde pas l'exterieure , comme conſtante.

Ouverture. Le diamétre des arteres ne décroît pas en raiſon inverſe de leur diſtance
au cœur, comme il arriveroit, ſi le corps de
l'homme eut été formé ſuivant les loix méchaniques ; ce que Deſcartes prétendoit (*de
form. ſœt.* p. 4. XXXIII.) En effet, ſi une liqueur ſortant boüillante du cœur, eut d'a-
bord fait différentes fibres ſolides, & enſuite
formé une membrane, elle eut fait d'abord
de très-grands rameaux, qui auroient peu à
peu diminué avec leurs troncs ; parce que la
force qui pouſſe lateralement un fluide, eſt
la plus grande au cœur, & va enſuite en diminuant, comme Bellini le démontre, *de
Mot. Bil. Prop.* X X X I. Or on obſerve préciſément le contraire. Les coronaires , qui
ſont les premieres de toutes les arteres, ſont
petites ; enſuite viennent les ſouclavieres &
les carotides, qui ſont très-grandes ; les thymiques, qui ſont éxiguës, & ſe mêlent aux
autres ; enſuite les intercoſtales ; d'autres
très-grandes; la méſenterique, la céeliaque,

les émulgentes ; après celles - là , on a les
fpermatiques, qui font très - menuës ; d'où il
fuit très - évidemment , que le corps humain
n'a point été formé par aucun méchanifme
fpontané ; mais a été créé par un être in-
telligent , pour des fins qu'il a prévûes.

Extrémités. Malpighi (*de pulmon* II. p. m.
329.) & Bellini (*de firm.* Prop. XXXVIII. &c.)
ont penféque toutes les extrémités des artéres , étoient des rêts vafculeux , qui fe divifoient , pour retourner enfuite fur eux-mêmes de toutes fortes de façons ; obfervation
fauffe fur laquelle Bellini a conftruit un fiftê-
me ; du moins n'eft-elle vraie que dans le
cœur , & dans le poulmon : car Ruyfch a découvert que les tuyaux artériels fe divifoient
tous diverfement à chaque partie où ils fe
terminoient ; *Pref. à la thef.* VI. p. 6. *Thef.*
max. CCXXXII. *Adv.* I. *num.* V. *Adv.* III,
n. VII:. & de toutes fes plus belles découvertes, voilà fans doute celle qui a dû le plus
flatter fon amour propre. Dans le foie les
extrémités artérielles forment de petits pinceaux ; dans les teftícules , des pélotons de
fil (*a*) ; des plis & des arcs dans le rein ; des
branches d'arbres dans les inteftins ; des anneaux & des rayons dans l'uvée ; dans le cerveau , des inflexions tortueufes ; c'eft un re-
feau lâche dans l'épiploon ; enfin à chaque
endroit , chaque ftructure finguliére.

Petites veines. Une petite artériole, qui tend
vers fa fin, répand de fréquens rameaux , en
faveur defquels elles fe dépouille d'une partie de fes membranes ; elle ●mincit par ce
moyen, jufqu'à ce qu'elle trouve un lieu, où

(*a*) Dont quelqu'uns prétendent qu'on peut mefurer 800 aulnes après la macération.

ne donnant plus de branches, elle devient
très-fine & cylindrique, & alors pour se changer en veine, il suffit qu'elle se réfléchisse.
Mais ici les yeux nous abandonnent, & sans
le secours du microscope on verroit toujours
les vaisseaux coniques, & on ne verroit pas
la circulation dans ces vaisseaux qui n'admettent qu'une seule file de globes. Leuwenhoeck. *Epist. ad Societ. Angl.* III. p. 52.

Canal. Ce qui s'observe sur-tout dans les
parties membraneuses, où il se fait peu de
sécrétion, dans l'aile du papillon, dans les
nageoires des poissons, dans le pied de la
grenouille; car ailleurs cela n'est pas si sensible (CLX.)

Excrétoires. Il y en a de diverses sortes:
les uns qui donnent issue à la transpiration
par toute la peau (CCCXXXI. CDXXIV.
CDXXVI & Kaauw.) dans l'état de tran-
quillité naturelle. Dilatés par le grand mouvement des muscles, ou par la fièvre, ou
par d'autres causes, ils laissent passer cette eau
claire qu'on nomme *sueur*; & à force de chaleur, il sort enfin par la même voie une sérosité jaune fétide, & qui se congèle au feu.
Aucun de ces tuyaux ne laisse passer le sang,
si ce n'est dans les femmes ces arteres qui partent des hypogastriques & des spermatiques,
lesquelles, distendues par la pléthore, versent
tous les mois le sang des régles. Les autres
vaisseaux excréteurs ne répandent rien hors
du corps, mais exhalent une certaine moiteur dans ses diverses cavités. Parmi ces cavités, les unes sont très-petites, & se trouvent
par-tout, comme Kaaw le prouve 976 &c.
par la seule mobilité des parties; les autres
sont plus grandes; telles que les ventricules

du cerveau, la guaine des testicules, le péricarde, la plévre, le péritoine, &c. Toutes
les plus, comme les moins considérables,
démontrent que les vapeurs qui ont transsudé
se répompent, sans quoi elles formeroient
toujours une hydropisie, ou un amas d'eaux
sensible. Ces vaisseaux excréteurs sont visi-
bles par l'injection de matiere ceracée qui les
pénétre.

Sinus. Le sang ne se trouve pas seulement
dans des arteres & des veines, mais dans les
papilles des mammelles (DCLXXXVIII.),
dans le canal déférent, dans la substance
spongieuse des parties génitales roides des
deux sexes♥ car dans l'érection, ce tissu reçoit un vrai sang par les embouchures ouvertes des arteres, & il est repris par les orifices des veines.

Droite route. Une petite artere se termine
en un vaisseau cylindrique, qui verse un suc
filtré, ou sans follicule moyen, dans la cavité pour laquelle il est destiné, comme il arrive au velouté des intestins (XCI.) ; dans les
conduits de Bellini, qui, partant en droite
ligne des arteres, portent l'urine dans le bas-
sinet des reins ; (peut-être cela arrive-t il aussi
dans la matrice) ; ou dans quelque reservoir,
où le liquide croupit, & mûrit en croupissant,
comme la bile dans le foie, dans la vésicule
du fiel, la semence dans l'épididyme, & tous
les sucs des glandes dans leurs follicules.

Pulpe. Cela s'observe dans les visceres.
Mais cette pulpe est-elle formée de la molle
atténuation des derniers petits rameaux, ou
de follicules qui couronnent les extrémités
attérielles? c'est ce qu'on exposera (CCLXIV.
CCLXV.) Car enfin les arteres ne peuvent

aboutir à des culs-de-ſac ; autrement il s'y
feroit (a) une accumulation de toute la maſſe
du ſang en cet endroit ; ce qui eſt contre l'expérience, qui nous apprend qu'il ne croupit
point de ſang en aucun lieu du corps. D'où
l'on voit le peu de fondement de la doctrine
des Anciens ſur le parenchyme, & leur ridicule, de penſer que tous les viſcéres étoient
faits de ſang épanché & coagulé hors des
vaiſſeaux : erreur, qui, grace à Malpighi,
& ſur-tout à Ruyſch, eſt enfin bannie pour
jamais. Ruyſch a jugé que le ſang tranſudant
en forme de roſée, alloit ainſi nourrir les
parties ſolides du corps. Voici l'épreuve dont
il s'appuyoit. Après avoir diſſequé un cœur
parfaitement bien injecté, il s'aviſa de l'enduire d'huile de térebenthine à la lavande ;
vernis qui conſerve les parties préparées, &
le regardant aux rayons du Soleil, il apper-
çut des taches rouges au-dedans du cœur ; &
lorſqu'on lui demandoit ce que c'étoit, il
répondoit que c'étoit une extravaſation naturelle & nullement forcée de ſa matiére ceracée, préciſément ſemblable à ceile du ſang
rouge dans l'homme vivant. Mais Boerhaave,
plus grand Phyſicien, plus clairvoyant en tout
ce qu'il voulut voir, que preſque tout le reſte
des hommes, eut beau examiner les mêmes
taches, il les prit toujours pour les petits
pinceaux des vaiſſeaux exhalans, ſi pleins
d'injection, qu'ils formoient une ombre rouge, & comme une tache au Soleil ; telle que
Ruyſch lui méme en a dépeinte dans le foie.
Theſ. IX. T. IV. Mais les termes mêmes avec

(a) M. Senac nie cela, & ne prend aucun parti,
ni pour ni contre les eſpaces moyens, entre l'artere &
la veine. *Anat. d'Heiſi.* 2. Edit. page 461. &c.

lefquels cet Auteur raconte fon expérience
(*Adverf.* I. VI. p. vi. *Thef.* Max. XIX. &
Epift.probl. XVI. & *Thef.* VI.), fuffifent pour
lui prouver contre ce qu'il difoit, qu'il n'eft
pas fûr d'avoir vû du fang * s'épancher
hors de la cavité de fes vaiffeaux. Au refte,
il faut remarquer que M. Boerhaave a oublié
de faire ici mention de la terminaifon de l'artere en un vaiffeau féreux, vraifemblablement parce qu'il en traite ailleurs (CCXLV.)

§. CXXXIII.

(*a*) Les veines font prefque femblables aux arteres dans leur figure, & leur
diftribution. Elles font plus larges, ou
ont plus de capacité ; peut-être font en
plus grand nombre, ont des membranes
qui font toutes beaucoup plus fines, &
moins actives que celles des arteres ;
ont des valvules folitaires prefque oblongues, faites à peu près en forme de
(*b*) dez, aux endroits où leurs rameaux
s'inferent dans un plus grand tronc, &
au nombre de (*c*) deux le plus fouvent
jointes enfemble dans les troncs droits
des grandes veines, qui font fort éloignées du cœur, & qui portent le fang
perpendiculairement en en haut. (*d*) Ces

* Telle fut l'opinion de Lewenhoeck.
(a) Voyez les mêmes Auteurs.
(b) *Ruyfch.* de Valv. page 35.
(c) *Aquapend.* Anat. page 156. T. 4. F. 1. l. I.
M N O P.
(d) Le même Auteur au même endroit 5. l. OO.

valvules font tellement faites , & appliquées aux cavités des vaiffeaux, qu'elles
laiffent paffer les liqueurs qui viennent
des petites branches dans un plus grand
tronc , & les empêchent de retrograder
tandis que le cœur eft en contraction , &
fupportent leur maffe. Ces vaiffeaux pendant la vie même, n'ont point de pulfation ; leur extrêmités font différentes ,
commes celles des arteres. Le commencement des racines des petites veines
vient ou des pores abforbans de l'épiderme , ou des vaiffeaux abforbans qui fe
trouvent dans les cavités de toutes les
membranes internes , foit qu'elles forment des cryptes , des follicules , de
grandes ou petites cavités , & enfin dans
toute l'habitude du corps , ou de la fin
d'une arteriole continuée avec la petite
veine , ou de quelques femblables al-
veoles particuliers , comme à la verge ,
au clitoris , à la rate ; ou peut-être d'u-
ne pulpe glanduleufe.

Veines. Elles ont tout leur fang des arteres
feules, & reprennent les autres humeurs plus
tenuès, des autres vaiffeaux ; & je ne penfe
pas qu'un bain de fang pût jamais être falutaire à une malade , quoique Pline L. XXVI.
C. I. le recommande pour la lépre, & qu'Ori-
bafe *Synopf.* I. C. XXXII. loué les bains
d'huile pour des fiévres opiniâtres. Il y a des
arteres

arteres fans veines qui reprennent leur fang, je parle des uterines.

Semblables. Leurs fibres font plus foibles,& ont moins de reffort ; mais au refte elles ne font pas d'une autre nature, quoique Willis en ait penfé autrement. Cet Auteur donne différentes fortes de fibres à leur tunique externe, & fait la mufculeufe, la derniere ou la plus intime, fans aucune membrane nerveufe qui viennent après, l. c. f. 1. 4. Les tuniques des veines font cependant arrangées de la même maniere que celles des arteres. La membrane extérieure leur eft également étrangere ; fuit la cellulaire, & fa portion plus ferme, que quelques-uns appellent tendineufe (CXXXII.) dans l'artere ; enfuite la membrane fibreufe, dont les fibres ne font guéres vifibles qu'au cœur ; enfin l'interne, omife mal-à-propos par Willis. Bibloo en a donné des fig. dans fon grand Ouvrage Tom. XXIII. fig. 1. 2. 3. Auprès du cœur on trouve des fibres fortes entre les membranes de la veine cave (CXXXV.)

Capacité. Le double, fuivant de Moor, *de Inftaur. med.* & davantage, felon la propre figure du même Auteur p. 42. T. I. Keil donne d'autres proportions, l'aorte étant, fuivant lui, à la veine cave, comme 324 à 441. Haller trouve que toute l'artere-aorte eft un peu plus grande que la veine cave fupérieure, qui n'égale pas tout-à-fait l'inférieure ; & ailleurs que les diamétres des veines iliaques font quelquefois aux arteres, comme 9 à 4 ; ou plus du double : que celui de la veine méfentérique à l'artere, eft comme 4 à 3, ou 33 à 23, 13 à 19 ; de forte que les porportions de leurs ouvertures font 9 à 16 : que

l'aorte dans l'abdomen eſt à la veine cave,
comme 3 à 4, & preſque en même proportion des méſentériques. La raiſon des veines
émulgentes aux arteres eſt bien plus conſidérable, de 8 à 5. La plus conſtante proportion
des diamétres des veines à ceux des arteres,
eſt donc 1½, & elle ſe trouve vraye dans les
plus petits vaiſſeaux; car il y a long-tems que
M. Albinus a obſervé que les injections
étoient bien plus belles & plus complettes
par les veines, que par les arteres; de ſorte
que faite par les unes & par les autres, l'injection artérielle eſt obſcurcie & ternie par
celle des veines. Mais quoique le ſinus de la
veine-cave ſurpaſſe beaucoup l'embouchure
de l'aorte, & qu'en général les veines ſoient
beaucoup plus larges que les arteres, elles
ne contiennent pas pour cela plus de ſang;
elles en ont mêmes moins, ſi ce n'eſt dans
le tems de la chylification; je veux dire, que
moins de ſang ſe meut dans le même-tems
par la veine, que par l'artere; en effet, ſi le
canal ſolide eſt deux fois plus large, il doit
y avoir dans le même eſpace de tems deux
fois plus de ſang dans les veines, que dans
les arteres; car ces deux ſortes de tuyaux
ſont pleins : & ſans cela, comment les veines,
où le ſang circule deux fois plus lentement,
pourroient-elles fournir au cœur, autant de
ſang qu'il en donne aux arteres? C'eſt donc
pour ſuppléer à la lenteur du ſang veineux,
que la Nature lui a donné de larges tuyaux.
Qu'un liquide ſoit mû avec trois fois plus
de lenteur dans un canal dont l'ouverture
eſt trois fois plus grande qu'un autre, il n'en
eſt pas verſé davantage, que s'il circuloit en
raiſon triple de velocité par un diamétre

trois fois plus petit. Donc, pour que le ſinus de la veine-cave puiſſe rendre au cœur, les deux onces qu'il reçoit de ſang par les arteres, il faut qu'il ſoit peut-être trois fois plus grand que l'ouverture de l'aorte naiſſante. La débilité du tiſſu fibreux dans les veines eſt la cauſe de cette lenteur du ſang ; heureuſe cauſe qui les empêche d'oppoſer trop de réſiſtance aux artéres, & qui leur permet de recevoir, outre le ſang artériel, d'autres humeurs chyleuſes acceſſoires. Il ne faut pas cependant juger de la grandeur relative des veines & des arteres dans le cadavre; car les arteres, comme on l'a déja dit, ſe contractent juſqu'à la mort, & peut-être après la mort même, dont le froid n'aide pas peu cette action, tandis que les veines ne ſont que le receptacle paſſif d'une grande partie du ſang artériel, dont elles n'ont pas la force de ſe débarraſſer : Or de-là ne doit-il pas naturellement arriver un étréciſſement de diamétre dans les arteres ſeules, qui, par conſéquent, ſont plus étroites après la mort, que pendant la vie, tandis que les veines n'ont pû qu'acquerir encore de la capacité, loin d'en perdre ; reflexions qui ſont ſi vraies, que l'injection même par les arteres ne change rien, les veines cédant toujours beaucoup plus à la même impulſion : il faudroit n'injecter les arteres que pour remplir enſuite les veines ; voilà le ſeul moyen d'égaliſer les diamétres.

Fines. La veine jugulaire eſt un peu plus mince que l'artere carotide, ſuivant les expériences de Hales, (*Hœmaſtat. Exp.* XXII. n. 2. & 9. p. 155. 159.) leſquelles ne s'accordent cependant pas avec la facilité que les veines

ont à créver, lorſqu'on force trop l'injeſtion.
De plus, les tuniques artérielles ſont beaucoup plus épaiſſes que celles des veines ;
(*Bidloo. Diſſ. Anat. Phyſ.* Tab. E. 4. Fig. 1. 2.)
& l'épaiſſeur de l'aorte du veau, eſt à l'épaiſſeur de la veine cave, comme 510 à 97. Voy.
Keil *Quant. ſang.* p. 20. *Edit. de Leyd.* Mais
où les membranes des veines ſont - elles les
plus délicates ? C'eſt lors même qu'elles ſortent des arteres, & viennent à peine de changer de nom, & de nature. A meſure qu'elles
cheminent, & s'avancent, elles prennent des
forces, juſqu'à en avoir preſque autant près
du cœur que les tuniques artérielles. Ce qui
eſt également vrai & de la veine-cave & de
la veine-porte. Les veines méſentériques ſont
en effet d'autant plus fermes & ſolides, qu'elles
ſont plus près de leur cœur, qui eſt le ſinus
de la veine porte (CCCL.), qui eſt lui-même fort & artériel, au jugement de notre
Auteur.

 Plus grand nombre. La quantité des veines
eſt beaucoup plus conſidérable que celle des
arteres ; l'injeſtion faite par les unes & par
les autres le prouve, par la façon dont la
largeur & le nombre des veines couvrent en
quelque ſortes les arteres. En général les veines cutanées, & ſuperficielles, ont toutes de
petits rameaux artériels qui les accompagnent,
ou vont ſeules (voyez Euſtach. *Tab. Poſth.*
XXII.) & ces veines ſeules ſont en nombre
infini. Les arteres profondes ſont accompagnées de petites veines, comme l'artere vertébrale, la linguale profonde, ou n'en ont point,
comme la profonde du cœur (CLXXXIII.);
celles-ci ſont en très-petit nombre. Tous les
autres vaiſſeaux tant artériels, que veineux,

ou s'accompagnent, ou ne marchent pas loin
les uns des autres. Il n'y a qu'un feul exemple de deux arteres, à une feule veine, c'eft
dans les vaifleaux ombilicaux ; encore cette
veine furpaffe-t-elle en grandeur les deux
arteres qui l'efcortent ? Mais fi on veut jetter
les yeux fur la plûpart des vifcéres, & fur
le méfentere, on y trouvera les veines plus
vaftes, & plus nombreufes que les arteres. Je
ne parle point ici de la veine fans pair, dont
le tronc eft cependant fans la compagnie d'aucune artere, parce que fes branches en font
accompagnées ; & elles ne formeroient point
de tronc, fi elles pouvoient elles-mêmes parvenir à la veine-cave. Enfin, quel nombre
de veines abforbantes (CCCVIII.) ? & quelle
capacité, auprès des arteres qui les accompagnent ? Comme l'eau pénétre dans le corps
d'un Plongeur ; il en eft tout gonflé, & n'a
pas befoin de boire pour étancher fa foif.
Sur quoi on peut lire toutes les autres expériences que Bellini a faites à ce fujet, *de fang
miff.* p. m. 141. voy. auffi le §. CCCCXXI.

Valvules. On trouve une mention fort claire des valvules au foie dans Charles Etienne
(Car. Steph. *de diffect. corp. hum.* L. II. c. IX.
p. 194.) Sylvius les vit plus diftinctement à
l'embouchure de l'azygos, dans les jugulaires, dans les veines brachiales, dans les cru-
rales, dans le tronc de la veine-cave au foie ;
& il leur donna le même ufage qu'aux valvules du cœur ; (*Ifag. Anat.* L. I. c. IV. p. 22.
édit. 1561.) & vers ce tems il en fut beaucoup traité par les Anatomiftes. On a parlé
ailleurs de la valvule de la veine fans pair
(*de valv.* Euftach.) Vefale a vû des valvules
à la naiffance de fes rameaux, fans en avoir

bien compris la nature, L. III. c. IV. *& obſerv.*
Fallop. exam. p. 83. édit. 1564. où il reprend
fort mal Cannanus, aux yeux duquel le vrai
n'avoit pas échapé : car quoiqu'il y ait plutôt des rides, que des valvules à l'orifice de
l'azygos, du canal thorachique, de la veine
émulgente, & des vaiſſeaux du foie, elles
ne ſont pas moins des valvules, ſemblables
à celles que nous trouvons dans les membres, &c. mais à ces rides, ou à ce repli allongé des membranes, des rameaux qui s'inſerent obliquement, Haller rapporte ces valvules oblongues, & différentes des ordinaires,
que Ruyſch donne pour nouvelles (*de valv.*
lymphat. p. 10.) ainſi que Kerkring *ſpicil.obſerv.*
IV. avec figure. Mais revenons. Servet paſſe
pour être le premier qui ait découvert les valvules ; mais le premier que je ſçache qui les ait
qien décrites, & repréſentées, eſt Hieronymus
en 1574 ; non cependant ſans laiſſer des marques de la foibleſſe de l'eſprit humain ; puiſque
ayant très-bien vû toute la ſtructure des valvules, cela ne l'a pas empêché de douter qu'elles
puſſent contenir le ſang : ce qui eſt évidemment contraire à la fabrique qu'il connoiſſoit.
Les premiéres valvules dont ayent parlé les
Anciens, ſont celles du tronc inférieur de
la veine-cave au foie ; mais Riolan en nie
l'exiſtence, qui paroît du moins fort obſcure.
Elles ſont viſibles dans les iliaques, à la naiſſance de l'épigaſtrique, de la ſaphéne ; on
les trouve au nombre de deux par la ſaphéne, par toute la crurale, où elles ſont çà &
là répanduës. Leur nombre augmente conſidérablement au dos du pied, & elles ſont
très-fréquentes dans les veines de la verge.
Elles ſont fortes à l'orifice des jugulaires, &

des fouclaviéres. On a déja parlé (CXXIV.)
de la valvule du canal thorachique. Elles
font fouvent en grand nombre de côté &
d'autre au bras, & au dos de la main. Il y en
a quelques-unes à la tête, à la naiffance de
la veiné angulaire, & aux veines qui dépendent des jugulaires. Dans les finus, ce
font des plis plutôt que des valvules, qui
en font cependant l'office à l'orifice des veines de la pie mere. On n'en trouve aucunes
dans la veine porte. Higmor & Harvey en
mettent dans les vaiffeaux courts. Mais l'injection d'eau, comme on l'a déja fait remarquer ailleurs, pouffée par la méfentérique à
la rate, revient au ventricule par la mefo-
colique. Il n'y en a aucune dans le poulmon & dans le cœur, excepté celle qui fe trouve à l'orifice de la veine du milieu, & de la
coronaire ; nulle dans les ombilicales, &
fouvent nulle dans les vifcéres. Peu dans
l'azygos. Quelquefois dans l'émulgente gauche à l'origine de la veine fpermatique, ou
de l'azygos. Nulles dans les petites veines,
puifque les injections paffent librement par
les petits vaiffeaux. Harvey eft le premier
qui ait dévoilé leurs fonctions. Les valvules
des arteres font femblables à celles des veines, excepté qu'elles font plus foibles. Il y
en a prefque toujours deux enfemble, & non
trois, ni cinq, comme quelques-uns l'ont
voulu. Haller croit que les valvules folitaires de Ruyfch ne font pas le plus fouvent
des valvules. La fonction des valvules eft de
foutenir le fang, pendant que le cœur en
contraction n'en reçoit point, de peur qu'il
ne retombe & ne retourne dans les petits
vaiffeaux. Le cœur relâché, dilaté, donne-

t-il de l'eſpace au ſang ? Elles ſe contractent & pouſſent au cœur le ſang qu'elles portent. Si les valvules ſont fréquentes dans les
parties inférieures & ſupérieures , c'eſt qu'elles y ſont plus néceſſaires qu'ailleurs. Le
ſang retardé par ſon poids dans les parties
inférieures , & par le froid qui pénétre ſous
la peau , ſeroit dans une ſtagnation abſoluë,
s'il n'étoit ſoutenu, & pouſſé, par les valvules.
Ce ſont ſurtout celles qui ſe trouvent à l'origine des rameaux, qui empêchent le ſang de
retomber du tronc dans les branches. On
doit placer ici celles qui ſe trouvent dans les
ſinus du cerveau , qui empêchent le ſang
de retomber dans les veines de la pie mere.
Enfin , celles des jugulaires, à l'entrée de
ces veines dans les ſouclaviéres , ſont cauſe
que le ſang ſuſpendu dans la ſyſtole du cœur
ne retombe pas dans les jugulaires. Nous
parlerons plus au long ailleurs des valvules
du cœur.

Abſorbans. Il y a des vaiſſeaux abſorbans ,
par-tout où il y a des arteres exhalantes ;
les uns reprennent ce qui vient d'être apporté par les autres. Il faut placer ici ces petites
veines par leſquelles l'eau paſſe (DXXVI.),
ou toute humeur aqueuſe. Cette humeur
doit être promptement ſéparée des arteres ,
puiſqu'elle eſt repriſe & revenuë dans la même quantité dans vingt-quatre heures ; il s'en
feroit donc un grand amas , ſi les veines ne
reprenoient , ne bûvoient, pour ainſi dire ,
auſſi promptement que verſent les arteres.
C'eſt par ces pores abſorbans de l'épiderme ,
que paſſe l'eau des bains.

Membranes. Le ſeul croupiſſement fait épaiſ-
ſir toutes les humeurs : ce qui jamais n'arri-

veroit, fans la diffipation des parties les plus
fluides. Mais ces parties ne pourroient fe
confumer dans les cavités internes du corps,
fi, repompées par les plus petits vaiffeaux,
elles n'étoient reportées par eux dans les
veines Bien des humeurs peuvent ici nous
fervir d'exemple, la bile, la morve, le fang
répandu dans la matrice des femmes qui fe
délivrent, la femence, &c. cette matiere qui
perpetuë le monde & pourroit le rendre éter-
nel, n'eft pas moins claire que l'eau lacry-
male, (DCXLIX.) tant qu'elle eft dans les
tefticules ; mais a-t-elle féjourné quelques
jours dans les véficules feminales, c'eft une
bouillie, une crême épaiffe, une vraie glu.
Il faut donc que cette eau qui lui fervoit de
véhicule délayant, qui la rendoit fi fluide,
foit retournée au cœur par les veines? De
plus, dans toutes les cavités internes, où des
arterioles verfent dans les animaux vivans
une vapeur qui fe fait connoître même après
la mort, par une odeur qui lui eft propre,
il eft d'égale néceffité que ces exhalaifons
rentrent dans les veines.

Pulfation. A moins qu'étant liées, ou obf-
truées en quelque endroit, le fang abondant
toujours par les arteres, & voulant rompre
les digues qui l'arrêtent, ne force les parois
de s'élever, comme on l'obferve à peu près
dans l'inflammation. Voyez fur la pulfation de la veine-porte, & de la veine - cave
(CCCXXXVIII. & CLIX.)

§. CXXXIV.

(*a*) Autant qu'il y a de telles arteres (132.) par tout le corps , elles
viennent toutes , ou du tronc de l'aorte
qui naît du ventricule gauche du cœur ,
ou de l'artere pulmonaire qui prend ſon
origine du ventricule droit. Les premieres ſe joignent avec le tronc de l'aorte ,
n'en ſont qu'une continuation , & font
le même trajet. Les (*b*) ſecondes qui
ſervent à la conſtruction du poulmon ,
ſe diſtribuent de la même maniere , comme la vûë de ces arteres injectée nous
l'apprend , & comme les (*c*) anciens
l'ont remarqué , quoiqu'ignorant l'art
des injections, ils n'ayent pû ſuivre les
vaiſſeaux juſqu'à leurs dernieres ramifications. Au reſte l'aorte & l'artere
pulmonaire ont des orifices d'égal (*d*)
diamétre dans le cœur.

Injectées. Malpighi & Gliſſon ſe ſont ſervi
de liqueurs colorées , mais Swammerdam paroît être le premier qui ait employé une

(a) *Covvp.* App. ad *Bidloo.* T. 3. F. 3. *Euſtach.*
T. 11. F. 1. T. 12, 13 , 15 , 16 , 22 , 24 , 25 ,
26 , 27.
(b) *Ruyſch.* Th. 3 , 28 , 19. Th. 4 , 19. *Euſtach.*
T. 27. F. 13.
(c) *Veſal.* l. 3 , pag. 313 , à la Table. *Euſtach.*
T. 22. F. 13.
(d) *Santorin.* Obſ. An. 145 .

préparation de cire. Il attefte qu'il apprit cette méthode en 1666 à Horne & à Slade. Ce ne fût qu'en 1668 que Graaf fit graver la figure des inftrumens dont il falloit fe fervir, & décrivit tout ce merveilleux artifice. Mais Ruyfch a pouflé cet art fi loin, que les plus fçavans hommes font auffi pleins d'admiration, que les plus ignorans, à la vûe des prodiges qu'a operé fon induftrie. C'eft par cette belle invention que les yeux peuvent voir la même matiére s'étendre par une feule artere dans toutes les autres, dans les veines, dans les vaiffeaux exhalans, dans les poils du velouté des inteftins, & dans la pulpe molle des vifcéres, & conféquemment on peut aifément mettre en vûe les vaiffeaux qu'on n'appercevroit pas même au microfcope. Cependant avec quelle élegance Euftachine reprefente-t-il pas quelquefois les vaiffeaux, lui qui connoiffoit fi peu l'art des injections! Plufieurs années après lui, Léoncena fit des Tables Anatomiques, où il vint à bout de repréfenter les veines par la feule excarnation. Qui ne feroit donc pas étonné de contempler la beauté des Tables XXVII. f. 11. & iv. &c. où font marqués tous les vaiffeaux qui font de la dépendance de la veine-porte! Ce n'eft cependant que par le feul fcalpel, & un fouffle vacillant, qu'il a pû faire une Table, où il y a tant de plans divers, & trèsdifficiles. Certes on a peine à croire que des Tables qu'on n'imiteroit peut-être pas aujourd'hui, ayent pû fe conftruire par d'auffi foibles fecours.

Conftruction du Poulmon. Il y a long-tems que les connoiffances, & les méditations, de notre Auteur l'ont convaincu, que le poulmon étoit l'abregé du corps humain (CCVIII.) ; que toutes ces diverſes claſſes de vaiſſeaux répandus dans toute l'habitude du corps, s'y trouvent raſſemblés ; & qu'enfin de l'artere pulmonaire naiſſent de petites arteres rouges ; de celles-ci des arteres féreuſes, d'autres lymphatiques, comme des propres ramifications de l'aorte ; pour ne rien dire des vaiſſeaux qui portent des eſprits au poulmon, comme ailleurs.

D'égal diamétre. Dans le fœtus l'artere pulmonaire eſt plus grande, quoique ce ſurplus doive être attribué à trois rameaux qu'elle jette près de ſon orifice. Dans l'adulte, l'aorte paroît un peu plus grande que l'artere pulmonaire.

§. CXXXV.

Toutes (*a*) les veines (133.) du corps ſont dans le même état, par rapport à la veine-cave. Or, celle-ci forme un ample (*b*) ſinus, qui eſt couvert d'une membrane ſemblable à celle des arteres, & qui ſe termine dans la cavité de l'oreillette droite du cœur, & en partie dans le ventricule droit. Pour les veines qui ſont (*c*) deſtinées à la conſtruction du poulmon, quatre de

(a) *Veſal.* l. 3, page 268, à la Table, & page 3 ; 3, à la Table. *Euſtach.* T. 22, 23, 24, 25, 26, 27.

(b) *Veſal.* l. 6. F. fig. 5. BCD. *Ruyſch.* Ep. 11. F. 3. 1. B. *Lovv.* de Cord. page 53, 54. *Drake,* Part. 2. page 376. T. xi. DBGFE. *Euſtach.* T. 16, fig. 3.

(c) *Ruyſch.* Th. 4. 19.

leurs grands rameaux forment pareille-
ment, en se rassemblant, un (*a*) sinus
semblable au premier qui se rend à l'o-
reillete gauche, & au ventricule gauche. Le foye nous offre ici quelque diversité. Au reste ces deux genres de
vaisseaux sont fort larges dans le cœur.
De-là décroissant insensiblement, ils vont
de compagnie se distribuer par toutes
les parties du corps. Le diamétre de
l'orifice de la veine - cave , & de l'o-
reillete , s'ouvrant ensemble dans le
ventricule droit, est aussi au diamétre de
l'artere pulmonaire dans le même état,
comme 47. à 114. (*b*) Voyez ici
(134.)

  Semblable à celle des arteres, du moins pour
l'effet , qui est le même : car entre les tuniques veineuses du sinus, rampent des fibres
moyennes , qui partent des oreillettes du
cœur, rouges, musculeuses, différentes des
fibres propres à la veine ; & les unes sont
orbiculaires, & environnent les orifices de la
veine cave supérieure & inférieure, de sorte
qu'ils font en quelque sorte l'office de *sphinc-*
ters , comme Vieussens les nomme dans son
Traité du cœur c. VIII. p. 34. & T. III. f. 1.

(a) *Ruysch.* Ep. 11. F. 1. 1. B. D. D. & *
Lovv. de Cord. page 53, 54. *Drake.* page 2. T.
XIII. AA. T. XIV. F. 1. AABC. *Eustach.* T.
15. F. 5.
  (b) *Santorin.* Obs. An. 145.

& les autres diverſement obliques & continuës, ſe répandent par le ſinus dans l'oreillette
même. Vieuſſens l. c.

Sinus. L'Auteur appelle *ſinus* cette partie de
l'entrée du cœur, qui eſt formée par une
membrane légere ; & *oreillette*, cette partie
(CXLVIII.) qui a des braſſelets rouges, éminens, & taillés en peigne ſur la membrane.
D'autres ont d'autres uſages ; & on nomme
communément *oreillette*, toute l'entrée du
cœur, de quelque ſtructure qu'elle ſoit, comme on le voit dans Winſlow.(De la poitrine).
Le ſinus dont il s'agit, eſt donc cette partie
de l'entrée du cœur plus à droite. La poſtérieure, on ne la voit point quand le cœur eſt
dans ſa ſituation naturelle, parce que l'oreillette la cache Ce ſinus eſt formé par la continuation des veines caves ſupérieure &
inférieure, qui s'ouvrent antérieurement dans
l'oreillette, ſont de diverſe ſtructure, & ſont
poſtérieurement jointes par une ſubſtance
membraneuſe, continuë (Euſt. T. XVI. f. 1.
11. Ruyſch *Epiſt.* III. T. III. f. 2. *Epiſt.* X.
T. XI. f. 34.) Ces veines ſe joignent de façon
qu'elles ne forment aucun angle, quoique
Lower ait repréſenté la choſe autrement, *de
Corde* T. I. f. 1. 2. & quoiqu'il en ait ſemblé à
tous ceux qui l'ont ſuivi. Mais l'oreillette
étant panchée, il paroît que les veines-caves
ſe joignent ſi fort en droite ligne, que ce ſinus s'éleve un peu du côté droit, où on l'apperçoit, comme Ruyſch le marque dans ſa
figure *Epiſt.* X. L. c. de ſorte qu'il ne reſte
aucune place pour le tubercule de Lower.
Ce ſinus s'ouvre antérieurement dans l'oreillette, intérieurement dans le ventricule droit.
A la partie poſtérieure de ce ſinus eſt le ſi-

nus gauche , duquel on diftingue la membrane mitoyenne de l'un & de l'autre.

Semblable au premier. Ce finus eft prefque quarré, large & fort, fitué à la furface poftérieure du cœur, fous les grands rameaux de l'artere pulmonaire. Lancif. *de Cord.* & *Anveryfm.* T. II. Euftach. T. f. 5. Devant lui font en partie placés le finus droit, à la verité plus à droite, en partie les grands vaiffeaux. A lui, au lieu d'appendice, fe joint l'oreillette gauche qui eft femblable à la droite , mais petite, courbée, & toute antérieure (Ruyfch. *Epift.* X. T. XI. f. 1. 2. *Thef.* IV. T. III. f. 2. F.) Il s'ouvre en deffous dans le ventricule gauche. Supérieurement il envoye des veines qui montent, & vont fe cacher devant les bronches (Lancif. L. c.). Les pulmonaires, qui accompagnent les grands rameaux de l'artere pulmonaire, font fupérieures. Deux inférieures moins cachées defcendent (Euft. T. XXVII. f. 13.) Il fe trouve des fibres entre fes deux membranes, comme dans le finus droit.

Foie. Nous verrons CCCL. ce qu'on doit penfer de ce fac prétendu mufculeux que forment par leur réunion la veine mefenterique & fplénique, & de tout ce qui a rapport à ce fujet.

Au diamétre. Il eft très fûr que dans l'adulte l'artere pulmonaire eft un peu plus petite que l'aorte ; que la veine pulmonaire eft plus petite que l'artere qui l'accompagne ; qu'enfin la veine cave eft plus vafte & que l'aorte , & que l'artere pulmonaire. Helvetius veut auffi dans fon Mémoire de 1718, que les ventricules foient inégaux , que le droit contienne une dragme de plus , & les expérien-

ces de Nicolai (*de Direct. Vasor.* p. 51. 52.)
s'accordent avec celles de cet illuftre Médecin
de la Reine. Santorini fait les ventricules
égaux. *Obs. Anat.* p. 141. mais cette diverfité
eft difficile à conftater. Je veux que le ventricule droit plus mol céde davantage au
fang qui l'emplit ; mais par la raifon qu'il
eft plus lâche, il eft rempli dans le vivant
par un fang qui fe meut plus lentement. Car
tout le monde s'accorde à penfer que le fang
de la veine pulmonaire a plus de mouvement.
Mais les diamétres de l'artere & de la veine
pulmonaire , déterminés par Santorini Cc.
VIII. §. 3. donnent d'autres nombres à Haller , qu'à Santorini & à Boerhaave. Il trouve
que les quarrés des diamétres de la veine cave
fupérieure & inférieure font 110677, ceux de
l'aorte, ou de l'artere pulmonaire 91027 $\frac{9}{49}$:
ceux des quatre veines pulmonaires 75959.
Nichols a donné dans les *Transf. Philof.* n°. 1.
410. d'autres propofitions fort différentes. La
feconde approche le plus des Obfervations
de Haller. La derniere qui eft fur le fœtus,
ne doit point être ici placée. La premiere
fait l'aorte beaucoup plus petite que l'artere
pulmonaire , comme 8910. à 10005. l'artere
pulmonaire aux veines , comme 10005 à
12477. obfervations qui repugnent entiérement à celles de M. Helvetius & de Santorini,
& font telles , qu'on ne peut les attribuer
qu'à une ftructure particuliére du cadavre qui
en a été l'objet. Quant à la raifon de l'inégalité des vaiffeaux pulmonaires , voyez
CCVIII.

DE LA CIRCULATION

DU SANG.

§. CXXXVI.

Lorſqu'une aſſez grande artere eſt conſidérablement bleſſée dans un animal vivant, preſque tout le ſang néceſſaire à la vie, ſort en peu de tems avec beaucoup d'impétuoſité par cette bleſſure. Les Bouchers nous en donnent tous les jours l'exemple.

Preſque tout, & non pas tout, car il en reſte toujours au moins dans les veines ; mais cette portion conſidérable dont le mouvement entretient la circulation & la vie, & dont la perte, ou le repos, cauſe la mort.

D'impétuoſité. Tout le ſang ſort de la carotide dans cinq minutes. Lower *de Cord.* c. III. p. m. 174. dans quinze minutes, Hales ; encore, ſuivant le même Auteur, L. C. p. 7. de ſes expériences ſur le ſang, la partie qui reſte dans les veines eſt-elle aſſez copieuſe. Slegel, p. 104 donne trentre-trois livres de ſang au bœuf. Hales *hæmaſt.* p. 8. trouve quarante-quatre livres dans une jument, & vingt-huit dans un autre. Drélincourt, *canicid.* 1. donne ſoixante onces au chien, & de Moor veut qu'il n'y en ait que quarante-huit, *de inſtaur. Médic.* p. 50.

Bouchers. La violence du coup que les Bouchers donnent à la tête des bœufs, les fait tomber ſouvent roides morts, & ce n'eſt qu'une ſuite du vertige ténébreux, de l'apopléxie, ou d'une terrible commotion, ſans qu'il y ait aucune goûte de ſang extravaſé dans la tête, comme je l'ai expliqué dans mon petit *Traité du vertige*. Mais ſans ébranler ainſi, & aſſommer ces animaux, il y en a qui ſe contentent d'un ſeul coup de coûteau pointu, bien aiguiſé, vîte enfoncé, & auſſi-tôt retiré, dans les jugulaires; & alors les bœufs ne meurent point d'apopléxie, & comme ils n'ont ni fracture, ni contuſion, & ſont morts ſans maladie, les Juifs mêmes peuvent manger de ces viandes, qui n'ont rien d'impur, & dont tout le ſang eſt ſorti; ce ſang, où nous avons déja vû il y a long-tems que Moyſe mettoit l'ame de l'animal, pour donner à un peuple ſuperſtitieux des raiſons dignes de lui. Car eut-il été bien reçû à dire, je vous défens le ſang parmi vos alimens, comme celui de tous, qui eſt le plus ſuſceptible de putréfaction, particulierement dans un pays tel que le nôtre? L'eut-on entendu? Non, il eut fallu être Phyſicien; & on n'étoit qu'auſſi groſſierement aveugle, que ſtupidement dévot. Mais revenons. La façon de décoller des Eſpagnols, qui eſt de couper la trachée artere & les grands vaiſſeaux, la tête du criminel panchée, pourroit peut-être nous apprendre mieux que notre méthode de faire ſauter la tête de deſſus le col, en combien peu de tems tout le ſang du corps humain peut ſortir. Mais de quelque maniere qu'on décolle, on voit toujours le ſang jaillir à gros boüil-

lons au loin. Ce qui prouve contre Defcartes, qu'il eft une autre caufe que la fienne,
de tant d'impétuofité ; mais il n'eft pas tems
de réfuter ce grand Philofophe, mauvais
Anatomifte.

§. CXXXVII.

Et il importe peu quelle artere eft
bleffée, comme on le voit par les chiens
qu'on ouvre, & par les bleffures qu'on
reçoit.

Teu. Pourvû qu'elle foit d'une grandeur
modique, telle que la Radiale (Bonnet *fe-
pulchret. anat.* III. page 346,) &c. Bien
plus, on a vû des hémorrhagies mortelles
par les petites arterioles des narines, ou des
dents arrachées. Que le fang coule feulement à deux, trois, ou quatre pots, c'eft un
fait bien moins rare, & que nous avons vû
ici.

Chiens. Liez deux chiens, ouvrez la carotide de l'un, & l'artere crurale de l'autre,
ils expireront prefque dans le même inftant,
& très-vite.

§. CXXXVIII.

Tout le fang eft donc mû avec force & vitcffe dans un animal vivant,
ainfi bleffé : ce qui augmente encore,
fi l'on s'avife de lier les arteres qui n'ont
point été bleffées, pendant que le fang
s'échappe de celle qui l'eft.

Viteffe. Il s'écoule tout dans le bœuf dans quinze minutes, fuivant Harvey (CXXXVI.) page 45 ; or, cette vélocité de flux fuppofe une circulation bien rapide ; car, dans le mourant, ou dans le mort, le fang ne coule point. Cette circulation confifte en ce que le fang, par exemple, qui eft dans les veines inférieures ne fçauroit rentrer dans le cœur par les arteres, puifque les valvules des veines s'oppofent à fon retour. Il faut donc qu'il y reviennent par ces veines. Enfuite il eft de toute néceffité que du cœur il entre fuccef-fivement dans l'artere foûclaviere, lorfque l'écoulement fe fait par une artere du bras ; & c'eft ce qu'il eft impoffible de concevoir fans une circulation. La même caufe qui fait couler tout le fang par une artere ouverte, le fait revenir par les veines dans le cœur.

Lier. Si l'on veut que le fang fe vuide avec force, on n'a qu'à lier les arteres qui ne font pas ouvertes, & qui partagent le fang ; car par-là le fang ne trouve plus de paffage que par le vaiffeau ouvert.

§. CXXXIX.

D'où il eft évident que le fang vient de toutes les parties du corps qui en font remplies, dans quelque artere que ce foit.

De toutes. Dans le cheval vingt parties de fang coulerent par une artere ouverte, & il n'en demeurera que deux ; c'eft-à-dire $\frac{1}{10}$. de la maffe dans les veines ; Hales, page 14. Or, les veines contiennent une fois plus de

fang que les arteres. Donc, il y avoit dans
cet animal quatorze parties de fang veineux,
fept de fang arteriel : donc, fix parties du
fang des veines coulerent par l'ouverture de
l'artere ; & il n'en refta qu'une feule, l'action du cœur venant à manquer, avant l'entiere expulfion du fang. Mais Harvey nous
a fait voir que l'écoulement du fang arteriel cefle avec la contraction du cœur. *De*
mot. fang. page 46. Donc, quoique tout le
fang veineux ne coule point par l'artere, la
propofition de l'Auteur, telle qu'on la lit
dans ce §. n'en eft pas moins rigoureufe-
ment vraie ; & pour cela, il fuffit que la plus
grande partie du fang veineux coule de
toutes les veines de toutes les parties du
corps ; & qu'en conféquence toutes les arteres, & prefque toutes les veines fe vuident.
Mais encore une fois, comme cela fuppofe
au fang un mouvement libre de toutes les
arteres, & de toutes les veines dans quelque
artere qu'on s'avife d'ouvrir ; voilà déja l'o-
pinion des Anciens renverfée de fond en
comble. Ils prétendoient que le fang couloit du cœur dans les veines, précifement
comme dans les arteres, & qu'il étoit porté
par les premiers tuyaux pour nourrir toutes
les parties. Mais fi cela étoit vrai, pourquoi toute la mafle, ou la principale portion du fang veineux couleroit-t'elle par les
arteres ? ce fait ne démontre-t'il pas évidemment que le fang veineux eft le même que celui
des arteres ; qu'il ne croupit point ; qu'il ne
s'extravafe point ; qu'il ne s'arrête en aucun
lieu ; mais eft très-rapidement porté de ces
parties dans les arteres ? Oüi, certes ; & puifque le mouvement du cœur ayant ceflé par

la mort, on a beau ouvrir une artere, il
n'en ſort que quelques gouttes de ſang, qui
tombe des parties voiſines ; il ſuit que tout
le ſang des veines & des arteres doit nécef-
ſairement s'échapper par où il y a moins de
réſiſtance, ſuivant la loi des fluides; je veux
dire par l'ouverture d'une artere.

§. CXL.

Et puiſqu'alors toute la maſſe du
ſang ſe meut par ce ſeul vaiſſeau, il
s'enſuit qu'elle avoit ſon cours par d'autres vaiſſeaux avant la playe.

Ce corollaire eſt démontré (CXXXVIII.)
& dans l'Anatomie d'Heiſter, page 480.

§. CXLI.

Autre expérience. Liez quelque artere que vous voudrez, elle ſe gonfle
& repouſſe entre le cœur & la ligature ;
s'affaiſſe entre la ligature & l'extrémité
du corps (*a*) ; en même-tems les arteres voiſines qui ſont libres, ſont pouſſées plus fortement. Ouvrez l'artere entre la ligature & le cœur, vous en verrez ſortir un jet de ſang qui eſt rapide,
qu'il cauſe promptement la mort; ſi au
contraire vous faite ouverture entre la
ligature & les extrémités, il ne ſortira
que peu de ſang, & goutte à goutte. Il

(a) *Veſal.* VII. 19, page 568. 569.

faut cependant qu'on ait à faire à une artere folitaire, & qui ne foit pas jointe par une anaftomofe à une grande artere voifine au-deffus de la ligature.

Liez. Harvey a éprouvé dans le ferpent, *C. X.* page 4? que l'aoɪte liée fe gonfloit entre la ligature & le cœur, & n'avoit point de pulfation au-delà de la ligature *C. X I.* page 4?. Une femblable expérience a fait dire à Véfale que les arteres n'avoient point de battement par elles-mêmes, mais qu'elles l'empruntoient de l'action du cœur, laquelle interceptée par la ligature, empêchoit l'artere de battre plus loin, *L. VII.* page 568, 56?. *Edit. de ɪeyde.* Enfin, Harvey *de mot. cord. exerc. III. p. m.* 236 obferve qu'ayant fait une longue fection à une artere, le fang jaillit vivement à l'endroit le plus voifin du cœur, & fort foiblement de l'endroit le plus éloigné. Walæus, *de mot fang. & chyl.* page 775, 786, dit auffi que l'artere fe gonfle entre le cœur & la ligature, & page 7?? qu'au-de-là le fang ne fort que goutte à goutte; & Pecquet ajoute *de cir. fang. & chyl. mot.* page 27, 2?. Edition de Paris, qu'au-de-là de la partie liée, on pourroit faire une amputation fans qu'il fe répandit du fang. M. Senac ne fait ici que copier Boerhaave.

Anaftomofe. Pour que les expériences dont on vient de parler reuffiffent, il faut choifir une artere qui ne communique pas avec quelque groffe artere voifine au-deffus de la ligature; car autrement on n'auroit pas les mêmes phénoménes. Riolan *de circ. fang.* page 621. fait mention d'une expérience qui

appuie ce que je viens de dire. L'artere cubitale ayant été malheureuſement bleſſée,
on eut beau la lier fortement, cela n'empê-
cha pas le ſang de couler par la partie inférieure : & c'eſt pour cette raiſon que dans
l'opération de l'anévriſme, on enſeigne aux
Chirurgiens de faire leur ligature au-deſſus
& au - deſſous de l'artere. Liſez dans M.
Winſlow *des arter.* page 140. Pour connoître
comment l'artere cubitale communique avec
la brachiale, & expliquer l'expérience de
Riolan, & autres ſemblables, faites & allé-
guées exprès par ceux qui voulurent atta-
quer la découverte récente de la circulation ;
je parle de Priméroſe, qui ayant lié la carotide d'un animal vivant, faiſoit ouverture
au-deſſus de la ligature, ſuivant les loix de
l'immortel Harvey, le ſang venant du cœur,
arrêté par cet obſtacle, ne devoit pas venir,
croyoit-on juſqu'à la ligature ; mais l'événement ne répondoit point à l'attente, le ſang
couloit par l'ouverture juſqu'à la mort, quoiqu'un peu plus lentement, que ſi ſon cours
n'eut été détourné. Ainſi voilà, diſoit - on,
d'une air triomphant, comme les ligatures &
les ſections des arteres prouvent la circulation. Mais qu'une telle objection paroît aujourd'hui frivole ! Il eſt de ſi fréquentes
anaſtomoſes bien connuës & démontrées entre les carotides, que tout le ſang de la
droite peut très-aiſément paſſer dans la gauche. On en trouve à l'os hyoïde, à la glande thyroïde, au dos de langue, au voile pa-
latin, &c. Et M. Freind, ce beau genie,
dont les ouvrages nous éclairent aujourd'ui
dans les ſombres labyrinthes de notre Art,
n'a t'il pas démontré tout l'avantage de la
ſaignée

faignée de la jugulaire, fondé fur la communication de cette veine, avec la carotide
externe qui a le même tronc que l'interne.
De plus, il faut confidérer que la carotide a
une double anaftomofe avec les branches de
la vertebrale qui parcourent la moëlle allongée, comme on peut s'en affûrer en confultant
Ruyfch, *Epift.* XII. T. XIII. Cowper, *app. ad
Bidl.* T. II. f. 1. 17. Chefeld. T. XVI. 1. &c.
Le fang de l'artere vertebrale trouvant donc
un endroit qui lui refiftoit moins, j'entens
l'ouverture de la carotide, devoit donc retourner fur fes pas ; couler par la carotide,
par les rameaux qui s'abouchent avec elle ;
& cela, jufquà la ceffation de la filtration des
efprits, dans le cervelet : d'où je concluë
contre l'ignorance, ou la mauvaife foi de
ces fortes d'Obfervateurs, fi fort éclipfés par
Harvey.

§. CXLII.

Le fang vital coule donc par les arteres du cœur vers les extrémités éloignées du cœur, dans tous les points externes & internes du corps, d'une efpace large dans un plus étroit, du tronc
dans les branches ; & par conféquent
tout le fang peut venir dans une artere
quelconque, & fe répandre au-dehors,
& non au contraire.

Il eft clair, parce qu'on a dit que le fang
eft pouffé continuellement vers les extrémi-
mités arterielles dans toutes les parties du

corps , & qu'il ne revient pas des veines dans
les arteres , ni des arteres capillaires dans le
voiſinage du cœur. Il eſt vrai que Leuwenhoeck a vû le ſang revenir dans les arteres
vers le cœur ; mais il y étoit forcé par les
obſtacles qu'il rencontroit ; auſſi reprenoit-
il ſon mouvement naturel , dès qu'il les avoit
diſſipés ; ce qui peut arriver dans le corps
humain comme dans la grenoüille ; & je
crois que cette cauſe produit ces battemens
irréguliers, que chacun éprouve ſouvent en
ſoi même , aux paupieres , aux lévres , aux
cuiſſes , &c. Voyez Leuwenhoeck, Epiſt.
CXII. & *Vol*. II. page 158. 164. 170. 186.
188. 205. 206. Vol. III. page 111 , &c.

§. CXLIII.

Liez auſſi une grande veine , elle s'enfle entre les extrémités & la ligature , &
ne repouſſe point. Elle ſe vuide entre
le cœur & la ligature. Si on l'ouvre entre les extrémités & la ligature , le ſang
en ſort juſqu'à la mort , ou la défaillance. Si on l'ouvre poſtérieurement , il en
ſort à peine du ſang , & il n'importe ſur
quelle veine on faſſe cette expérience , comme le prouve la ſaignée.

Deux expériences ſervent de baſe à ce paragraphe. 1°. Quelque veine qu'on lie , la
partie qui eſt entre les extrémités & la ligature ſe gonfle , & celle qui eſt entre la ligature & le cœur ſe déſemplit. Harvey , *exer.*
I. chap. X. page 47. chap. XI , &c. page 52 ,

&c. Walæus *de mot. chyl. & fang.* page 769.
Verheyen, Pecquet, &c. ont fait cette expérience dans la veine-cave, dans la veine (*a*)
porte, dans les veines de la rate, dans celle
du foye, qui vient à la veine-cave; & fi on
vient à ouvrir la veine près du cœur, elle ne
donne point de fang, & devient lâche. Harvey, *exer.* III, page 236, 249. Walæus, page
795. Pecquet, page 27.

2°. Ouvrez quelque veine que ce foit,
pourvû qu'elle foit un peu confidérable, tout
le fang de l'animal fe répand. Cela arrive
même par la veine de la peau du coude, fi
la ligature eft bien faite. Harvey, chap. XII,
page 53. Dans $\frac{1}{8}$ d'heure tout le fang fort par
la jugulaire [Lower, chap. III.]. Linden
parle d'une très-grande hémorrhagie par la
veine ranine [*De circul.* XV.], elle feroit
mortelle par l'artere, comme l'a triftement
éprouvé l'Abbé de Barwick. Cette mort
caufée par la perte du fang des veines étoit
jadis fréquente, & honorable à Rome. Séné-
que, Pétrone, &c. périrent par cette belle
voye. Or la premiere de ces expériences démontre que le fang vient des extrémités veineufes dans les gros troncs, pour revenir au
cœur, & ne va point du cœur dans les veines, pour être diftribué à toutes les parties du
corps, comme on le penfoit jufqu'au tems
de Harvey; que tout le fang arteriel eft porté dans les veines, & qu'il y a une voye li-
libre & toujours ouverte des tuyaux arteriels dans les tuyaux veineux. C'eft pourquoi, puifqu'il eft prouvé [CXXXIX.]
que le fang des veines coule continuellement

(*a*) Contre le raifonnement de M. Senac, page
481.

par le cœur dans les arteres, & que celui des
arteres coule fans cetfe dans les veines, par
la feconde expérience, ces phénoménes fuffifent pour démontrer très-clairement la circulation ; nom qu'on a confacré au cours du
fang, parce qu'il retfemble à celui d'une ri-
viere, dont le lit formeroit un cercle.

Saignée. Lorfqu'on veut faire une faignée,
tout le monde fçait comment on lie le bras ;
& comme en conféquence de cette ligature
le fang s'amatfe au dedans des veines, qui fe
gonflent entre la ligature & l'extrémité, &
coule par la faignée. Mais le fang qui eft
dans la main n'a garde d'être feul à s'écou-
ler ; il n'y en a pas une livre, & par conféquent la main n'en pourroit fournir deux. Il
fuffit de faire une compreffion au carpe, on
voit s'enfler les veines du dos de la main :
qu'on lie l'axillaire d'un chien, elle acqué-
rera un volume dix fois plus confidérable
qu'auparavant, entre le pied & la ligature,
& fe défemplira, comme on l'a dit des autres
veines, entr'elle & le cœur. Mais, dit-on,
on a beau faire une ligature au coude, ce
n'eft pas de la veine la plus proche que le
fang coule ; ce qui détruit le mouvement
du fang par les veines au cœur ; car s'il étoit
réel, ajoute-t'on, la veine étant étranglée
au coude, le fang jailliroit avec force en
deçà de la ligature. Mais dans ces expériences, il faut confidérer ce qui en fait la ré-
ponfe folide, c'eft que les arteres rampent fi
fort à découvert, qu'un lien fortement ferré
ferme non-feulement le diamétre des veines, mais celui des arteres mêmes. C'eft
pourquoi comme le fang, dans l'épreuve
qu'on fait, ne vient point de l'artere à la

main, la veine dépourvûë de sang ne peut fournir, & avec lenteur, que le peu de sang qui s'est trouvé rendu à l'extrémité de la main ; mais on lâche la ligature, les arteres fournissent de nouveau sang aux veines, & la saignée en va mieux. Il est si vrai que la même ligature comprime les arteres, qu'on ne sent presque point alors le pouls, comme l'ont observé Harvey, chap. XI, page 49. & Walæus, page 796, 798. Primerose objecte encore qu'ayant ouvert une veine en deux endroits, le sang coule mieux près du cœur, que près de la main. Mais supposé que cette expérience soit bien vraie, ce n'est peut-être, que lorsque la veine profonde du bras est tellement gênée par les deux ligatures, que le sang de la veine profonde coule de la partie qui la est plus voisine du cœur, tandis que le sang d'un plus petit rameau coule de l'autre. Voyez Eustachi, T. XXVI. & Pecquet, l. c. page 28.

§. CXLIV.

Le sang a donc un cours rapide de tout le corps dans cette veine, en sorte qu'il revient par elle des extrémités du corps au cœur ; des lieux où la veine est la plus étroite, vers ceux où elle est très-large ; des branches au tronc, & non autrement, comme les valvules (133.) nous en convainquent.

Valvules. Harvey est le premier qui ait réfuté les opinions ridicules des Anciens sur les valvules, & qui ait établi leur véritable

uſage, chap. XIII. qui eſt de ſoutenir le
ſang, & de l'empêcher de retomber vers les
parties deſquelles il vient ; ce qui eſt ſolidement confirmé par les injections anatomiques, qui ſont elles-mêmes ſi fortement ſou-
tenuès par les valvules, que la matiere céracée eſt repouſſée, ou que la veine même
creve, comme Haller l'a vû arriver dans
l'angulaire de la mâchoire, dans les iliaques,
&c. Elles ſe gonflent ſous la forme de
nœuds lorſqu'on lie le bras, & conſéquemment les veines cutanées ; & par la même
raiſon, lorſque l'uterus comprime les veines iliaques, elles forment les varices des
femmes groſſes, mal qui vient de tout ce
qui empêche le reflux du ſang par les veines.

§. CXLV.

On doit donc tenir pour conſtant què
toutes les arteres du corps portent ſans
ceſſe avec vélocité le ſang vital du ventricule gauche, par les troncs des arteres dans leurs branches, & de-là à toutes les parties du corps, tant internes
qu'externes.

Toutes. Et cela eſt également vrai dans les
plus petits vaiſſeaux. Les veines dans leſquelles il ne peut entrer qu'un ſeul globule de
ſang, en forment peu à peu de plus grandes, qui ſe rendent enfin aux veines principales ; Leuwenhoeck, T. II, page 166, 176.
T. III, page 119. De ſorte qu'on doit dire
des veines, comme des arteres [CXLII.],
que le ſang veineux, rétrograde quelque-

fois vers les lieux d'où il vient : Effet d'obftruction, qui n'eft pas long ; la circulation fe remettant elle-même, pour ainfi dire, en fon devoir. II. page 208. III. page 165.

§. CXLVI.

Et qu'au contraire toutes les veines du corps (excepté la veine - porte) prennent le fang des extrémités arterielles (145.), & le reportent continuellement dans leurs rameaux ; de ces rameaux dans leurs troncs ; de-là dans le finus veineux droit ; & enfin en partie dans l'oreillette droite.

Reportent. Au - delà de la ligature d'une artere, vers les extrêmités, on voit toutes les veines devenir lâches & fe vuider, tandis qu'au - deffus, vers le cœur, le gonflement & le battement augmentent. Donc les veines reçoivent le fang arteriel, & le reportent au cœur.

§. CXLVII.

Car le fang accumulé dans le finus veineux (135.), peut être pouffé par l'action du mufcle qui le tapiffe dans l'oreillette droite quand elle vient à fe relâcher. Effectivement loin, que rien s'y oppofe, cette détermination eft aidée par le mouvement du fang veineux qui eft pouffé en cet endroit.

K iiij

L'oreillette. M. Boerhaave ſembleroit ici admettre une ſucceſſion alternative dans la réplétion du ſinus & des oreillettes ; de façon que l'une précédât, & l'autre ſuivît à cauſe de la ſtructure muſculeuſe du ſinus veineux ; en quoi il ſeroit d'autant plus contradictoire avec lui-même, qu'il fait en même-tems joüer ailleurs [CLIX. CLXIII.] les ſinus & les oreillettes, & il y étoit forcé. Lorſque la partie voiſine de la veine - cave remplit le ſinus droit, rien n'empêche l'oreillette droite de ſe remplir en même-tems, ces deux parties étant formées par un ſeul ſac continu, dont les ſiéges ſont diſtingués à la vérité par une différente fabrique, mais non par aucun mur de diviſion, par aucun parois. Et comme le ſinus eſt poſtérieurement continu aux deux veines-caves, la moitié de leur ouverture antérieure eſt obliquement coupée en quelque ſorte dans l'oreillette. Pour la gauche, c'eſt un ſi grêle appendice de ſon ſinus, qu'elle ne reçoit qu'une petite portion de ſon ſang, & ne peut rien pouſſer dans le ventricule gauche, que par l'action de ſon ſinus. Nous penſons donc que notre Auteur s'exprime ici autrement qu'il ne penſe.

§. CXLVIII.

Et comme (*a*) l'oreillete tant droite que gauche eſt un muſcle cave d'une aſſez grande capacité, qui a deux rangs de fibres fortes, leſquelles en ſe croiſant forment des tendons oppoſés, un

(a) *Lower.* de Cord. T. 5. F. 2.

muscle garni d'une infinité (*a*) d'arteres & de veines, qui bordent par une bande tendineuse l'orifice veineux du ventricule droit; un muscle, dis-je, qui est uni, (*b*) & tient à la veine - cave par un autre tendon plus dur, presque circulaire; il est évident que quand ce muscle vient à se contracter, il pousse le sang avec beaucoup de force dans le ventricule droit relâché.

L'oreillette dans le sens qu'elle est prise par M Boerhaave . est un demi sac dont la capacité représente la moitié d'un corps presque elliptique, si ce n'est qu'il envoye supérieurement une espece d'appendice vers l'artére pulmonaire, continu au cœur du côté droit, ayant derriere soi un sinus, & extérieurement, & les ouvertures des deux veines-caves, & cette partie du sinus, qui fait le milieu des veines, & les réunit. Elle est d'une substance membraneuse, d'une force fort modique. La membrane du sinus n'est pas plus robuste ; elle a cependant des fibres charnuës en propre. Ruysch, *Ep.* X. XX. F. 4. Mais dans cette partie qui regarde le sinus & contient le sang, on trouve des brasselets rouges, fréquens, & rangés sur cette membrane, formant en se croisant des angles très-aigus, ou même paralleles, de grandeur diverse, & dont l'extrêmité antérieure s'implante dans le sinus. Lower *de cord.* T. V. f. 2. Vieussens *du cœur*

(a) *Ruysch.* Ep. 1◌. T. 11. F. 1, 2, 3, 4, 5.
(b) *Eustach.* T. 6. F. 5.

T. XII. La poftérieure fe termine à l'orifice droit veineux. Ils font tous diverfement entrelaffés par d'autres petits braffelets intermédiaires. Ruyfch l. 1. f. 5. Louwer l. 1. Winflow *de la Poitr.* 67. L'oreillette n'a pas dû, fans doute, manquer de force mufculeufes, puifque le cœur même relâché, oppofe une force d'*inertie* à la dilatation : & cela eft d'ailleurs démontré par la fection des animaux vivans, dans lefquels les oreillettes fe contractent & palpitent aux approches de la mort, jufqu'à ce qu'elles puiffent vaincre la réfiftance du cœur. (CLIX.) Au bord inférieur de l'oreillette eft un bord éminent membraneux, tantôt large, tantôt fort étroit, femblable à un croiffant, qui termine l'oreillette, & forme une efpece de levre, ou de rebord qui augmente fa cavité, & s'étend de la partie moyenne antérieure du finus, au milieu de la partie poftérieure. C'eft la *Valvule* d'Euftachi, dont l'utilité eft, quand l'oreillette fe contracte, de retenir le fang dans l'adulte, de le détourner de l'embouchure inférieure de la veine-cave, & de le déterminer dans le ventricule droit ouvert. Haller a fait un Ecrit particulier à ce fujet, & y renvoye.

On peut donc regarder avec notre Auteur l'oreillette comme un mufcle qui doit vaincre la réfiftance du cœur, & devroit, fuivant CXLVII. céder à l'action du finus veineux. cependant il ne faut pas croire que fa force foit égale à celle du ventricule droit, qui doit l'emporter fur la réfiftance & la dureté de l'artére pulmonaire, & des plus petits vaiffeaux du poulmon; tout le fang veineux n'en eft pas moins verfé d'une feule fois dans le

ventricule droit. C'eft une erreur de penfer
avec Primerofe , p. 76. 77. & Defcartes *de*
l'Homme §. 3. qu'il ne tombe que goutte à
goutte, & que l'oreillette s'y mette à tant de
reprife. Harvey eft le premier qui ait fçû que
le ventricule droit reçoit deux onces de fang
à chaque contraction de l'oreillette, p. 26.
Mais Defcartes n'a pas daigné profiter des
connoiffances de cet excellent Obfervateur.
Peut-être même que Servet c. 11. p. 68. n'eut
pû lui défiller les yeux. On aime mieux fon
fyftème , que la vérité trouvée par autrui.

Grande capacité. L'oreillette droite eft beaucoup plus grande que la gauche , dont la fabrique eft la même , (à une petite crête près
que femble former l'extrêmité des braffelets
extérieurement éminente & fenfible. Ruyfch
Ep. X. p. 7. T. XI. f. 1. 2.)& repréfente prefque l'S des Latins par une ou deux courbures
que forme ce réfervoir. Mais réciproquement
le finus droit eft beaucoup moins vafte que
le gauche : en voici la raifon. Les oreillettes
font deftinées à empêcher la concrétion du
fang ; or la droite reçoit un fang moins mobile , & qui a plus befoin d'agitation; car celui qui vient du poulmon dans la gauche, eft,
& doit être, mobile, & fluide. Il n'étoit donc
pas néceffaire qu'il trouvât tant d'efpaces,& fût
tant fécoüé : & par la même raifon le finus
gauche doit être plus lâche , l'oreillette du
même côté étant plus ferrée , afin que tout
•le ventricule gauche pût contenir à peu près
autant de fang , que le droit.

§. CXLIX.

Car alors le cœur étant vuide, & allongé, les trois (a) valvules tricufpidales fe retirant en arriere latéralement,
& vers la pointe du cœur, par la retrac-
tion qui fe fait alors des palpilles charnuës, rondes, oblongues, qui naiffent
des parties latcrales du cœur droit, il
fuit que la voye eft affez ouverte, &
par conféquent que rien ne s'oppofe à
ce trajet.

Allongé. Il y a eu fur cela de grandes dif-
putes qui feront expofées dans la fuite. V.
CLXXXVII.

Valvules. De cette ellipfe blanche qui termine de toutes parts l'orifice veineux droit,&
joint le finus & l'oreillette au cœur,s'éleve la
membrane forte & double,(le foufle paffe entre les deux) qui forme le finus, en anneau
blanc, tendineux, lequel defcend au-dedans
de la cavité du ventricule droit, non pas
partout à la même profondeur; car antérieurement il eft plus profond, & defcend plus
près de la pointe du cœur, & inférieurement
il eft plus court. Du bord libre naiffent de
toutes parts des cordes tendineufes, qui forment différentes couches, & divers entrelace-
mens entr'elles,(Winflow,*Mem. de l'Acad. des
Scienc.* 1711. Cowper *Myot. nov.* T.XXXVIII.

(a) *Vieuff.* de remot. & prox. Mixt. Princ. T. 6.
l. hhh. kkkk. *Vefal.* l. 6. F. 7. l. K L M O. *Ruyfch.*
Adv. 1. page 16. *Euftach.* T. 16. F. 3.

f. 2. T. XXXIX. f. 3.) & avec les braſſelets
charnus du cœur. Le nombre de ces cordes
tendineuſes eſt incertain , & elles ſont retenuës par ces braſſelets. Les intervalles qui di-
ſtinguent la plus large partie de la plus étroite
de l'anneau membraneux , ſont cauſe qu'au
lieu des trois valvules, la plûpart des Anatomiſtes n'ont décrit qu'un ſeul anneau continu
elliptique ; puiſqu'il eſt certain que nulle part
l'anneau ne paroît pas coupé juſqu'à l'orifice
veineux , mais qu il l'environne partout ſans
interruption. V. Euſtach. T. VIII. f. 6. T.
XVI f. 3. Cowp. *Myot. nov.* T. XXVIII. f.
2. La connoiſſance de ces valvules *Triglochi-
nes* eſt très-ancienne. Eraſiſtrate les a fort
bien décrites. Leur méchaniſme n'eſt pas difficile à comprendre ; car puiſqu'elles ſont fi-
xement attachées à la circonférence de l'orifice veineux, & qu'elles pendent par leur bord
libre & flottant au - dedans de la cavité du
cœur , il eſt de toute néceſſité que le ſang
pouſſé du ſinus & de l'oreillette, trouvant une
voye ouverte , les écarte de l'axe de ſon courant, & les applique aux parois du cœur. Mais
le même ſang ſortant du cœur, & empruntant
toute la force de ſon expulſion des parois
de ce muſcle , rencontrant au-devant de lui
les valvules, les pouſſe, les preſſe pour trouver
paſſage, juſqu'à ce qu'il les ait tellement étenduës , que, devenuës paralleles à la circonférence de l'orifice veineux , elles ferment totalement cette entrée dans la veine-cave : &
alors retenuës par les papilles muſculeuſes
du cœur, elles ne cedent point au delà , mais
tiennent bien fermée l'embouchure des veines. *Colleg. Amſtel. Obſ.* p. 23. &c. C'eſt pourquoi , puiſque rien ne retourne d'un cœur

vivant dans la veine-cave liée auprès du cœur, grace à l'action des valvules, (Meibom. *de val. Venir.*) & comme elles foutiennent tout l'effort de la contraction du cœur, autant de fois qu'il fe contracte durant la vie, leur réfiftance les endurcit ; deforte qu'il s'y forme d'abord des grains charnus, ou comme des ganglions; enfuite leur circonférence épaiffi, fe gonfle, fe durcit, & enfin s'offifie, ou même fe pétrifie, comme je l'ai fouvent remarqué moi-même d'après nos Auteurs. Il ne paroît pas que les paiplies mufculeufes puiffent ouvrir les valvules, puifqu'elles font dans l'inaction toutes les fois que le cœur fe remplit, & que les valvules font en action ; mais elles tiennent les valvules continuës, & cohérentes entr'elles.

§. C L.

La ftructure de la partie, les phénoménes qui fe préfentent à l'ouverture des animaux vivans, le fouffle, les injections, confirment la même chofe.

Vivans. Tous ces mouvèmens peuvent fe voir facilement dans les chiens.

Souffle. Ce foufle pouffé par le ventricule droit, n'a garde de paffer dans la veine-cave. La façon dont il éleve lui-même les valvules tricufpidales l'en empêche.

Injection. Les valvules peuvent foutenir tout l'effort de la cire injectée.

§. CLI.

Mais fi le ventricule droit, ainfi plein de fang, le pouffe par la contraction de fes fibres vers fes ouvertures, & en mê- me - tems exprime fortement de fa fub- ftance le fang veineux, par les veines qui s'ouvrent dans fa cavité, & pouffant fortement de toutes parts, le mêle inti- mément à celui qui y eft déja contenu ; alors fes parois en s'élevant, élevent les valvules tricufpidales, lefquelles font tellement liées par des colomnes char- nuës qui font à l'oppofite les unes des autres, que, quoique entierement affaif- fées, elles ne peuvent jamais s'appli- quer aux parois de l'antre droit. Ces valvules élevées, fe joignent enfin fi bien vers l'oreillette droite où elles font pouf- fées, qu'elles en ferment exactement l'ouverture, & empêchent le fang d'y rétrograder. En effet, ces mêmes co- lomnes ne peuvent être davantage pouf- fé en arriere. Le fang veineux qui re- vient en même-tems de toutes les par- ties du corps, foûtient les valvules, & les empêche d'être trop pouffées vers le finus veineux, par la forte compreffion du cœur.

Empêchent. Plus le cœur fait d'effort pour

pouffer en dehors les valvules, & forcer le
fang dans la veine-cave, plus les valvules réfiftent à leur tour ; car comme elles ne font
retenuës que par les colonnes charnuës du
cœur, il ne peut agir aucunement, qu'il ne
contre-agiffe fur lui-même, & fe réfifte au
moyen de l'action naturelle des mufcles qui
s'oppofent à leur dilacération. En effet je ne
penfe pas qu'on ait jamais vû des tendons
ou des mufcles déchirés. Le choc que les valvules ont à effuyer, eft beaucoup diminué
par la dérivation qui fe fait du fang dans
l'artére pulmonaire ; & fi jamais les valvules
fentent l'effort du cœur, & plient en quelque
forte fous le fardeau, c'eft lorfqu'une obftruction au poulmon empêche le fang d'y paffer librement ; mais les valvules extrême-
ment détenduës oppofent à peine une certaine réfiftance au fang. Il fuit de ce qu'on
vient de dire, que le fang enfile le chemin du
poulmon par l'artére pulmonire qui s'ouvre
au paffage de ce fluide. Il y a long-tems que
Galien a obfervé que les artéres étoient fermées lorfque les veines fe vuident dans la
cavité du cœur, *de uf. part.* l. VI. c. XV. &
cette clôture fe fait au moyen de la partie
antérieure de la valvule veineufe, qui eft
très-grande ; *antérieure & fupérieure*, fuivant
Trew, *de différent. Intern nat. & non nat. Fig.*
45. Enfin tandis que le cœur fe contracte, le
fang de tout le fyftéme veineux ramaffé dans
le finus droit du cœur, & attendant qu'il fe
relâche, abaiffe les valvules, & réfifte à
l'action du cœur, tant par fon poids, que par
le fang qui vient toujours à fa fuite par les
veines.

Veineux. Lorfque le cœur relâché vient à

s'emplir de fang, tout ce mufcle devient fort rouge. Toutes les artéres & veines coronaires font en effet gonflées du fang pouflé dans les coronaires par la contraction de l'aorte. Le cœur vient-il alternativement à fe reflerrer ; il expulfe tout le fang dont les fibres charnuës s'étoient abreuvées l'inftant précédent, & il poufle le fien propre par les grandes veines coronaires dans le finus & l'oreillette droite, & dans toute fa cavité par les veines exhalantes ; de forte que de rouge il devient pâle ; & il n'eft pas hors de vraifemblance que le fang des artéres coronaires, qui fe trouve dans les plus grands troncs, retourne dans l'aorte par l'ouverture même des coronaires. On voit très-bien cette pâleur, & cette rougeur alternativement dans le cœur des poiffons, parce qu'il n'a qu'un finus, qu'un ventricule, qu'une veine, & une artére. Le finus veineux eft le premier qui fe gonfle, enfuite le ventricule, enfuite l'artére, qui fe gonfle de fang, rougit, & de nouveau le finus veineux, &c. toujours fuivant le même ordre.

§. CLII.

Les mêmes caufles pouflent le même fang (151.) de bas en haut, fur les trois (*a*) valvules fémilunaires, fituées à la circonférence de l'embouchure de l'artere pulmonaire, les appliquent aux parois de cette artere, & lui font prendre fa route par elle feule.

(a) *Vieuff.* au même lieu. T. 7. l. c. c. c. *Vefal.* I, 6. F. 8. l. E. F. G. *Euftach.* T. 16. F. 4.

Valvules. Il paroît par le témoignage de Galien, *Placit. Hippocr. & Platon.* l. VI. c. VI. que ces valvules furent auſſi connuës d'Eraſiſtrate. Ce ſont trois diverſes membranes qui ſe trouvent toujours, & qui de l'embouchure de l'artére du poulmon s'élevent vers ce viſcere; de ſorte que le ſang ne peut paſſer par le cœur ſans appliquer ces voiles aux parois de cet artére ; & conſéquemment il ſe fait ainſi jour avec facilité dans le poulmon. Mais lorſque le tuyau artériel ſe contracte, le mouvement commençant aux parois de ce tuyau, pouiſe le ſang vers ſon axe, & le ſang à ſon tour fait marcher devant lui & redreſſe les valvules, juſqu'à ce qu'enfin les trois s'aſſemblent & s'uniſſent au centre, de façon que tout le canal en ſoit fermé. Cowp. l. c. t. XL. f. 3. 5. leur ſtructure eſt faite non-ſeulement d'une double membrane interne de l'artére, mais encore de fibres charnuës ſemées çà & là entre les membranes, où elles marchent tranſverſes, ou inclinées, tantôt blanches, tantôt plus charnuës. Cowper. T. XXXVII. f. 3. 4. 5. Supérieurement & inférieurement ce voile valvuleux eſt terminé par un arc de cercle; mais le bord ſupérieurement eſt ſouvent ſéparé en deux arcs, partagés eux-mémes par une eſpece de petit ganglion charnu, appellé le bouton de Morgagni, quoiqu'il ne l'ait décrit *Adv.* 1. t. IV. f. 3. qu'après Arantius. *Obſ. Anat.* c. XXXIV. pag. 95. Il s'en trouve ſouvent un ou deux dans l'artere pulmonaire, & très-rarement dans l'aorte. Comme ces artéres ont à eſſuyer tout l'effort du ſang, qui par leur propre contraction pouſſé de tout côté, cherche à revenir au cœur, ſouvent elles ſont oſſifiées ou en-

flées comme d'une substance charnuë. Cowp.
T. XL. f. 4. 6. *Act. Berol. Dec.* I. vol. 9. p. 57.
vol. Ruysch. *Observ. Anat. Chir.* LXIX. Ces
valvules sont appellées depuis un tems très-
ancien *semilunaires*, ou *figmoïdes*, nom tiré
des lignes qui terminent ces voiles.

Route. C'est pourquoi cette attére étant liée,
s'enfle entre le cœur & le poulmon. Pecquet.
l. c. *chap.* III.

§. CLIII.

La substance, la figure, l'enchaîne-
ment de ces mêmes valvules (152.),
indiquent que, lorsqu'elles sont remplies, l'effort du sang de l'artere pulmonaire contre le ventricule droit, les arrange de maniere qu'elles se joignent, &
bouchent exactement le chemin, & soû-
tiennent ainsi d'autant mieux l'impétuo-
sité du sang, qu'elle est plus considérable. Mais dans ce même instant le sang
qui a déja été poussé du sinus veineux
dans les cavités du cœur, soûtient ces
valvules du côté de ces mêmes cavités ;
de peur que le sang de l'artere pulmonaire, par un reflux trop violent, ne les
rompe, ou ne les dilate trop.

Exactement. Comme on vient de le voir
dans le précédent §. On a beau pousser de
l'air, ou une injection même de cire par les
artéres, ces valvules peuvent tout soutenir :
elles ne cedent pas facilement. Il faut conve-

nir que dans le vivant, le fang ne peut manquer de féconder beaucoup leur force & leur
réfiftance, lui qui remplit tout-à-fait les ventricules dans la diaftole, qui eft alors très-
confidérable. On fçait encore par les expériences de Meibomius *de valvul.* l. c. qu'on a
beau lier l'aorte, rien ne rentre dans le cœur.
Cette groffe artére refte feulement gonflée de
fang déja reçû, & bien arrcté.

§. CLIV.

La ftructure de la partie, les phénoménes qu'on a obfervés dans les animaux vivans ouverts, l'artériotomie,
l'injection confirment li même vérité.

Ce paragraphe eft fuffifamment éclaircí
par tout ce qui vient d'ctre dit il n'y a qu'un
moment. (CLII. CLIII.)

§. CLV.

Donc tout le fang veineux, c'eft-à-
dire, le fang de tout le corps (145.),
eft pouffé, ou mû, continuellement, promptement, & avec beaucoup de force, du
finus veineux, par l'oreillette & le ventricule droit, dans l'artere pulmonaire
feule.

Celui-ci n'eft auffi qu'un corollaire très-
évident.

§. CLVI.

Tout le fang du poulmon (155.) que le (*a*) finus veineux gauche reçoit des quatre grands vaiffeaux qui concourent à le former, peut être auffi pouffé par l'action des fibres mufculaires de ce finus dans l'oreillete gauche, quand elle vient à fe relâcher ; car elle ne diffère de la droite (*b*) que parce qu'elle eft bien plus petite ; mais au refte fa ftructure & fa pofition font les mêmes, & rien ne s'oppofe à ce paffage. Ainfi le fang eft delà aifément pouffé par la même caufe (148.) dans la cavité gauche du cœur, quand elle fe dilate ; & comme il y a ici deux valvules (*c*) mitrales dans la même difpofition, (148. 149. 150.) cela fait que le fang ne peut revenir par la même voye (151.).

Sinus. Fait, comme on l'a déja dit CXXXVI. d'une forte membrane, & de fibres charnuës de divers genres, qui fe trouvent entr'elle & la tunique interne.

Oreillette. Il n'y peut entrer que quelque

(a) *Ruyfch.* Ep. T. 11. F. 1. 1. DD. & * *Euftach.* T. 15. F. 5. 49-45. 40-46.
(b) *Euftach.* T. 16. F. 5, 6.
(c) *Vieuff.* de remot. & prox. Princip. Mixt. T. 8. l. hh. 2. 1. 1. 1. v. *Lovv.* de Cord. T. 5. F. 1. l. ddee. *Vefal.* l. 6. F. 9. l. EGH. FGH. *Euftach.* T. 16. F. 6.

portion du fang ; portion qui n'eft pas for
confidérable, & telle que cette forte d'appendice peut en contenir.

Deux valvules. Il n'y en a qu'une, qui defcendant de l'orifice ovale veineux gauche,
tient fortement par des tendons femblables à
ceux des autres valvules à des colonnes du
ventricule gauche, qui font plus fortes que
dans le droit. La partie antérieure & fupérieure de cette valvule, qui eft la plus large,
couvre tellement l'embouchure de l'aorte,
que le fang qui vient au cœur par la veine
pulmonaire, ferme toute l'entrée de cette artére, comme l'a fçû Arantius même, *Obfe. v.
Anat.* p. 94. & le même fang forti par l'aorte, fe bouche, & s'interdit à lui-même, le reflux dans les veines. Voy. CLI. cette valvule
a la même fabrique, & il en réfulte les mêmes effets. Voyez auffi les belles Figures de
Cowper. T. XXXIX. f. 1. 2. Le ventricule
gauche étant plus fort que le droit, & portant fortement contre les valvules veineufes,
toutes les fois qu'il chaffe le fang de l'aorte,
qui oppofe une grande réfiftance, la veine
pulmonaire n'avoit pas befoin de trois valvules ; auffi n'y en a-t-il qu'une, dont plufieurs en font deux, parce qu'elle eft fenduë ;
de forte qu'ils prétendent que l'entrée des veines du côté gauche eft bouchée par les deux
valvules qui fe placent l'une fur l'autre,
pour la mieux fermer, tandis qu'à droite les
valvules ne font que s'unir.

Du cœur. Liez la veine pulmonaire, elle
fe gonflera entre les poulmons & la ligature.
Waleus p. 766. au lieu que l'aorte fe gonfle
entre le cœur & la ligature (CLVII.). Nous
parlerons ailleurs de la circulation du fang

dans le fœtus, mais ici & dans le ς. fuivant, l'Auteur avertit qu'il ne parle que de l'adulte.

§. CLVII.

Et à caufe de trois (*a*) valvules fémilunaires qui font placées au commencement de l'aorte, le fang eft pouffé par les mêmes caufes (1 5 2. 1 5 3. 1 5 4.) en droite ligne dans cette groffe artere, (fur-tout lorfqu'elle eft en repos) fans qu'il puiffe refluer dans le cœur, tant le paffage eft exactement fermé par ces valvules. Il s'agit ici d'un homme adulte, & qui refpire comme on fait ordinairement.

§. CLVIII.

Tout le fang qui a été porté au poulmon (1 5 5.) eft donc pouffé fans ceffe, avec force & viteffe, du poulmon dans le finus veineux gauche, dans l'oreillette gauche, dans le ventricule gauche, & delà dans l'aorte.

Pour ne point troubler l'ordre des phénoménes §. CLIX. nous allons parler ici des dernieres hypothèfes de Lancifi & de Nichols.

(a) *Vieuff.* au même endroit. T. 9. 222. Lovv. de Cord. T. 4. 3. bbb. *Vefal.* l. 6. F. 10. l. BCD. *Morgag.* Adv. 1. page 18, 19. T. 4. F. 3. a a a b b b. *Euftach.* T. 16. F. 5.

La diſſection des animaux vivans a fait croire à Lanciſi que le cœur & les oreillettes ne ſe contractent point en des tems différens; que la contraction entiere des oreillettes, (qu'il confond, comme bien d'autres, avec les ſinus) ne précede point, celle des ventricules, mais que l'oreillette commence à la vérité d'abord à ſe contracter, & finit en même tems que commence la contraction du cœur, *de mot. cord. prop.* LIX. LX. LXI. Voici un argument qui refute ces idées. Les valvules de l'entrée des veines droites CLI. & gauche CLVI. de l'artére pulmonaire & de l'aorte, couvrent tellement ces ouvertures, qu'il ne peut ſe faire, que le ſang coule en même tems dans le cœur, que les valvules veineuſes ſoient appliquées à leurs parois, & qu'en même tems quelque choſe coule du cœur dans des artéres dont l'entrée ſoit ouverte, comme Lanciſi l'a voulu ſans fondement. XII. XIII. Pour Nichols, il a prétendu *Comp. Anat.* que les deux oreillettes ne ſe contractoient point en même tems, non plus que les deux ventricules; mais que lorſque l'oreillette droite ſe contractoit, le ſinus gauche ſe relâchoit, & que la contraction du ventricule gauche étoit à la fois de la partie; mais que lorſque l'oreillette droite ſe dilatoit, le ſinus gauche ſe contractoit auſſi, tandis que le ventricule gauche s'ouvroit. La réponſe à tout cela eſt, que l'action des ſinus ne peut ſe faire en des inſtans différens, le droit & le gauche étant liés par une large membrane commune, & qui remplit leur eſpace du milieu, & les ventricules ayant auſſi en communauté, pour ainſi dire, leur premiere couche de fibres, & pluſieurs autres fibres qui, en ſe croiſant, paſſent

fent aux deux furfaces de la cloifon mitoyenne
des ventricules (CLXXXIV.) il eſt donc impoſſible que les mêmes fibres, ou des fibres é-
troitement liées entr'elles, ſoient à la fois lâches
dans le ventricule droit, ou dans ſon ſinus, &
contraĉtées dans le ſinus, ou la cavité gauche.
C'eſt la même conſtante cohéſion des fibres
du cœur, enſuite la néceſſité d'un repos alternatif, & l'obſervation certaine du relâchement de tout le cœur dans ſa diaſtole, qui
empêche les connoiſſeurs de penſer avec
Scharfchmid, que l'aĉtion des fibres longitudinales rend le cœur plus court, & plus large,
& que tour à tour reſſerré par les fibres tranſverſes, il ſe vuide du ſang qu'il contient. *Epiſt.*
ad Eller. Suppoſons que le cœur reſte un inſtant en contraĉtion, comme il ne reçoit rien
par les veines (CXLIX. CLVI.), le ſang
doit s'amaſſer devant l'embouchure veineuſe
droite, & remplir ainſi le ſinus & l'oreillette
du même coté : & la même choſe ſe paſſe à
gauche. Enſuite lorſque les artéres coronaires ſe ſont abſolument vuidées, & que le
poids du ſang ſur les nerfs du cœur les réſout
& les rend pour un moment comme paralytiques, le cœur doit ſe relâcher : d'où il ſuit
que le ſinus veineux droit vient à ſurpaſſer la
réſiſtance du cœur, qui dans un muſcle relâché n'eſt que *force d'inertie*, & conſéquemment verſe dans la cavité droite le ſang qu'il
avoit reçû des veines ; & comme la même
manœuvre ſe fait dans le ſinus gauche, il ſuit
que le ventricule du même côté eſt rempli
de la même maniere. Enſemble & en même
tems les artéres coronaires ſont remplies par
l'aorte, & lorſque cette artére, & celle du
poulmon ſont vuides, les nerfs ceſſant d'être

comprimés ſe relevent , les eſprits peuvent y
paſſer , & conſéquemment les cauſes de la
contraction du cœur renaiſſent ainſi à chaque inſtant de la vie, entretenuës par un ſang
qui ſe ſuccede toujours en cercle avec rapidité , & forme une circulation ſi ſûre au
moyen de toutes ces merveilleuſes ſoûpapes ,
que l'induſtrie de la nature a formées pour
notre longue conſervation.

§. CLIX.

Voici les phénomenes qui accompagnent ce mouvement dans l'homme vivant , & qui ſont fort ſenſibles.

1. Les deux ſinus veineux ſe rempliſſent enſemble , ſe gonflent , & enſemble
les deux oreillettes , qui alors deviennent
rouges.

2. Les deux oreillettes s'affaiſſent enſemble , & enſemble les deux ſinus veineux.

3. Ils ſe rempliſſent dans le même
moment que le ſang eſt pouſſé par la
preſſion du ſang veineux , & par la contraction des fibres muſculaires du ſinus
veineux voiſin.

4. Dans le même tems les deux ventricules ſe contractent enſemble , ſe
vuident de ſang , pâliſſent , & les deux
grandes arteres ſe rempliſſent, & ſe dilatent.

5. Au moment qui ſuit ce reſſerre-

ment, les deux ventricules déja vuides s'affaissent, s'allongent, s'élargissent, acquierent plus de capacité, & rougissent.

6. A peine cela est-il arrivé que les deux oreillettes, & les deux sinus veineux qui sont musculeux, se contractent par un mouvement musculaire, expriment le sang qu'ils contiennent, & le chassent dans les cavités du cœur. Alors les oreillettes pâlissent.

7. Les sinus veineux & les oreillettes se remplissent en même-tems de nouveau, comme dans le premier phénomene, & toutes ces mêmes choses reviennent, recommencent, & continuent suivant le même ordre, jusqu'à ce que l'animal soit prêt de mourir.

8. Quand les oreillettes, ainsi que les sinus veineux palpitent souvent, tandis que les ventricules ne se contractent qu'une seule fois, le ventricule gauche reste alors le premier dans l'inaction, après lui son oreillette ; ensuite le ventricule droit, & en dernier lieu l'oreillette droite. On trouve toûjours après la mort la cavité gauche vuide de sang, au lieu que la droite en est toujours remplie.

Vivant. Dans les chats, dans les chiens, dans les lapins, &c. on voit les oreillettes, les ventricules, battre, ainsi que la veine-cave même, plusieurs heures après la mort, &

tout ſe paſſe en un mot dans les animaux ;
comme notreAuteur le marque dans l'homme.

Les deux. Harvey *Exerc.* 1. p. 26. contre
Nichols 30, Lower. 11. p. 84. Walæus. p.
784. (celui-ci a cependant vû cet ordre ſe
troubler dans les mourans). Borelli *de mor.
anim. Prop.* LIV. LV. &c. Tous nous apprennent que les deux ventricules ſe rempliſſent,
& ſe vuident en même tems.

Rempliſſent. La veine-cave ſe décharge dans
l'oreillette , qui comme on l'a déja dit , ne
forme qu'un même ſac avec le ſinus ; ſac qui
ſe remplit dans le même tems.

Alors. Le mouvement ſucceſſif du ſinus ,
de l'oreillette , & du cœur , a été fort bien
obſervé par Stenon dans le corbeau aquatique. Le cœur ne bat qu'après la contraction
des oreillettes. Sten. à Barth. *Ep.* XCIII.
cent. III. & *Act. Haffn.* II. p. 145. Harvey p.
26. 27. 29. 33. Lower. c. 11. p. 66. Walæus.
l. c. Drélinc. *Canic.* II.

Pâliſſent. Le ſang ſort des ventricules dans
la ſyſtole du cœur. Harv. p. 23. Wal. II.
802. Drel. *Can.* II.

Artéres. On ſçait par expérience que la
contraction du ventricule droit remplit l'artére pulmonaire. Stén. *Act. Haffn.* I. p. 141.
Harvey. c. III. p. 24. 29. 33.

S'allongent. V. CLXXXVIII.

Rougiſſent. La rougeur & la paleur alternatives du cœur ont été fort bien examinées
dans le fœtus d'une chienne par Sténon. *Act.
Haffn.* p. 149. Harv. c. 11. p. 22. 23. Lower.
c. III. p. 168.

Mourir. Coupez la carotide d'un chien vivant, le ſang ſort d'abord à gros boüillons ,
enſuite il jaillit moins , coule lentement , ſe

rallentit de plus en plus , s'arréte & revient d'une façon interrompuë , jufqu'à ce qu'en-fin il ne forte plus aucune goutte de fang. En cet état le cœur eft fermé , & ne bat plus , mais les oreillettes palpitent & fe contractent encore quelquefois , jufqu'à ce que remplies d'un nouveau fang veineux qui leur vient par petites ondes, elles ne fe contractent plus, & que le cœur reprenant des forces, fe contra-&e encore une fois lui-même à l'heure qu'on ne s'y attend plus , & avec plus de vivacité que jamais. Après ce nouvel effort , le cœur ne bat plus , l'animal eft une ou deux minu-tes fans refpirer , & le cœur met plus d'inter-valle entre fes battemens ; parce que le fang vient avec plus de lenteur , & en moindre quantité dans l'oreillette, & que ce fac palpite, jufqu'à ce qu'il ait reçu autant de fang, qu'il en faut pour vaincre la réfiftance du cœur , qui fe remplit & fe vuide derechef ; mais il eft encore plus long tems tranquille , & fes contractions deviennent toujours plus foi-bles ; ce qui dure jufqu'à ce que le froid ait glacé le fang dans les veines, qui fe refler-rent , & que les finus fourniffent fi peu de fang au cœur , qu'il n'a plus la force d'agir ni de vaincre la réfiftance du poulmon : moyen-nant quoi il eft abfolument tranquille , & la mort n'eft rien autre chofe que cette inaction, ou ceffation de mouvemens. Mais alors mê-me le fang veineux peut bien continuer de marcher, étant pouffé par l'augmentation du reffort des vaiffeaux, produite par le froid de la mort , & c'eft ainfi que le fang eft encore peu à peu déterminé vers le cœur ; mais fon action étant entierement abolie , l'oreillette feule paroît palpiter, & lorfque celle-ci ne re-

çoit plus le fang qui occafionne ces palpitations , il n'y a plus que la veine-cave à fe
mouvoir ; fon mouvement fe manifefte après
la mort, fi-bien que fes fibres tranfverfes fe
refferrent & pouffent le fang , ce qui a été
obfervé dans les deux veines-caves du chien,
du lapin , &c.

8. *Contractent.* Il y a long-tems qu'on a obfervé que les oreillettes battent encore, lorfque le cœur eft fans mouvement , puifque
Galien obferve, comme Harvey a fait depuis,
que le mouvement de l'oreillette droite fur-
vit à la contraction du cœur. Mais voici d'autres Obfervations qui répandront plus de pré-
cifion fur ce qui a été dit,& ont été faites fur
des animaux préts à expirer. Chacune des dernieres contractions du cœur eft précédée de
plus de fix pulfations de l'oreillette. *Act. Haffn.*
p. 142. 43. de 170. Wal. p. 784. Il arrive quelquefois que la veine-cave a cinq ou fix battemens avant que l'oreillette fe contracte *Act.*
Haffn. p. 143. *Ep.* Barth. **XXIV.** cent. **III.**
p. 124. On a vû le cœur vuide & fermé , fe
remplir & battre quelques heures après la
mort dans le chien. Obfervation de Sténon
qui fait contre Pafta. Il fuffit d'irriter le cœur
par l'haleine , par la chaleur , pour réveiller
fes contractions. La même chofe fe voit en
comprimant, en foufflant l'aorte , en coupant
même des morceaux du cœur, en coupant le
ventricule droit dans l'anguille, en arrachant
le cœur de la grenoüille , (car celui-ci conferve fon mouvement pendant des heures entieres) en foufflant par le canal thorachique ,
par la veine-cave. En un mot ce que la nature fait avec le fang , l'art l'imite avec de l'air,
de la bierre , ou toute autre liqueur qui rem-

plit les cavités de l'oreillette & du cœur. V·
Lower p. m. 70. & II. p. 69. *Colleg d'Amst.* p.
22. 42. Peyer. *Parerg. anat.* III. Wepfer, *de*
cic. aq. p. 90. 155. 156. 223. 305. p. 172.
175. Borrich. l. c. III. *Ep.* LXXVI. XCII.
Harv. 27. Sténon *Act. Haffn.* p. 142. 115. 146.
Epist. 26. *cent.* 4. &c. La feule compreffion
de la poitrine fuffit pour faire revivre le mouvement du cœur, comme on dit que Vefale
l'obferva, pour s'être feulement appuyé avec
force fur le thorax d'un cadavre; de forte que
les Spectateurs ayant vû le cœur fe mouvoir,
accuferent Vefale d'avoir ouvert un homme
qui n'étoit pas mort ; c'eft pourquoi il fut
exilé, & eut bien de la peine à obtenir fa
grace : c'eft ainfi du moins que M. de Thou
raconte cette hiftoire, que d'autres croyent
tout-à-fait fabuleufe. Quoiqu'il en foit, lorfqu'on dit que le cœur eft ce qui meurt le dernier dans l'homme, on n'avance rien qui ne
foit très-vrai ; mais il ne l'eft pas moins que
le ventricule droit & l'oreillette du même côté, confervent plus long-tems leurs battemens, & qu'enfin la veine-cave eft le dernier organe qui fe meuve. Et il ne faut pas
s'étonner que le ventricule droit qui eft le
plus foible furvive au gauche ; car c'eft précifément la force du gauche qui prolonge
l'action du droit, & le gauche doit être tranquille le premier, parce qu'il ne reçoit rien
du poulmon, quand la refpiration s'arrête, &
que le droit ne peut plus chaffer le fang jufqu'à
lui. C'eft pourquoi dans ceux qui ont une
mort fubite, les veines, le finus droit, le ventricule droit font communément pleins, & le
ventricule gauche fe trouve vuide, quoique
quelquefois il contienne beaucoup de fang,

comme dans preſque toutes les expériences de Wepfer. Voyez CCXVIII.

§. CLX.

Tout le ſang qui revient de tous les points internes, & externes du corps, de tous ceux du cœur même & des oreillettes, eſt donc pouſſé dans le ventricule droit, delà dans le poulmon, du poulmon dans le ventricule gauche, delà dans toute l'habitude du corps, d'où il revient au cœur pour recommencer toujours la même route. C'eſt ainſi que ſe fait la circulation continuelle du ſang, dont la découverte & la perfection immortaliſe le nom de Harvey. L'infuſion, la Transfuſion, le Microſcope confirment cette même vérité.

Circulation. Nous avons démontré juſqu'à préſent que trois ſortes d'humeurs ſe rendent au cœur ; ſçavoir le ſang veineux qui revient de toutes les parties du corps humain, le chyle mêlé au ſang des veines, & arrivé là le long du canal thorachique ; enfin toutes les humeurs claires, repompées, & également reçûës dans le ventricule droit, ſont pouſſés dans les poulmons, par eux dans le ventricule gauche, d'où ils ſont diſtribués par les artéres à toutes les parties du corps humain; & regardant la circulation comme une vérité neuve qui eût eu beſoin d'une vraie démonſtration, nous l'avons donnée cette démonſtration, fondée ſur des ex-

périences feules faites dans le fein même de
la nature. A prefent il ne nous refte qu'à rendre graces, & acquitter notre reconnoiffance
envers ceux qui ont fait cette grande découverte.

Harvey. Antoine Van-der-Linden , Riolan,
& Drélincourt ont employé bien de l'érudi-
tion pour prouver qu'Hippocrate avoit connu la circulation du fang. Le vrai eft qu'il a
reconnu la réforbtion des humeurs par les
vaiffeaux , leur excretion , leur flux , non-
feulement du cœur aux parties , mais des parties au cœur. Mais Ariftote même a fait voir
comme nous l'apprennent nos Hiftoriens, que
ce même ancien Auteur a penfé qu'en divers
tems le même fang avoit un flux différent
par les mêmes vaiffeaux. Par le nom de circulation, tantôt il entend une certaine viciffi-
tude alternative de toutes les chofes, tantôt des
métaftafes, ou tranfports de maladies (tranfports qui ne peuvent être niés que par des Médecins peu au fait de l'économie animale),
tantôt c'eft la fympathie des parties, & non jamais l'idée que nous donne aujourd'hui ce
même terme ; car certainement fes connoiffances anatomiques ne l'ont pas conduit fi
loin. M. Freind dans fon Hiftoire de la Médecine a beau chercher les mêmes traces dans
Nemefius ; le paffage qu'il rapporte, bien examiné , prouve feulement que cet Ecrivain
connoiffoit le paffage du fang des veines dans
les plus petites artéres , comme Erafiftrate
l'avoit propofé long-tems auparavant. Galien
a bien connu les fonctions des valvules du
cœur. Il a fçû que les deux veines portoient
au cœur , d'où partoient des artéres : mais il
s'eft trompé en croyant qu'il n'alloit au cœur

L v

que des eſprits par la veine pulmonaire, &
qu'il y alloit par l'artére du même nom, un
ſang propre à nourrir le poulmon ; imaginant
d'ailleurs que le ſang du ventricule droit paſſoit dans le gauche à la faveur de la cloiſon du
cœur. En un mot, les anciens Médecins ont penſé qu'un ſang ſubtil couloit du cœur par les artéres, & un ſang nourricier par les veines. Ils
ont cru que rien ne revenoit au cœur de ce
ſang, & qu'il ne s'y portoit que le chyle qui, repompé par les veines méſenteriques, eût acquis par quelque coction dans le foye la nature & la couleur du ſang, & qu'ainſi le
cœur ne recevoit rien que du foye, qu'ils re-
gardoient comme la ſource des veines. Mi-
chel Servet brûlé à Geneve pour ſon Livre
de erroribus Trinitatis, eſt le premier qui
nous ait appris que le ſang ne va point de
la veine-cave par la cloiſon du cœur dans
l'aorte, mais fait de longs circuits pour s'y
rendre, paſſe de l'artére pulmonaire dans la
veine, de la veine dans le ventricule gauche, &c. Columbus propoſe ſi clairement la
même doctrine, qu'il ſemble la tenir de Servet, ou Servet de Columbus. Il la fonde ſur
le même principe, la grandeur de l'artére
pulmonaire, ajoutant que dans le vivant, l'artére veineuſe, c'eſt-à-dire, la veine pulmonaire eſt remplie de ſang, & non d'eſprits. André Ceſalpin fut plus loin. Cet homme pénétrant développa avec netteté non - ſeulement la petite circulation du ſang par le
cœur ; mais voyant que les veines ſe gon-
floient vers le cœur, il ſoupçonna que le ſang
couloit des veines au cœur, & qu'il n'étoit
point porté par un chemin contraire du cœur
par les veines aux parties du corps. Antoine

Van-den-Linden eft le premier qui ait accor-
dé à ce grand-Homme la connoiffance de
la circulation du fang; mais il ne dit pas non
plus que Haller, qu'il l'ait portée à ce point
de perfection, que fuppofe M. Senac dans
fon Anatomie d'Heifter p. 371. Arancius, dont
les yeux furent vraifemblablement ouverts
par Columbus, fait voir qu'il ne donne point
dans l'opinion commune; que la cloifon n'eft
point percée; que l'artére pulmonaire eft trop
grande pour le poulmon; que les valvules de
la veine pulmonaire ne laiffent rien paffer du
cœur; & qu'ainfi il a du moins entrevû de
loin la vérité, qu'il femble n'avoir pas ofé
faifir. On donne encore la découverte de la
circulation au célébre Fra-Paolo-Sarpi. Veflingius dit avoir des Manufcrits de cette Auteur qui mettent le fait hors de doute, & il
affure avec Ulmus, Walæus, & Lindenius,
que c'eft dans la même fource qu'a puifé Harvey. D'autres difent qu'un Apotiquaire nommé Hetiot indiqua la même connoiffance à
Harvey. Mais quoiqu'il en foit, Harvey mar-
cha fur les traces de Cefalpin, comme un
Voyageur qui va parcourir un pays découvert par un autre. Entrant dans la carriere,
il l'a parcourut avec foin, il écarta de l'entrée tout ce qui l'avoit rendu inacceffible, il
y répandit tant de lumieres, qu'il vit bientôt
tous les Médecins ravis de voir plus clairement un nouveau principe qui formoit le
fondement de leur Art. Sylvius, Bartholin,
Defcartes, Médecins & Philofophes, perfonne après l'an 1660 ne s'avifa de revoquer
en doute la circulation; & ce qu'il y a de
furprenant, c'eft que Vefale avec les mêmes
diffections d'animaux vivans, & le même gé-

L vj

nie d'observation n'ait pas fait la même découverte avant Harvey, & que les esprits ayent encore été si long-tems à vouloir s'éclairer des lumieres de ce grand Homme. Je parle de Riolan & de son Disciple Primerose, de Fortunius Licetus, d'Emilius Parisanus, d'Ehrhard Leichner, &c. qui tous ne chercherent pendant plus de trente ans qu'à combattre & à refuter vainement une vérité qui devoit enfin tous les soumettre. Mr. Boerhaave prend ici parti pour Harvey avec autant de force & de chaleur, que Pitcarn l'a fait luimême, & il prétend qu'il doit absolument être regardé comme l'inventeur de la circulation, parce qu'il n'a point avancé de proposition sans la démontrer, au point qu'il falloit être insensé pour y refuser son *assentiment*, & que son systême porte sur un nombre innombrable d'expériences, les plus utiles de toutes celles qu'en pourra jamais faire en anatomie: desorte que tous ceux qui ont précedé Harvey n'ayant fait qu'entrevoir la même vérité, tout l'honneur de cette découverte est dû au grand Homme dont nous parlons; & c'est avec raison que semblable, au cours d'un fleuve, qui ne fait point de bruit en sortant de sa source, elle a atttiré les yeux & l'admiration des peuples.

Infusion. Wreen est le premier qui semble avoir tenté l'infusion en 1656. Lower s'exerça à ces expériences, avant que de tenter la transfusion. Dans ces épreuves, dès que la la liqueur a été d'une nature à pouvoir pénétrer au travers des vaisseaux du poulmon, il s'en est toujours suivi les mêmes effets, ou même de plus puissans, qu'on n'en pourroit attendre de médicamens pris par la bouche;

ce qui démontre manifestement que le sang
se meut, de la veine dans laquelle l'infusion
a été faite au cœur, & de là par les artéres aux
parties qui essuient l'action du remede. On en a
des exemples dans les brutes. L'émétique fait
vomir un chien, l'opium l'endort, une autre
infusion l'enyvre. Un Vérolé fut purgé par
cette voye, & guéri ; deux autres sujets dont
il est parlé dans les transactions philosophi-
ques, furent beaucoup purgés de la même
maniere. Le Baume de la Mecque guérit encore ainsi un ulcere. Mais qui démontre mieux
le mouvement du sang des veines, que de
voir les funestes effets qu'un remede produit
entre la veine dans laquelle il a été injecté,
& le cœur ? car n'est-ce pas une marque évidente que le sang qui revient des parties au
cœur, a porté la vertu du remede dont il
étoit chargé, & non réciproquement ? c'est
ainsi que l'injection du vif-argent a été fatale;
que l'air soufflé dans la veine, a causé la
mort ; que l'injection du suif a été suivi de
la coagulation de cette matiere dans la veine-
cave, & dans le ventricule droit ; que des liqueurs acides minérales que l'Alcohol, que
le lait ont causé des coagulations mortelles,
pour ne rien dire de tant d'autres expériences
qui se trouvent dans les transactions philo-
sophiques.

Transfusion. Elle consiste à faire passer le
sang d'un animal dans les veines d'un autre.
Celui qui reçoit le sang a la vie & la santé
aux dépens de l'autre, & par conséquent le
sang qui lui est étranger a trouvé un libre
passage par ses veines, & ses artéres. De deux
chiens, l'un se trouve guéri par là d'une sur-
dité ; l'autre, languissant reprend vigueur ;

comme on l'a auffi obfervé dans un cheval
de vingt-fix ans , à qui on communiqua le
fang de quatre beliers, ce qui le rajeunit.
Purman fe délivra par-là de la fiévre, & de
la galle ; d'autres, de la fiévre quarte , de la
léthargie , de la phrénéfie , par du fang d'a-
gneau. On juge bien que pour faire cette opération il falloit vuider prefque tout l'ancien
fang , avant que d'en inférer de nouveau , &
qu'on fe fervoit d'un tuyau fléxible , par
lequel le fang paffât de l'un dans l'autre ,
comme de la carotide , dans la veine-curale.
André Libavius paffe pour le premier qui ait
inventé cette finguliere méthode , il y a environ cent ans. Lower ne l'a décrite qu'en
1665. Henshan en fit l'expérience dès 1658,
& Dionis plus tard que Lower même ; quoique les Anglois avoüent eux-mêmes que les
François font les premiers qui ayent fait la
transfufion dans l'homme. Quoiqu'il en foit,
comme on voyoit les animaux rajeunir &
reprendre vigueur, Lower ne fut pas le feul
qui conçût delà les plus hautes efpérances ,
pour la guérifon des plus grandes maladies.
Certains ne formerent rien moins que des
projets d'immortalité , & ceux - là n'étoient
pas les plus fages ; il falloit s'aveugler, fur
ce que les folides deviennent à la fuite des
tems, & fur les caufes néceffaires de mort ,
que leur nature contient effentiellement. Enfin un Edit du Roy mit fin à toutes ces for-
fanteries , dignes des Alchimiftes, & défen-
dit pour jamais la transfufion. Voici ce qui
attira cette deffenfe. Un nommé Bond, &
un autre , dont on ne dit point le nom,
après s'être bien trouvé d'une petite transfufion de fang de veau , voulurent qu'on réi-

terât l'opération , & expirerent , pendant
qu'on la faisoit. La veuve poursuit au criminel
le Médecin qui la conseilla ; le Parlement
convient que c'est une opération trop har-
die, & qu'on ne doit point risquer sur l'homme. Il faut avoüer avec Bartholin qu'il est
toujours fort à craindre qu'il ne se fasse
quelque coagulation , ou dans le tuyau même de communication , ou dans la veine de
celui qui reçoit. De plus , la proportion des
petits vaisseaux , le ressort des solides , propres à chaque sujet , ne paroissent pas pousser aisément ce sang par les vaisseaux. C'est
pourquoi il y a eu des animaux qui ont péri
dans l'opération. D'autres , & même des hommes ont pissé le sang. D'autres ont eu la circulation troublée par un sang trop peu fluide & méable , comme on en a jugé par des
maux de reins , des vomissemens , des assou-
pissemens. Et dans des fiévres aiguës , cette
opération étoit évidemment contraire , &
presque mortelle. Le Parlement d'Angleterre a donc eu raison de la proscrire , & elle
est aujourd'hui hors de la mémoire des hommes.

Microscope. Malpighi paroît le premier qui
ait examiné la circulation avec un microscope. Ensuite Leuwenhoeck a vû le sang des
extrémités arterielles dans le commencement
des veines , & cela dans plusieurs animaux ,
qui ont la peau transparente , comme dans
le pied de grenoüille , dans l'anguille , dans
la perche , dans la·chauve - souris , dans la
carpe , dans l'écrevisse , dans la chevrette. Et
il suit de toutes les observations de cet Auteur , que le sang a un mouvement prompt , &
opposé par les grandes veines & arteres , voi-

fines les unes des autres : que l'artere & la veine se divisent en rameaux, toujours plus petits, jusqu'à ce qu'enfin, leur diametre soit si diminué, qu'il ne puisse plus donner passage qu'à un seul globule, ou à un petit nombre : qu'alors, ou une telle arteriole qui ne peut porter qu'un seul globule, ou même une plus grande, qui peut en charier deux ou trois, se réfléchit, sans que le canal perde sa continuité ; & qu'ainsi c'est précisément le même tuyau qui se change en veine, le sang obéissant aux infléxions du tube, & retournant au cœur par la seconde jambe du tuyau réfléchi, lui qui avoit été apporté par la premiere, ou qu'une plus grande artere a des anastomoses sensibles avec une plus grande veine, au moyen d'un rameau, qui de l'artere s'infere à la veine, & lui donne le sang à reporter. Quant au mouvement des plus petits vaisseaux, il est assez promt, & s'accélére à chaque battement du cœur, non-seulement dans les plus grands vaisseaux, mais dans les plus petits, même veineux. Tantôt, & c'est le plus ordinaire, une seule artere en se fléchissant ne produit qu'une seule veine ; tantôt elle se partage en deux, ou trois rameaux, qui par leur réünion forment enfin une seule veine ; quelquefois une très-petite arteriole s'infere à une veine moins petite. Avec un peu d'attention, on voit tout cela facilement à la faveur de ces excellens microscopes armés de machines, dans lesquelles on place les poissons vivans, qu'il est ainsi commode de voir, & d'examiner long-tems. Cowper n'a-t'il pas aussi vû avec le microscope la circulation dans le chien, & dans le chat ? Pour ne

rien dire des expériences de Léal-Léalis,
qui ne femblent pas digne de foi (DCXLI.).
Ce qu'il y a ici de bien fingulier dans un auffi excellent obfervateur que Leuwenhoeck,
qui a vû le premier le fang paffer des arteres dans les veines par une continuité de canal ; c'eft qu'il fe font imaginés, étant alors
vieux, que les veines feules avoient un battement, & que les arteres en manquoient.
Voici fans doute ce qui a occafioné cette erreur. Les arteres & les veines, à leurs extrémités s'anaftomofent très-fréquemment avec
des vaiffeaux de la même claffe, ou d'autres
genres. Mais lorfqu'il fe fait obftruction,
ou embarras à l'extrémité d'une artere, comme il arrive ordinairement aux approches de
la mort de l'animal, qui eft l'objet des recherches du Phyficien, il eft de fait obfervé
par Malpighi, avant Leuwenhoeck & Baglivi, que le fang arteriel rétrograde ; & fi l'artere communique par quelque rameau avec
une veine laterale, le fang ne pouvant fuivre fa droite route, fe jette dans ce vaiffeau
lateral, & retourne au cœur par ce canal
veineux, qui paroît avoir un vrai battement,
lorfque les obftacles font que le fang s'y
précipite. Et d'ailleurs le flux & reflux du
fang par les arteres mêmes, reflux dont on
vient d'indiquer la fource, produit un mouvement fi obfcur, & fi peu fenfible, qu'on
paffe quelquefois des fept ou huit minutes à
pouvoir diftinguer les arteres des veines ; ce
qui a pû tromper Leuwenhoeck, homme qui
avoit bien fait des expériences, mais qui
étoit peu verfé dans notre Art.

§. CLXI.

On conçoit à préſent que le chyle
(126.) continuellement preſſé, ou mû ,
par le canal thorachique (125.), dilate les valvules de la veine ſoûclaviere
(124.) qui ſont toujours fermées par
la détermination du mouvement du ſang ;
les dilate , dis - je , juſqu'à ce que cette
portion de chyle , qui , en deſcendant,
peut vaincre la réſiſtance qu'offre la preſſion du ſang , entre dans cette veine, par
ſon moyen dans la veine - cave , dans le
le ſinus veineux , dans l'oreillette droite,
& enfin dans le premier ventricule du
cœur.

Tout ce Paragraphe a été expliqué ci-devant.

§. CLXII.

Ce mélange continuel , mais en petite quantité à la fois ; le concours du ſang
(*a*) qui vient de parties oppoſées par
un mouvement contraire , rapide en ce
ſeul endroit ; le mouvement de la (*b*)
lymphe qui revient ici abondamment ;
tout cela fait que le chyle & le ſang
commencent à ſe mêler enſemble , ſans
former aucune concrétion.

(a) *Verbey.* T. 39. F 1. 1. EF, dd. ee. D. B.
(b) *Lovv.* de Cord. Cap. 2. vers la fin.

Oppofées. La veine-cave fupérieure fe partageant en foûclaviere , forme un angle plus grand qu'un angle droit , comme le marque Euftachi T. XXV. La veine foûclaviere droite,qui eft à l'oppofite de la gauche, communique tellement avec elle , que fon fang qui eft deftitué de chyle , fe mêle avec le fang de la foûclaviere gauche, qui en contient de tout récent ; & ces deux fangs divers venant fe heurter de front, fe mêlent d'autant mieux que leur flot eft contraire. On peut placer ici. 1°. Le fang qui defcend des veines thyroïdiennes , qui ne font ni petites , ni remplies d'un fang commun ; car plus le canal de la glande thyroïde eft inconnu , plus il eft probable que le fang fe départ dans cette glande (CXCIV.). 2°. La veine jugulaire qui defcend perpendiculairement, un peu plus en dehors que la réunion des foûclavieres, (Euftach. T. XXIV.) charrie un fang détrempé par la lymphe de toute la tête (CXXIV.) & du cerveau, & par les vapeurs qui féparent la dure, de la pie mere ; celle-ci, du cerveau ; la faux, des lobes du cerveau ; ceux-ci, les uns des autres ; rempliffent les ventricules ; & enfin retournent au fang par l'entonnoir, & les plexus veineux. C'eft donc avec ce fang de la jugulaire tombant verticalement, avec ce fang mêlé d'une auffi grande quantité de lymphe , que fe mêle le fang de la foûclaviere. Enfin avant que le fang de la veine-cave fupérieure arrive au cœur, il reçoit par une nouvelle direction latérale le fang de l'azygos , qui avoit monté par tout le thorax. Continuellement comprimé dans l'infpiration , par toute cette péfanteur de l'air , qui enfle le poulmon , il eft probable

qu'il eft très-fluide, très-mobile, & circule
rapidement (CCCVIII.). Voilà toutes les
fources d'où coule le fang qui va au ventricule droit du cœur.

§. CLXIII.

Cela étant fait, le chyle pouffé dans
l'oreillette qui (*a*) reffemble à un peigne, y eft auffi-tôt mêlé, divifé par fa
forte contraction, par celle de toutes
fes colomnes, & par toutes les fécouf-
fes oppofées qui lui confervent fa fluidité. Peut-être que l'effort (*b*) venant à
augmenter, cette humeur eft mêlée à
l'autre portion du fang, qui échappe à
l'oreillette ; tous effets qui font aidés, &
augmentés par le fang qui revient de la
fubftance du cœur, & de l'oreillette
dans (*c*) la cavité de cette même oreillette ; fang qui eft fans doute très-mobile, & qui eft lancé avec impétuofité.

Fluidité. Le fang d'un homme qui fe porte
bien n'a qu'à croupir un peu de tems, pour
former un efpéce de placenta que le couteau
peut couper ; & tandis que le cœur eft fermé
par fa contraction au fang des oreillettes, ce
fang eft forcé d'attendre la diaftole du cœur,

(a) *Lovver*. de Cord. T. 5. F. 2 l. ccc.
(b) *Verhey*. l. 2. Tr. 4. Chap. 4. page 265. T.
4. F. 2.
(c) *Vieuff*. Nouvelles découvertes fur le cœur.
Ruyfch. Ep. 10. T. 11. F. l. 4. A.

& en même tems de nouveau sang qui vient se joindre à lui d'autres veines plus éloignées; ce qui prouve combien ce sang est en danger de se coaguler. Qui donc obvie à cette coagulation ? cette lymphe qui vient de se mêler à lui, & la fabrique de l'oreillette, qui n'est point lisse & polie, mais âpre, raboteuse, & coupée à sa surface comme par autant de brasselets qui forment des dents de peigne, lesquels, loin de permettre à un certain nombre de globules de faire corps ou masse entr'eux, ne cherchent qu'à les écarter, les broyer, ou les diviser, avec le nouveau chyle mêlé avec eux.

L'autre portion. Il ne paroît pas que jamais personne ait pensé le contraire. Car comment se peut-il que le sang veineux entre dans le sinus, sans entrer en même tems dans l'oreillette ? ces deux parties n'en forment qu'une, dont il seroit difficile de marquer les bornes; la postérieure est le sinus, & l'antérieure forme l'oreillette. Mais tout le sang du sinus veineux ne s'arrête point dans l'oreillette. Il en va une partie au cœur dans l'oreillette gauche; il n'y a point assez d'espace pour pouvoir contenir le sang qui revient de tout le poulmon; le sang qu'elle ne peut contenir, va du sinus droit au cœur; mais le sinus droit n'envoye gueres que $\frac{1}{10}$ du sang que fournit l'oreillette; & c'est-là ses proportions au cœur.

Cœur. Tout le sang qui appartient en propre au cœur, est versé ou dans la veine-cave, ou dans l'oreillette, ou enfin dans le ventricule droit. Or il est très-chaud, très-fluide, & très-vivement agité: ce qui communique au sang qui est resté dans l'oreillette un délayement,

une mobilité , ou une fluidité , dont il avo[...]
besoin.

§. CLXIV.

Mais qu'arrive - t'il au chyle & a[...]
sang mêlés ici dans le cœur ? C'est c[...]
que les propriétés du sang, & de la fabri[...]
que du cœur, peuvent nous apprendre[...]
car il ne faut ici , à cause des différen[...]
sentimens , appuyer son opinion qu[...]
sur des expériences incontestables. Tel[...]
les sont les suivantes.

Différens sentimens. C'est-à-dire des différentes opinions qu'on a eu à ce sujet. Galie[...]
& tous les Anciens croyoient que le sang étoi[...]
porté du foye dans le ventricule droit d[...]
cœur , d'où une partie alloit s'employer [...]
nourrir le poulmon, auquel il se rendoit pa[...]
une *veine artérielle*, tandis que l'autre trans[...]
piroit au travers de la cloison du cœur ; afi[...]
que se mêlant avec le nouvel esprit vital débarqué , pour ainsi dire, des poulmons, i[...]
pût se convertir en sang artériel. Pour appuyer cette hypothèse , ils faisoient des trous
fort commodes à la cloison du cœur avec des
stilets d'argent; & je crois même que l'observation de Gassendi sur cette cloison percée ,
porte sur le même artifice. Aussi les yeux d'A-
rantius , & de Vesale même , n'ont-ils pû jamais découvrir un seul de ces pores indiqués,
& il suffit d'être vrai pour les rejetter. Ensuite les Chimistes , Sectateurs de *Sylvius de*
le Boë, enseignerent que le sang humain alkalescent, le sang qui avoit déja essuyé plu-

fieurs circulations, fermentoit avec un fang nouveau plein de chyle & d'un fuc pancréatique acide, & cela dans le ventricule droit. Enfin dans l'homme, appellé avec raifon l'homme de Defcartes, tant il eft éloigné de l'homme véritable, l'illuftre Philofophe Francois, Auteur de cet Ouvrage fi peu digne de lui, veut que le fang qui, à fon avis, tombe dans le ventricule droit, goutte à goutte, foit rarefié tellement par la plus puiffante chaleur, que cette raréfaction foit la caufe de la dilatation du cœur, & le faffe rejetter jufques dans les poulmons. Tels font les trois opinions extravagantes que Graaf même & Swrammerdam, ennemis de Sylvius, fuivoient, lorfque M. Boerhaave commença d'enfeigner; & l'autorité de Sylvius étoit alors affez refpectée, pour que notre Auteur dût s'étendre fur des controverfes, qu'il n'eft plus néceffaire aujourd'hui de refuter, grace aux expériences chimiques dont il a fortifié la certitude de la Médecine.

§. CLXV.

Le fang qu'on trouve dans le ventricule droit d'un animal vivant, à jeun, n'a point de goût alkali ni acide, mais celui de fel ammoniac, ou marin.

Alkali. Tout le monde s'accorde aujourd'hui à dire que le fang n'a point un goût de faumure, ou lixiviel, qu'il n'a point d'acrimonie, puifqu'il ne fait aucune impreffion fur les plaies, ni dans l'œil ; enfin on fçait qu'il ne fermente point avec les acides, qu'il ne

communique pas une couleur verte au ſyro-
violat, ni à toutes les choſes bleuës.

Acide. Il n'entre point en efferveſcence
avec les alkalis ; au contraire abandonné
à lui-même , il ſe putréfie.

Sel. Le ſang eſt ſalé dans ceux qui uſent
beaucoup de ſel marin : il eſt inſipide dans
les animaux qui ne vivent point avec l'homme , & ſi Mr. Homberg a des expériences
contraires, c'eſt qu'elles ont été faites ſur des
animaux qui avoient mangé des alimens ſalés , ou dans des laboratoires dont l'air étoit
rempli des ſels ſur leſquels on avoit coutume d'opérer auparavant. C'eſt ainſi du moins
que j'ai entendu Mr. Boerhaave éluder ces
difficultés.

§. CLXVI.

Si on le mêle avec des acides, ou
avec des alkalis , il ne produit point
d'efferveſcence ſenſible. Sa couleur change à la vérité , ainſi que ſes dégrès
de fluidité. L'acide de vitriol tiré par
l'action d'un feu très-violent, & abſolument privé d'eau , ne lui donne que
cette agitation chaude , qu'il communique à la plùpart des liqueurs , principalement aux liqueurs huileuſes.

Couleur. Le ſang ſe diſſout & ſe rougit par
les ſels volatils ; il ſe fixe moins qu'il ne ſe
diſſout par les alkalis fixes ; il ſe coagule fort
par les acides minéraux , même dans le vivant ; il ſe congele en gelée blanche par
l'alcohol;

l'alcohol: des acides plus doux, tels que les
végétaux, ceux du vin, du vinaigre, le diffolvent, ainfi que le nitre, le tartre, & les
fels neutres. Le feu feul le coagule, quoique
dans une eau boüillante ; mais fi l'on fait
un plus grand feu, il fe diffout de nouveau,
comme lorfqu'on ne lui procure qu'une chaleur tiede. Ainfi le fang reffemble plus au
blanc d'œuf, qu'il ne paroît contenir d'acide;
car encore une fois il n'en a point du tout naturellement : car quoique le fang boüille avec
de l'huile de vitriol, & même le *Serum*, fi
cette huile eft de la plus grande force,(contre
ce que dit M. Boerhaave même *proc.* CXIV.
de fa Chimie, où aparemment l'épreuve n'en a
été faite qu'avec une huile foible) cette ébullition, qui eft un effet de la grande quantité
de feu que cette huile pure contient, ne peut
être un exemple d'effervefcence. En effet notre
Auteur fait voir ailleurs que la même huile
ignée bout avec l'eau même, qu'elle attire
très-fortement; foufrant, pour ainfi dire, avec
peine d'en être auffi privée, qu'elle l'eft par la
violence du feu. Sylvius, Vieuffens, & les autres, ne manquent pas d'objecter ordinairement, que le fang ne contient pas à la vérité
un fel lixiviel qui fermente avec les acides,
mais qu'il contient un alkali naturel, & plus
doux. 2°. Qu'on tire du fang un fel alkali &
acide, que par conféquent ces fels fe trouvent dans le fang, quoique tellement noyés
dans l'eau, & embarraffés dans le mélange
de tous les autres principes, qu'aucun fel ne
fe montre diftinctement, ou feul. Mais Boerhaave répond à la premiere objection & à la
feconde, en difant, & prouvant dans fa Chimie, ce qu'on a déja dit il y a long-tems en

Tome II.   M

parlant de la ſalive, que le feu tire des corps
des principes qui ſont très-éloignés, ou différens, de ceux qu'ils avoient dans leur état
naturel, & que ſuppoſé qu'il fut vrai que les
ſels du ſang ne ſe montraſſent point par leurs
marques, ou phénomenes propres, dans le
ſang, il s'enſuivroit toujours très-conſéquem-
ment qu'ils ne produiroient jamais les mêmes effets qui appartiennent aux ſels. Mais
puiſqu'on ne ſçait qu'un ſel alkali ou acide
exiſte, que par certains caracteres définitifs
qu'on lui connoît, ſi ces caracteres manquent,
n'eſt-il pas ridicule d'aſſurer l'exiſtance de
l'un ou de l'autre de ces ſels?

§. CLXVII.

Ouvrez l'artere pulmonaire, recevez
dans un vaſe le ſang qui en ſort par jet,
vous n'y remarquerez aucun ſigne d'é-
bullition inteſtine, ou d'efferveſcence;
vous verrez ſeulement qu'il en ſort une
fumée âcre, d'une odeur déſagréable.
Ce même ſang en repos, & refroidi, ſe
congele, & alors toute la maſſe ſe ſépare en deux parties, dont l'une eſt
comme un placenta aſſez ſolide, & l'autre eſt bien plus fluide que n'étoit tout
le ſang avant cette ſéparation.

Déſagréable. Qui n'eſt point acide, comme dans les pâles couleurs qui occaſionnent
des ſueurs ſi aigres; qui n'eſt point putride,
comme dans certaines fievres malignes; ce

font des exalaifons nidoreufes qui femblent tenir le milieu entre celles de l'urine
& de la fueur, furtout dans le bœuf; & la
partie fluide du fang en envoye fans contredit beaucoup plus que les autres liquides,
comme Hoffmann l'a obfervé. Boyle avoit remarqué cette odeur du fang dans le vuide, &
dans toutes les maladies les Praticiens fçavent combien elle varie.

§. CLXVIII.

Lorfqu'on coupe la pointe d'un cœur
vivant, elle s'éleve en en haut, & l'on
voit alors le fang pouffé par la contraction de l'oreillette dans la cavité du
cœur, où il ne paroît ni boüillir, ni fermenter en aucune maniere. C'eft ce
qu'on voit clairement, furtout aux approches de la mort; & ces phénoménes (165, 166, 167, 168.) paroiffent également dans le fang du ventricule gauche.

Pointe. Dans un animal jeune on voit alors
le fang fortir brufquement, & non goutte à
goutte; fortir par une aftion mufculeufe, &
non par un effet de la raréfaftion; fortir
même à la fois par jet des deux ventricules.

§.. CLXIX.

Le thermométre plongé dans un cœur
vivant, nous apprend qu'il n'y a pas

plus de chaleur dans le fang en cet endroit, que par tout ailleurs : & faut - il
s'en étonner ? Si le fang artériel du cœur
qui eft pour ainfi dire boüillant de chaleur, échauffe le cœur jufqu'au fuprême
dégré, cette chaleur eft bien tempérée
par le mélange du fang froid, qui revient
au cœur par les veines.

Thermométre. La liqueur s'éleve au même
niveau, foit qu'on le plonge dans le cœur,
ou dans l'artére crurale : expérience dont
Aureli, Malpighi ; &c. fe font avifés les premiers. Les Sectateurs de l'ancienne doctrine
ont beau objecter que le cœur, qui eft la fource
de la chaleur, doit être plus chaud que le
fang; on les refute folidement, en répondant
que le cœur reçoit de la veine-cave un fang
qui revient prefque glacé des extrêmités,
& qui a befoin des frottemens du cœur pour
s'échauffer ; que les artéres reçoivent du
cœur un fang chaud, qui n'eft point refroidi
par celui des veines, puifque celui-ci s'échauffe dans l'entrepôt du cœur; qu'ainfi le cœur peut
bien communiquer au fang une chaleur très-
confidérable, fans qu'il foit pour cela lui-même
plus chaud qu'aucune autre partie du corps.
Pour ce qui eft du ventricule gauche, le fang
qu'il contient s'échaufferoit auffi très-facilement à force d'y être broyé, fi lui-même n'é-
toit un fang nouvellement débarqué du poulmon, dans lequel il touchoit prefque l'air,
tant il en étoit féparé par un mince intervale,
dans lequel conféquemment, & par un commerce mutuel, il donnoit à l'air du chaud

pour du froid ; d'où il arrive que l'air qu'on inspire si froid durant l'hyver, revient tiede des poulmons. C'est sans doute une faute d'impression qui se trouve dans Borelli , lorsqu'on lit que la chaleur du cœur n'est pas supérieure à celle du soleil en été. Ce seroit une erreur moins pardonnable , que celle des Anciens. L'air dans les plus grandes chaleurs est toujours plus froid que notre sang , & si nous sommes si ésouflés , ou hors d'haleine , quand nous avons chaud, c'est un effort de la nature qui cherche plus souvent du frais , en renouvellant l'air , & en même tems le sang rarefié en passe mieux par les poulmons.

§. CLXX.

Dans le canal thorachique, le chyle a ordinairement un goût de salé, comme le sel marin , à moins qu'il ne conserve le goût qui domine dans les alimens qu'on a pris.

Salé. Voyez **CXXVII.** Il est quelquefois doux ,. & blanc comme du lait.

Alimens. La thérébentine fait passer son odeur dans l'urine ; l'ail donne la sienne au lait de vache. Messieurs Belchier & Duhamel n'ont-ils pas observé que la garence teint les os en rouge ; l'oignon , la rhubarbe, &c. laissent des traces de leur passage. Il n'est donc pas surprenant que les végétaux laissent quelquefois des vestiges d'aigre dans le chyle. Ces aigres peuvent passer dans le lait même , où ils sont pourtant si doux, si foibles, si peu

développés , qu'ils ne fermentent point avec
la terre.

§. CLXXI.

Ce même chyle reçû dans un vafe , &
mêlé avec des fels d'une nature oppofée,
bouillonne rarement , & à peine.

§. CLXXII.

Seul dans un vafe , il ne fermente , ou
ne bouillonne jamais.

La plus grande partie du chyle eft formée
du mélange de liquides humains & de lymphe. Or toutes ces chofes mêlées enfemble,
fe putréfient , & ne s'aigriffent jamais (CV.
CXXVI.). La raifon en eft , que quoiqu'on
vive de végétaux acefcens , ils font fi fort
élaborés , qu'ils changent de nature , & forment des fucs analogues aux nôtres. Il feroit
donc étonnant de trouver dans les Auteurs
quelque expérience qui favorifât ce bouillonnement ; auffi ne s'en trouve-t-il point.
Le chyle fe trouble à peine mêlé avec des
acides ou des alkalis ; donc il ne participe ni
de l'une , ni de l'autre qualité (CLXXI.).

§. CLXXIII.

Et on ne remarque aucun boüillonnement en lui , tant qu'il eft contenu dans
le canal thorachique.

Liez les vaiffeaux chyliferes , le canal thorachique , la veine axillaire , (CLXXV.)

vous ne verrez aucun combat , aucune ébullition , tout fe paffe tranquillement partout;
& pourvû qu'on ait foin d'arrêter l'hémorrhagie que caufent les vaiffeaux rompus , on
peut aifément fuivre de l'œil le chyle par le
canal thorachique jufqu'au fang, & on n'apperçoit nulle écume , nulle effervefcence , ni
dans la veine foûclaviere , &c. (CLXXIV.)
ni dans le conduit dont je viens de parler.

§. CLXXIV.

Bien plus , accumulé en ce conduit ,
delà pouffé dans la fouclaviere , mêlé au
fang dans cette veine , il ne fermente ni
ne bouillone, ni dans la veine , ni dans
l'oreillette , ni dans le ventricule du
cœur.

§. CLXXV.

De plus , les mêmes chofes étant ar-
rivées , fi on lie la veine axillaire entre la veine-cave & les valvules , on ne
voit encore aucune marque d'effervefcence.

§. CLXXVI.

Enfin comme la lymphe des glandes
conglobées a déja été mêlée (105.)
au chyle, ou infufée dans les veines qui
font au milieu du chemin , & que cette
lymphe eft une production du fang arteriel , il eft évident , qu'on doit établir
fa nature fur celle du fang même , par

rapport à ce dont il s'agit ; comme on le voit d'ailleurs par les mêmes expérien-ces.

Conglobées. Sylvius prétendoit qu'à la lym-phe des glandes conglobées ſe mêloit un eſ-prit acide ſéparé du ſang ; & c'eſt ainſi que pour avoir les cauſes de la fermentation né-ceſſaires à ſon ſyſtême , il établiſſoit la lym-phe acide , & devenue telle , quoique ſéparée d'un ſang doux , par ſon ſéjour dans les glan-des conglobées. Mais 1°. Toute la lymphe abandonnée à ſon ſort ſe putréfie,& ne s'ai-grit jamais : celle du canal thorachique & des vaiſſeaux lymphatiques a toutes les pro-priétés du ſerum qui ſe corrompt auſſi de lui-même ; & il eſt certain qu'il eſt ridicule de mettre de l'acidité dans les eſprits (CCLXXVII.). 2°. On a déja vû que ja-mais les alkalis ne ſe transforment en acides , ni ſurtout par le croupiſſement.

§. CLXXVII.

Il ne ſe fait donc dans le cœur aucu-ne ébullition , aucune fermentation , ni aucune efferveſcence , ſoit qu'on conſi-dere le cœur , ou les liqueurs qui y en-trent ; & l'on ne doit point s'imaginer qu'il en réſulte une force de quelque importance.

Ebullition. L'ébullition eſt un mouvement des fluides ſi conſidérables , un ſi grand écar-tement de leurs molécules , que l'air contenu dans leurs interſtices, comme en autant de petites cellules, en ſort ſous la forme de bulles. Les cauſes qui font ainſi ſortir l'air, ſont 1°. La ſuppreſſion ou diminution du poids de l'atmoſphere, comme on l'éprouve ſur les liqueurs qu'on met dans la machine pneumatique, dont on pompe l'air. 2°. La chaleur de l'eau boüillante, la gelée, ou la fermentation, & l'efferveſcence qui eſt un mouvement de deux liqueurs, auparavant en repos, accompagné de bruit, de raréfaction, & de bulles, qui mouſſent & pétillent. Or, rien ne ſe paſſe dans le corps, qui ait rapport à l'expérience du vuide de Boyle. La chaleur du corps humain, qui n'eſt que de quatre-vingt-quatorze dégrés, n'a garde de produire des bulles, qui ne s'élévent que par l'action de deux cens douze dégrés, auſquels l'eau commence à boüillir. Le froid qui ne va jamais juſqu'à changer nos fluides en glace, ne peut conſéquemment forcer les élémens d'air de ſe raſſembler en bulles. De plus, ſi on veut jetter les yeux ſur les propriétés du chyle (CXXVII.), de la lymphe (CXXIII.), & du ſang (CXXVII.), on conviendra qu'il ne s'y trouve rien qui ſoit proprement acide, ou alkali, rien qui puiſſe fermenter, ou entrer en efferveſcence avec aucun acide, ou alkali connu. Tous ces raiſonnemens phyſiques portent ſur l'experience. On ne voit dans le cœur aucune ébullition, & faute d'aſſez de feu, il ne peut s'en faire ; on ne voit aucune efferveſcence, faute du concours de ſels d'une nature oppoſée ; bien plus, le ſang qui ſort du cœur, d'une artere, ou d'une tête coupée, tombe ſans bruit, & forme bien-tôt

M v

une maſſe ſolide. Mais on objecte qu'il y a
des efferveſcences, que les ſens ne peuvent
découvrir, comme dans l'eſprit de nitre mêlé
avec des cantharides, qui ſont tranquilles,
tant qu'ils ſont librement expoſés à l'air ;
mais auſſi-tôt qu'on vient à boucher la phiole où ces corps ſont renfermés, il ſe fait
un mouvement, un tel combat, que le bou-
chon ſaute au loin avec bruit ; ce qui arrive dans ces corps, même après une union
tranquille pendant bien des années. Mais,
1°. Il n'eſt pas ſurprenant que des acides fermentent avec la poudre de cantharides, qui
eſt preſque alkaline. 2°. Cela ne peut s'appliquer au ſang de l'homme, puiſque de telles efferveſcences n'arrivent pas dans les liqueurs animales, ſuivant M. Homberg même, à qui on doit ces obſervations chymiques.
3°. Quand même elles ſe feroient, & que
nos fluides ſeroient d'une nature propre à fermenter avec les acides, ne leur manqueroit-
il pas toujours un acide auſſi fort que l'eſprit
de nitre ? 4°. On appelle efferveſcence un
mouvement toujours aſſez violent pour être
apperçû ; & ſi l'ont veut changer les définitions reçûes en Chymie, & admettre des efferveſcences inſenſibles, il faut du moins
quelles ayent des effets ſenſibles, ou leur exiſtence n'importe en rien. ●

Fermentation. Nous appellons ainſi tout
mouvement conſidérable, dans une liqueur
qui étoit auparavant tranquille ; mouvement
qui n'eſt produit par aucune cauſe externe,
qui eſt accompagné de bulles, & qui vient à
bout de créer un acide, & un eſprit inflammable. C'eſt ainſi que la bierre nouvelle faite ſans houblon, fermente tellement, qu'elle

fe convertit toute en bulles, qui rompent enfin les verres, & font fauter les bouchons des bouteilles, à une grande diftance. Mais le fang humain n'eft pas fufceptible de fermentation, dans les plus grandes commotion, dans les fiévres les plus ardentes, il eft rare qu'il rompe fes digues.

Force. Ceci eft ajouté pour éluder le fubterfuge de ceux qui prennent le parti des effervefcences occultes ; car fi les caufes font cachées, les effets le feront auffi ; ou plutôt, comme l'effervefcence ne fe trouve que dans des hypothèfes, c'eft-là feul auffi qu'on en trouve les effets.

§. CLXXVIII.

La chaleur du cœur ne changera point auffi, comme caufe nouvelle, la nature, ou le mouvement du fang, & elle ne pourra fuffire à le chaffer du cœur.

Chaleur. On a vû (CLXIX.) qu'il n'y a pas plus de chaleur dans le cœur que dans les arteres ; ainfi cette caufe n'explique pas pourquoi le fang eft chaffé du cœur dans les arteres : & par conféquent Sylvius a eu raifon d'abandonner la théorie de Defcartes ; elle ne peut en effet fe foutenir.

§. CLXXIX.

On fçait encore qu'il n'y a aucun ferment dans le cœur.

Ferment. Telle fut d'abord la conjecture

M vj

de Hooghelande, que Vieuſſens, grand partiſan des hypothèſes de Deſcartes, qu'il a beaucoup ornées, a voulu faire paſſer en fait. Il a ſoutenu que le ſang fermentoit, & principalement dans le cœur, & que cette fermentation, venoit du conflit des particules acides, ou nitreuſes, avec les parties alkalines ſulphureuſes du ſang.

La théorie de Duvernoy me paroît aſſez approcher de celle-là; car cet Auteur dans les glandes propres du cœur, qu'il a vûës dans l'éléphant, croit qu'il ſe ſépare une liqueur rouge, qui mérite proprement le nom de ſang. Mais qui voudra admettre des glandes dans le cœur, où le mouvement eſt plus rapide qu'ailleurs? Qui en ſuppoſera dans l'homme, où perſonne n'en a vûës? Le cœur eſt d'une fabrique vrayement muſculeuſe, qui ne peut être le ſiége favori ni de la chaleur, ni d'aucun ferment. Comment dans l'eſpace d'une 7200 partie d'heure, pourroit-il ſe ſéparer du ſang même, une liqueur d'une nature ſi différente de la ſienne, capable dans le même peu de tems, d'échauffer le ſang, & de le changer en une qualité différente de celle qu'il avoit apportée avec lui au cœur? Comment croiroit-on qu'un corps fermentable pût ne pas ſe détruire dans le cœur, ne pas ſe noyer dans ſix cens livres de ſang, qui y paſſent peut-être à chaque heure? Vieuſſens avoit fait une expérience qu'il faut détailler. Une liqueur colorée qu'il injeƈta dans les arteres du cœur, tranſſuda dans le ventricule droit, & dans l'oreillette droite, comme il arrive dans toutes les injections. On ſçait que tout le ſang des coronaires fait vîte le même chemin. Cette vélocité , fuivant Vieuffens, communique tant de chaleur à ce fang , qu'il peut réchauffer , & raréfier, le fang qui revient froid par les veines. Mais ce même fang, une feule minute feconde auparavant, étoit lui-même veineux, & froid. Comment donc en fi peu de tems, continuant de circuler, a-t'il pû fe changer lui-même , jufqu'à pouvoir faire changer de nature au même fang duquel il eft forti ? Nous accordons que les frottemens qu'il a effuyés dans le cœur , fur-tout pendant fa contraction, ont rendu le fang des coronaires plus chaud , & qu'ainfi il peut communiquer quelque chaleur au fang veineux , délaïer le fang épais , exciter fa marche , &c. mais nous nions fortement qu'il puiffe jamais s'enfuivre cette chaleur, dont parle Defcartes, capable de vaincre la refiftance de toutes les arteres , ou même cette diverfité qu'on remarque entre le fang arteriel , & le fang veineux. D'ailleurs les fermens n'ont-ils pas befoin de repos ? Agiffent-ils avec tant de foudaineté , quelque violens qu'ils foient ? & le cœur eft-il fait pour donner aux fermens le tems d'agir , lui qui ne peut être en repos deux momens de fuite ?

§. CLXXX.

Donc la caufe qui pouffe le fang du cœur dans les arteres , & des veines au cœur , n'eft point dans la maffe même du fang.

Sang. Defcartes, Waldfchmidt, Hooghélande , Regis , &c. ont penfé que le fang fort

du cœur, parce qu'étant raréfié par la chaleur, il eſt forcé de dilater l'orifice de l'artere, & de s'échapper par ſon canal, ſemblable à du lait bouillant, ou à de la bierre
fermentante, qui bien bouchée n'en produit
pas moins d'air élaſtique, comme Boyle l'a
expérimenté ſur le moût de vin. C'eſt pourquoi, à peine a t'on débouché la bouteille
qui contient ces liqueurs, que l'air ſort avec
bruit, & lance la bierre auſſi haut, que ſi
elle étoit forcée de monter par un tube La
bouteille peut être comparée au cœur, & le
tuyau par lequel ſort la bierre, à l'artere :
voilà le ſyſtême des Cartéſiens. Mais, 1°. le
ſang ne fermente, ni ne bouillonne, ni n'entre en efferveſcence. 2°. Il n'eſt point chaſſé
du cœur pendant ſa dilatation, mais par ſa
contraction. 3°. S'il fermentoit, ſon mouvement inteſtinal ne ſeroit pas tout à coup
ſupprimé ; car la bierre demeure long-tems
écumeuſe ; & le ſang reçû dans un vaſe eſt
ſans bulle, ſans mouvement, & forme un
vrai placenta.

§. CLXXXI.

Il faut par conſéquent la chercher
dans ce qui renferme immédiatement, le
ſang du cœur, je veux dire, dans le
cœur même. Mais pour la découvrir &
la démontrer, nous ne pouvons nous
diſpenſer d'examiner les attaches, la
ſtructure, le mouvement, & l'action du
cœur.

STUCTURE, FORCE,

ACTION DU COEUR.

§. CLXXXII.

LE péricarde (*a*) eſt un grand ſac, très - exactement fermé de toutes parts, & très fortement attaché au go-ſier, au ſternum, au dos, au diaphrag-me, ou par lui-même, ou par ſes vaiſ-ſeaux, & ſes attaches. C'eſt dans ce ſac que le cœur flotte. Il eſt arroſé d'u-ne lymphe qui tranſude des arterio-les de ſa ſurface, & de ſes oreil-lettes. Il eſt librement ſuſpendu par qua-tre grands vaiſſeaux ſanguins (*b*), étroi-tement collés (*c*) au péricarde; obli-quement, & preſque horiſontalement couché ſuivant ſa longueur ſur le dia-phragme, auquel il eſt fortement atta-ché inférieurement par la veine-cave & le ſinus veineux droit, à peu près vers la moitié du centre tendineux. Il eſt

(a) *Veſal.* l. 6. F. 4. 1. B. B. *Euſtach.* T. 15. F. 1, 2, 3, 4.
(b) *Euſtach.* T. 15. F. 2. 4. I. L. 2. M. M. 3. CDEFG.
(c) *Veſal.* l. 6. F. 3. 1. DCEFG. 5. A.

ſitué dans le thorax (*a*), au-dedans de la cavité du médiaſtin, où il n'eſt point (*b*) preſſé, n'étant environné d'aucun corps,ſi ce n'eſt des deux lobes du poulmon, dont la ſubſtance eſt molle & délicate, & au milieu deſquels il eſt placé. Il ne pouvoit donc être ſitué d'une façon plus propre à recevoir le ſang, & à l'envoyer dans toutes les parties du corps.

Péricarde. Nous ne manquons pas d'obſervations qui nous apprennent que le péricarde ne ſe trouve pas toujours, non-ſeulement dans le chien, & dans pluſieurs autres animaux, mais dans l'homme même. Vieuſſens fait mention de pluſieurs hommes d'une ſanté parfaite, qui n'avoient point de péricarde. Il s'accorde en cela avec Columbus. Ces obſervations ſont-elles bien certaines ? Ce ſac fort mince dans les animaux, & collé au cœur humain n'auroit-il pû en impoſer à ceux qui les ont faites ? Il ſe trouve en effet même dans les amphibies, fort & charnu, comme dans le crocodile, & dans la tortuë. Le poiſſon qu'on nomme lamproie, a un péricarde preſque cartilagineux : & Lanciſi a très-certainement trouvé cette même capſule dans le hériſſon, qui en manque, ainſi que le chien de mer, ſi on en croit Blas, Peyer, & nos Académiciens. *

---

* Diſſect des anim.

(*a*) *Mém. Acad. Royal. des Sc.* 1729, page 134. à la Table. *ibid.* l. a.

(*b*) *Veſal.* au même endroit. F. 2. l. NOP. M.

Grand. Deux fois plus grand que le cœur, ce qu'il eſt aiſé de voir par cette expérience. Rempliſſez entiérement d'eau le péricarde ; enſuite ayant verſé cette eau, arrachez le cœur, & rempliſſez une ſecond fois la même enveloppe, il faudra une fois autant d'eau que la premiere fois. Le ſouffle maniſeſte auſſi ſon amplitude. Quant à ſa longueur, elle eſt plus conſidérable que celle du cœur, puiſque le péricarde monte un pouce plus haut que le cœur. Il falloit que ce muſcle creux pût avoir ſes mouvemens libres au-dedans de cette capſule.

Fortement. Ce n'eſt que légérement, & par le moyen de la cellulaire qu'il tient à la plévre. On peut ſéparer poſtérieurement toute la plévre du péricarde. Elle s'enléve ſous la forme d'une très-mince tunique, comparée au péricarde, qui étant une membrane opaque très-ſolide, ſemblable en un mot à la dure-mere, ne manque pas de quelques fibres tendineuſes. Le médiaſtin anterieur eſt garni de graiſſe, qui s'amaſſe quelquefois en ſi grande quantité, que le mouvement du cœur en eſt ſupprimé.

Lymphe. Bohn ſoutient qu'il ne s'en trouve point dans le vivant ; Veſale, Kaauw, Drélincourt, Kerkring, diſent n'en avoir jamais remarquée dans les chiens vivans. Mais ces obſervations ſont contredites par d'autres. Haller, & Lanciſi ont vû ſouvent dans la diſſection des animaux vivans une ſéroſité rougeâtre, qui ſe coagule, ou ſe condenſe en feu, comme celle du bas-ventre, quoique Malpighi l'ait vû s'évaporer. Viridet, Vieuſſens, Peyer, Mortel, & autres, favoriſſent l'opinion de Haller. Veſale, &

Veſlingius on fait la même expérience dans l'homme, & Bellonius dans les poiſſons. En ouvrant des chiens, j'ai toujours trouvé de l'eau dans le péricarde. Cette eau eſt ſalée, ſuivant Drélincourt; & Vieuſſens dit qu'elle fermente avec les acides, & teint en bleu les ſyrops. Sa grande ténuité n'eſt point une preuve de ſon alkalicité, comme le croit M Haller, & je n'ai jamais obſervé cette effervelcence, dont je viens de parler. On croyoit autrefois que l'eau du péricarde étoit une coagulation des vapeurs qui ſuintoient au travers de ſes tuniques. Vieuſlens, & Heiſter ont ſuivi cette ancienne théorie. L'opinion de Boerhaave eſt que le cœur & les oreillettes ſont munis d'arteres du plus petit genre, d'arteres exhalantes, qui dépoſent une liqueur très-tenuë par de petits pores membraneux dans le péricarde. Kaauw a démontré l'exiſtence de ces pores par l'expérience; & il n'y a pas long-tems que Haller vit de l'eſprit de-vin, dans lequel il avoit diſſout de la glu colorée, enfiler la même voye. Il y a d'ailleurs des pores dans la face interne du péricarde; c'eſt ſurquoi nous avons le témoignage unanime de Peyer, de Francus, de Malpighi, de Santorini, de Lanciſi, &c. Mais Haller ne convient pas de ces pores, propres & diſtincts. Il n'a jamais pû les découvrir, quoiqu'il ait vû des vapeurs ſuinter, & ſe ramaſſer en gouttes. La grande quantité de ſang arteriel, ſa violente circulation, l'exilité des arteres exhalantes; tout cela réüni dans le cœur, il n'eſt pas ſuprenant qu'il ſe filtre tant de gouttes d'eau en peu de tems, pour ne rien dire du beſoin qu'avoit le cœur, de ne point toucher tu le péricarde nu, de peur de s'y coller. Mais puifque cette eau ne s'accumule pas, il fuit qu'elle eft repompée par des veines, qui la portent dans les vaiffeaux lymphatiques de Nuck.

Artérioles. Malpighi trouva des glandes dans le péricarde d'un jeune fujet ; & voyant qu'il en fortoit quelques gouttes d'humeurs par la compreffion, il crût que telle étoit la fource de l'eau du péricarde. Bergerus & autres favorifent la même opinion; & enfin Lancifi non content de décrire des glandes propres à la filtration de cette humeur, a dépeint leurs tuyaux excréteurs mêmes. Mais ces glandes qui fe trouvent au-deffus de la divifion des bronches, & au-deffous d'elles, & dans le poulmon même, près de la diftribution de l'artére pulmonaire, qui de rouges qu'elles font dans les jeunes fujets, deviennent noires dans l'âge avancé ; ces glandes, dis-je, font conglobées. L'eau du péricarde eft trop tenuë pour fe filtrer par des glandes. Peut-on foupçonner des glandes de filtrer l'eau femblable qui fe rencontre dans les ventricules du cerveau, dans le péritoine, dans la tunique vaginale des tefticules ? Santorini a donc raifon de nier les glandes de Malpighi & Ruyfch de faire venir cette lymphe de fes artéres. Il y a un grand nombre de très-petites artérioles dans le péricarde. Les principales anterieures viennent des diaphragmatiques fupérieures, les poftérieures des intercoftales enfuite des diaphragmatiques & des thymiques. Cette eau du péricarde n'eft qu'un amas des vapeurs qui tranfudent ; amas très-confidérable dans le fœtus, fuivant l'obfervation de Duvernoy, & de Haller: très-confidéra-

ble auffi dans les maladies de langueur, & quelquefois , comme je l'ai vû , dans ces maladies
très-aigües , où l'on faigne beaucoup. Horit
trouva 5 onces d'eau dans le pericarde d'une
pthifique, Bonnet, 20 onces, Diemerbroeck,
2 livres , Borrichius , 3 livres , Malpighi 2 &
4 , Pifon , plufieurs livres , Vieuffens 80 onces. On peut voir ce que j'ai dit dans mes
Obfervations fur l'hydropifie du péricarde.
Faute de ces vapeurs le péricarde fe colle quelquefois au cœur , & on meurt après mille an-
goiffes,& mille palpitations, comme tant d'auteurs l'ont obfervé. Haller a vû une cohéfion
incomplette du péricarde avec le cœur , qui
étoit étranglé , ou referré par fa pointe ,
comme par un frein.

Péricarde. Le péricarde environne tout le
cœur. Inférieurement il fe colle dans toute la
longueur de fa furface au diaphragme,dont on
ne peut le féparer. Antérieurement il couvre le plan convexe ; & s'élévant un peu plus
haut , il adhere d'abord poftérieurement &
obliquement à la veine-cave. Il donne enfuite la faux,ou cette petite cloifon qui fe trouve
entre la veine-cave & l'aorte ; & il s'y attache
plus haut qu'à la veine-cave, & fe prolonge
jufqu'en fon enveloppe externe. Il fait une
pareille faux entre l'aorte & l'artére pulmonaire , donne une guaine au canal artériel ;
tient alors à l'artére pulmonaire. Entre l'artére & la veine de ce nom , il donne une faux
très-fenfible. La partie antérieure du péricarde tient avec la poftérieure à ces faux. Elle
eft divifée en deux parties par les bronches.
La fupérieure eft entre les grandes artéres &
la divifion de la trachée , & devant cette trachée fe continuë à l'inférieure qui diftingue

le finus pulmonaire de la plévre , & fous le finus adhére au diaphragme. Il fe termine latéralement aux infertions des vaiffeaux pulmonaires , aufquelles il donne des guaines dans le poulmon, outre celle qu'ils ont de fa membrane externe , & la cellulaire. Car le péricarde eft fait de deux fortes membranes, au milieu defquelles eft la cellulaire. On diftingue aifément deux lames dans l'endroit où les nerfs paffent au cœur ; car ils y ferpentent dans les interftices de ces deux membranes. L'extérieur de ces lames avec la cellulaire donne des guaines à l'aorte, à l'artére pulmonaire, aux veines-caves & pulmonaires. Voyez Winflow , *de la poitrin.* 79 , &c.

Obliquement. La fituation du cœur eft mal repréfentée dans les Figures de Cafferius , de Vieuffens , de Bidloo , de Verheyen , &c. Ruyfch eft le premier qui l'ait bien repréfentée , & enfuite Cantius. Lower veut que le cœur fe cole au diaphragme, à caufe de la fituation droite de l'homme , qui met le diaphragme dans la néceffité de porter toujours fur la cloifon tranfverfe. Mais le feul repos des parties du corps humain n'en produit pas la coalefcence.

Médiaftin. Le *médiaftin antérieur* eft un tiffu de cellules adipeufes qui communiquent entr'elles, qui reçoivent le foufle , & le rendent au loin devant le péricarde. Il fe trouve entre les deux facs de la plévre , dont chacun fe place obliquement , & en s'écartant fait place au péricarde. La raifon pourquoi le médiaftin ne divife pas également la cavité du thorax , c'eft que le cœur écarte la plévre plus à gauche. Poftérieurement les facs de la plévre s'élevant de la même maniere, intercceptent au milieu d'eux la cellulaire, & forment le *médi.stin posterieur*, décrit ailleurs par Haller dans la description d'un monftre. C'eft par le moyen de ces cellules que le péricarde tient légerement au thymus. Il s'amafle quelquefois tant de graifle dans les cellules du médiaftin, que cette feule caufe peut faire périr, comme Boerhaave nous l'a appris dans fa *feconde defcription d'une maladie atroce.*

Preflé. Le cerveau a dû être enfermé dans une boëte offeufe, & y être immobile. Le poulmon devant fe dilater & fe contracter alternativement, avoit befoin d'une enveloppe mobile, capable d'une certaine flexibilité. Il en falloit une ferme & folide au cœur. C'eft pourquoi le thorax eft fait d'os, mais d'os féparés. Les vifceres abdominaux ont befoin d'une compreffion continuelle : la nature pouvoit-elle mieux faire que de les foumettre au jeu des mufcles? Le cœur ne pouvoit être mis dans le bas ventre, par la raifon que je viens de dire, ni dans la tête, parce que le fang qu'il reçoit doit abfolument paffer vîte au poulmon, dont par conféquent il devoit être très-proche voifin. Si donc le cœur des poiffons eft dans leur tête, ce n'eft point à caufe du cerveau qu'ils ont très-petit, mais à caufe des bronches. Dans les infectes qui ont la trachée artére auffi longue que le corps, le cœur eft auffi long que le corps. Nous n'examinons point ici s'il eft cylindrique, comme le veut Mr. de Réaumur, ou s'il s'enfle & fe refferre tour à tour, fuivant Malpighi & Swammerdam.

§. CLXXXIII.

(*a*) Le cœur a deux arteres qui viennent de l'aorte, immédiatement au-deſſus des valvules ſémilunaires du ventricule gauche, ſe diſtribuent à l'oppoſite l'une de l'autre, & ne forment qu'un canal (*b*) attaché à toute la périphérie de la baſe du cœur. De ce canal partent des arteres qui ſe joignent entr'elles par diverſes anaſtomoſes, ſe diviſent en une infinité de petits vaiſſeaux très-fins, qui filtrent une roſée humide, parcourent tous les points ſenſibles du cœur, & compoſent preſque toute ſa ſubſtance, avec les veines qui ont la même ſituation. On trouve extérieurement une graiſſe qui paroît prendre racine entre les vaiſſeaux. Ces arteres ſe dilatent, pendant que toutes les autres ſe contractent. Les veines ſe déchargent de leur ſang en partie dans ces arteres, qu'on appelle (*c*) coronaires, & delà dans l'oreillette droite (*d*) entr'elle & le ventricule droit ; en partie au-dedans

(a) *Lovv.* de Cord. T. 4. F. 3. l. dd. *Morgag.* Adv. 1. T. 4. F. 3. cc. *Euſtach.* T. 16. F. 5.
(b) *Ruyſch.* Ep. 3. T. 1. 2, 3. Theſ. 6. T. 5. F. 7, 8. Adv. 1. T. 2. F. 1, 2. Theſ. Anat. max. 3.
(c) *Lovv.* de Cord. T. 5. F. 2. l. d. ee.
(d) *Euſtach.* T. 16. F. 1. 17-12. F. 2, 19-50.

de l'oreillette droite, & au-dedans du ventricule (*a*) droit, par des veines particulieres. Ces veines se vuident quand toutes les autres veines du corps se remplissent.

Artéres. Pour comprendre facilement tout ce que nous avons à dire sur les vaisseaux du cœur, voici quelques notions préliminaires.

Le cœur, posé comme il l'est naturellement, a deux faces qu'il est nécessaire de distinguer, dont l'une est *supérieure* ; c'est-à-dire celle qui se gonfle supérieurement, & a une figure convexe, & s'étrécit en bas vers la veine-cave inférieure ; de sorte que le cœur se termine en cet endroit par un bord grêle ; l'autre est *inférieure*, s'appuye sur le diaphragme, & est tout-à-fait platte. Postérieurement elle se joint avec sa face, supérieurement, par une rondeur obtuse, ou un *bord obtus*, & antérieurement par cette pointe qu'on peut appeller *bord aigu*. Des ventricules du cœur, l'un est *postérieur*, placé & dans le plan supérieur, & dans le plan inférieur, sous l'origine de l'artére pulmonaire, & sous le sinus gauche. L'autre est *antérieur*, placé sous la veine-cave, & aux parties internes de l'oreillette droite, aux deux voisinages du *bord aigu*. On appelle ordinairement ventricule *gauche*, celui qui est le plus postérieur, & *droit* celui qui est en-devant. C'est à Mr. Winslow qu'on doit ces petites notions..

(a) *Ruysch.* Ep. 10. T. 11. fig. 4. l. A. *Vieuss.* Nouvelle découverte. *Verhey.* l. 1. Tr. 3. c. 9. T. 21. F. 3. l. bbb.

Deux

Deux. Thebesius & plusieurs anciens Ana-
thomistes n'en ont quelquefois vu qu'une
seule, Lancisi, Fanton, & Winslow, en ont
quelquefois observé trois.

Au-dessus. Desorte qu'elles ne peuvent être
absolument couvertes par les valvules de
l'aorte, même lorsqu'elles sont étenduës, &
rapprochées : & ce fait est si constamment vrai
au jugement de Lancisi, d'Albrecht, & de
Haller, & au mien même, que je ne vois
pas qu'on puisse défendre le systême de Stroë-
mius, de Thebesius, & de Vieussens, qui
ont crû que les artéres coronaires se remplis-
soient en même tems que les autres artéres,
parce que leurs orifices se trouvoient bouchés,
ou fermés, par le sang jetté dans l'aorte.

Viennent. Formant un angle retrograde, ou
aigu avec l'origine du tronc.

L'opposite. L'artére coronaire droite inférieure sortant de l'aorte descend, cotoyant
l'oreillette droite, se réfléchit autour le
bord aigu, cotoyant toujours le bord du sinus droit, jusqu'à ce qu'au milieu de la cloison du plan inférieur, elle descende avec la
veine *mediane* ; tantôt s'avançant au-delà de
cette veine, tantôt finissant en-deçà. Cette
artére donne des branches à l'artére pulmonaire, à l'oreillette droite, au sinus droit,
& au ventricule du même côté, & à une
partie de la cloison. L'artére coronaire gauche & supérieure marche à l'opposite, si
vous considerez cette branche que Vieussens
nomme *coronaire gauche* : car celle-ci se ré-
fléchissant au tour du bord obtus vers le plan
inférieur, cotoyant le sinus gauche, se pré-
sente exactement à l'opposite du tronc de l'artére coronaire droite. Mais elle a d'autres

rameaux qui ne font pas peu confidérables,
& qui defcendent par le bord obtus, & le
haut de la cloifon du cœur; & un autre enfin plus *profond*, traverfant la cloifon, defcend fans être accompagné d'aucune veine.
Cette artére donne des branches au finus &
à l'oreillette gauche, à tout le ventricule
gauche, à la cloifon, & au tronc de l'aorte.

Qu'un canal. Suivant Ruyfch, Verheyen,
& Winflow; mais d'autres, tels que Haller,
avoüent n'avoir jamais pû découvrir ce canal circulaire, mais bien des rameaux qui fe
joignent entr'eux. Ceux de l'artére gauche,
defcendant dans le plan inférieur avec les
derniers de la droite, enfuite les rameaux de
la gauche réfléchis au tour de la pointe, s'a-
naftomofent avec les branches qui terminent
la droite par des bouches, ou des communi-
cations, fi ouvertes, que la cire, l'air, & le
fang y paffent librement. Ce qui détruit l'exiftance des rides tranfverfes de Glaffius, ou
des valvules de Lancifi, que perfonne en
effet n'a vûës depuis ces Auteurs.

Très-fins. De forte que Ruyfch fe perfua-
da que la cire qu'il avoit injectée avoit en
partie tranfudé au travers des tuniques de
ces vaiffeaux; & il infera de cette obfervation, que la même chofe devoit arriver au
fang, dans la plus parfaite fanté. Boerhaave,
(a) Kaauw, & Lancifi, difféquant un cœur
injecté, & l'examinant au foleil avec une
bonne loupe, ont vû de petits globules ronds
de cire paffer au travers de ces vaiffeaux, &
comme s'épancher dans la membrane cellulaire. Ces petites arterioles peuvent donc
laiffer paffer les liqueurs dans le tiffu cellu-

(a) CXXIII.

laire, qui lie les fibres du cœur, comme toutes les autres ; & cette même fortie des fluides des arteres dans cette membrane s'obferve auffi par tout le corps. D'ailleurs,
Ruyfch voyant les injections paffer dans les
deux ventricules & oreillettes, n'a pas balancé de croire qu'elles y étoient apportées
par des arteres. Vieuffens, Haller, & autres,
y ont vû paffer l'air, & l'eau par ce chemin
abrégé ; chemin d'autant plus néceffaire, que
l'artere *profonde* n'eft accompagnée d'aucune
veine. Il eft de plus facile de voir que ces
mêmes tuyaux, d'une fi prodieufe exilité, fe
terminent, ou en des veines, ou en des arterioles lymphatiques exhalantes, qui préparent, ou filtrent, l'eau du péricarde ; de façon
qu'un trop fort exercice, ou une grande
fiévre, peut rompre ces vaiffeaux, comme on
l'obferve dans le rein, qui laiffe quelquefois
paffer le fang, ainfi que les fibres mêmes de
la peau, comme on l'a vû. Cette rougeur
legere qu'on obferve conftamment dans l'eau
du péricarde, fur-tout dans les cerfs, vien-
droit-elle de ce que ces canaux auroient été
forcés ? Cela peut bien être quelquefois vrai.
Mais comme l'eau du baffin & du péritoine
a le même œil rouge, je ferois plus difpofé
à croire que cette couleur vient de la nature
des vapeurs humides des cavités du corps
humain, lefquelles, comme on l'a vû ci-devant, ne font pas éloignées de la qualité du
férum, qui eft la partie rouge du fang, mais
plus tenuë, & d'un jaune rougeâtre. Ceft
pourquoi l'eau du péricarde fe coagule (*a*).

Graiffe. Cette graiffe fe trouve dans les
plus maigres. L'air & l'eau pénétrent aifé-

(*a*) CLXXXII.

ment des arteres coronaires dans fes véficules. Elle fuit tout le chemin de ces arteres, aux troncs defquelles elle eft affez abondante ; mais elle l'eft encore plus à la defcente de l'artere coronaire droite. Son ufage eft le même que celui de la graiffe qui
enduit tous les mufcles. Quelqu'uns prétendent qu'on peut être fuffoqué à force d'avoir
le cœur gros, & que cette prodigieufe quantité de graiffe en cet endroit, rend l'efprit
lourd.

Veines. Il ne faut pas gliffer fi vite fur la
defcription de ces veines ; car elles different
confidérablement des arteres, & par leurs
troncs, & par leurs infertions. Sa principale
ouverture veineufe du cœur eft au finus, un
peu plus à gauche que la valvule d'Euftachi, & fe trouve garnie au moins d'une valvule, & fouvent de plufieurs. *La plus grande des veines* du cœur proche la racine du finus gauche, s'écarte de cet orifice, & fait
route vers le bord obtus, en compagnie de
la branche gauche de l'artere du même côté, & fe diftribuë, en partie par le bord obtus, en partie par la cloifon, dans le plan
fupérieur. Enfuite la veine *médiane*, ou
moyenne dans le plan inférieur, va droit à
la pointe du cœur, & même plus, & s'anaftomofe avec la précédente. Enfin, la veine
antericure, ou celle du finus droit, par une
direction contraire, va de cette partie qui
eft proche de l'aorte, en rétrogradant près
du bord du finus droit, & s'infére au côté de
la veine moyenne, fuivant Haller.

Oreillette. Il y a un autre *orifice des veines*
du cœur, qui s'ouvre anterieurement dans
un recoin de l'oreillette droite, à moitié de

diftance de l'aorte & du bord aigu. Cet orifice donne une veine, qui dans le plan fupérieur du cœur, plus près du bord aigu, va
prefque en droite ligne de la pointe vers l'o-
reillette. C'eft *la plus grande des innominées.*
Il y en a plufieurs autres innominées, paralleles, petites, qui s'infèrent, ou en quelque
finus veineux qui fe continuent à l'embouchure qu'on vient de décrire, ou anterieurement en quelques endroits particuliers de
l'oreillette droite. Enfin, tout le finus droit
eft criblé des petits orifices des veines, & il
s'en trouve un, qui n'eft pas le moins confidérable, du côté de l'ouverture de la plus
grande des innominées poftérieurement. C'eft
dans cette embouchure que fe vuide une
veine, qui fe joint par un double cercle, &
à la veine du finus droit, & à la plus grande coronaire. Toutes ces veines n'ont point
de vraies valvules, & chacune laiffe très-facilement paffer l'air & l'injection de matiere
céracée dans toutes les autres. Toutes ces
veines s'ouvrent dans le finus droit.

Au-dedans. Il ne faut pas croire pour cela
qu'aucune de ces veines ne s'ouvre dans le
ventricule gauche, & dans le finus du même côté; car cela répugneroit à l'expérience, qui nous apprend que le fouffle & l'eau
(qu'on teint exprès de faffran) paffent
dans l'oreillete & le finus gauche, & par les
arteres, & par les veines coronaires; mais
par de fi petits orifices, qu'on ne peut les
voir, comme l'ont remarqué Vieuffens &
Thébefius. Les mêmes Auteurs ont décrit
exactement de pareils orifices dans le finus
& le ventricule droits; enforte que le fang
veineux du cœur paffe par la plus grande

veine coronaire, par la moyenne, par l'anterieure & toutes les innominées, & autres
veines plus petites, & ſe décharge enfin par
les plus petites dans tous les ventricules, &
ſinus, & dans l'oreillette droite. Le cœur eſt
à la vérité la ſeule partie du corps, où l'on
voye les arteres & les veines porter le ſang
par le même chemin, puiſqu'on les voit dans
le cœur porter toutes également le ſang dans
les cavités du cœur.

Vuide. Cela ſera vrai, quand même l'aorte
n'auroit aucunes valvules ; car le cœur contracté pâlit dans les animaux (*a*) ; donc il ne
contient point de ſang : c'eſt ainſi que tous
les autres muſcles dans l'action deviennent
pâles (*b*), ſe gonflent, ſe roidiſſent ; & en
ſe rapprochant ainſi, font ſortir le ſang qui
rougiſſoit leurs fibres. Deplus, l'angle rétrograde des arteres coronaires, paroît empêcher le ſang qui ſort du cœur dans ces
tuyaux, comme il favoriſe le ſang qui revient par l'aorte. De ces deux façons, il paroît que les arteres coronaires ne ſont point
remplies par le cœur, mais par l'aorte, & ne
ſe rempliſſent point conſéquemment dans le
même-tems que cette groſſe artere. Telle eſt
la premiere cauſe d'un principe toujours
mobile dans le cœur. La même choſe a lieu
dans les veines, mais la raiſon n'en eſt pas
tout-à-fait la même ; car les veines n'ont
point de reſſort, & elles ne ſe rempliſſent,
ni ne ſe vuident alternativement. Les arteres mêmes, ſi on excepte les coronaires, ne
ſe déſempliſſent pas tout-à-fait, comme
nous l'apprennent le microſcope, les playes,

(*a*) CLIX.
(*b*) CCCCI.

& la diffection des animaux vivans ; mais cela arrive bien moins aux veines. Elles reçoivent, & le fang pouffé par le cœur, & celui qui leur vient des arteres, comme le démontrent les expériences de Leuwenhoeck ;
c'eft pourquoi elles font toujours gonflées, &
également. Et de plus, les veines de tout le
corps fe rempliffent très-certainement quand
les arteres fe contractent, & fe délivrent de
l'augmentation du fang qu'elles avoient re-
çûë du cœur. Mais dans ce même-tems les
veines coronaires fe rempliffent , le cœur
étant alors dans fon relâchement.

§. CLXXXIV.

Outre ces vaiffeaux (183.) le cœur
a des fibrés qui viennent des quatre (*a*)
tendons orbiculaires , qui bornent les
quatre portes ou orifices, du cœur, &
vont encore s'y enférer en grande partie. Elles partent delà, 1°. (*b*) en petit nombre, grêles, & vont de la bafe
vers la pointe du cœur en droite ligne ,
par la furface externe de la feule cavité
droite : ainfi quand elle fe contracte, fa
chair eft renforcée par ces fibres, qui
conféquemment facilitent l'expulfion du
fang. 2°. (*c*) Sous ces fibres, il s'en
trouve d'autres dans le ventricule droit,
lefquelles, des parties laterales gau-

(a) L*ouver.* de Cord. T. 2. F. 1. l. eg.
(b) Le même. F. 2. l. acb.
(c) Le même. F. 3. l. abcd.

ches du cœur montent obliquement à droite, ſe terminent à la baſe, & repreſentent une ſpirale. 3°. (*a*) Sous ces ſecondes on en trouve encore d'autres qui ſe portant du côté droit du cœur au gauche, embraſſent, entourent l'un & l'autre ventricule, montent à la baſe du côté gauche, & font une ſpirale oppoſée à la couche précédente (1 84. 2. f.). Ces deux couches (2. 3.) ſont communes aux deux ventricules qu'elles environnent d'une façon égale, qu'elles reſſerrent en ſe contractant fortement, ainſi que tout le cœur, qu'elles rétréciſſent également de toutes parts, & dont elles approchent la pointe vers la baſe, en même-tems que les deux ventricules contre la cloiſon mitoyenne. Elles ſont aidées par un quatriéme rang de fibres (*b*) qui les environnent, s'appuyent ſur elles par diverſes fléxions, les (2. 3.) retiennent & les aſſujetiſſent dans leurs places. Le ventricule gauche a encore deux couches de fibres épaiſſes, dont l'exterieure (*c*) rampe ſous les précédentes (2. 3. & en quelque ſorte 4.), parcourt toute la circonférence du ventricule

(a) Le même. F. 4. 1. acebfd.
(b) Le même. *Ibid.* T. 2. F. 5. 1. acdb.
(c) *Lovver.* de Cord. F. 6.

gauche, monte du côté droit en ligne
ſpirale, forme en partie la cloiſon
moyenne, ſe termine à la baſe du même
ventricule gauche, tapiſſent entierement
cette cavité, & a des fibres ſemblables
(4.) qui lui ſont propres. Enfin, ſous
cette couche (?.) on trouve une derniere (*a*), laquelle de la baſe gauche
deſcend à droite en lignes obliques ſpi-
rales, forme l'interieur du ventricule,
finit la cloiſon, & eſt garnie de fibres re-
marquables par leurs diverſes longueurs,
& la façon dont elles ſe plient, & s'en-
tortillent. Outre ces rangs de fibres,
on trouve encore dans le même antre
gauche des (*b*) colomnes charnuës, de
petits trous aux parois, qui font qu'il
peut ſe contracter d'un façon très-forte
& très-étroite, par la force commune,
& celle qui lui eſt propre ; tandis que
les autres fibres & petites colomnes des
deux ventricules ſervent à retenir les
valvules pendant la ſyſtole, & à les tirer en arriere dans la diaſtole.

Les *tendons* des orifices veineux ſont à
moitié charnus, & ſont compoſés de fibres
qui forment, non pas un cercle, mais une
ellipſe, & ces ellipſes dans l'un & l'autre

(a) Le même. F. 7. acedb. F. 8. l. a.
(b) Le même, *Ibid.* T. 5. F. 1. l. e.

N 7

ventricule ne ſe trouvent pas dans le même
plan, étant perpendiculaires dans la cavité
droite, & tranverſes dans la gauche. Elles
ſont formées par les fibres du cœur amai-
gries, & comme extenuées, ou devenuës
grêles & tendineuſes, diverſement entortil-
lées; de façon qu'aucune ne fait tout le tour,
mais bien pluſieürs qui ſe joignent enſemble.
Les tendons des orifices des arteres ſont plus
blancs, plus calleux, plus tendineux, plus
compacts, étant compoſés d'un plus grand
amas de fibres purement tendineuſes, qui
les rendent dix fois plus forts que ceux des
veines. Les tendons gauches, arteriels &
veineux, ſont plus forts que ceux du côté
droit. Trois ſortes de fibres compoſent le tendon veineux droit; 1°. celles du cœur; 2°. les
fibres inférieures de la baſe du ſinus droit;
3°. les fibres du bord droit de l'oreillete.
Le gauche tient aux $\frac{2}{3}$ au ſinus gauche, &
de l'autre tiers à l'oreillette. De ces tendons
partent toutes les fibres muſculeuſes du cœur.
Dans tous les tems on a obſervé leur oſſi-
fication. C'eſt elle qui a fait croire à Ariſtote que la nature avoit donné au cœur quelque os pour fondement. Galien la remarquée dans les grands animaux, & dans les
petits il dit que cet os n'eſt encore qu'un cartilage. Veſale eſt le premier qui ait détruit l'e-
xiſtence de cet os, & ait connu que c'eſt
une vraie dégénération de ſubſtance, qui de
tendineuſe devient cartilagineuſe, ſur-tout
dans les cerfs. Pour moi qui ai ſouvent vû
avec Haller les valvules du cœur oſſifiées,
je n'ai obſervé qu'une fois ces tendons ainſi changés, & cela dans un vieillard, qui
avoit preſque tout le cœur oſſifié. J'ai don-

né autrefois la defcription de cette curieufe offification. Quant aux fibres des arteres,
ont fçait qu'il eft très - fréquent de les trouver dures & offeufes, ou cartilagineufes, par
les frottemens continuels qu'elles effuyent.
Haller a vû toute l'aorte depuis le cœur jufqu'à la jambe, parfemée çà & là de diverfes
couches offeufes. Je l'ai peut-être vingt fois
trouvée cartilagineufe, aux environs du
cœur. Le tendon du péroné, ne fe trouve-
t'il pas auffi quelquefois d'une callofité ex-
trordinaire ? Mais il faut réferver au chapitre de l'action des mufcles, à expliquer toutes ces métamorphofes fi fimples, & fi furprenantes.

Droite ligne. Notre Auteur parle ici de fibres, qu'il fait venir du tendon elliptique de
l'artere pulmonaire. Mais il y déja long-
tems que Morgagni a fait voir que le cœur
n'en reçoit aucunes qui ayent cette direction.

2°. *Sous.* Il s'agit ici des fibres qui prennent leur origine de l'artere pulmonaire, &
retournent au tendon de l'aorte. En effet, de
toute la circonférence, au dos du ventricule droit, naiffent des fibres qui fe répandent
fur les deux cavités du cœur, & n'ont aucun commerce avec fa cloifon ; mais defcendant jufqu'à la pointe, fe tournant en
dedans, remontent obliquement, & forment
ainfi la troifiéme couche.

Diverfes fléxions. Voici les fibres qui lient
les mufculeufes, & que Haller rapporte
après Kauw, digne neveu de Boerhaave, à
la membrane cellulaire. Il faut cependant
croire que dans le cœur, outre la cellulaire
dont je parle, il y en a de réticulaires ; c'eft-

à-dire qui fe croifent, & s'embraffent en forme de rets, de forte qu'on n'en peut détacher
aucune féparément des autres, fans déchi-
rer celles-ci ; & ces fibres font d'autant plus
propres à brider, retenir, ou affujettir les
autres, qu'elles font d'une nature tendineufe, & mufculeufe.

Fibres. Qui viennent de l'aorte, & y retournent. La quatriéme couche exterieure &
la cinquiéme, viennent fous les précédentes
des orifices gauches, & defcendent obliquement jufqu'à la pointe ; remontent enfuite,
& ayant fini leur ligne fpirale, vont fe terminer de nouveau aux orifices gauches, où
ils forment la derniere couche. Celles - ci
n'appartiennent qu'au ventricule gauche, &
forment fa cloifon. Si nous pouvions détacher cette quatriéme & cinquiéme couche,
nous aurions un fac abfolument creux. Toutes ces fibres ont été décrites avec une grande exactitude par Lower & Tabor, mais fur
le veau ; deforte que tout ce que ces Auteurs nous ont appris, ou repréfenté en des
figures anatomiques, ne fe trouve pas vrai
dans l'homme, & ne mérite en général que
peu de foi. Lower eft bien plus loüable d'a-
voir enrichi la Médecine d'expériences, &
d'obfervations, qui applaniffent bien des
difficultés, & nous éclairent fur le mouvement du fang & du chyle, &, qui plus eft,
nous donnent, pour ainfi dire, la clef de
quelques maladies.

Une derniere. Haller avoüe ici ingénue-
ment qu'il n'eft point affez au fait de la fabrique mufculeufe du cœur ; & en effet il
n'eft rien de fi difficile à développer. Il eft
aifé de voir qu'il defcend des fibres de la

bafe du cœur & des orifices des arteres à la
pointe par le ventricule droit ; que les plus
longues d'entre elles font celles qui font ex-
terieures, & defcendant davantage, les internes paroiffant plus tranfverfales. Les fibres du ventricule gauche fe diftribuent à
peu près de la même maniere, de façon que
les unes & les autres fe croifent affez peu,
tant en haut, qu'en bas, dans la cloifon
moyenne du cœur. C'eft ce qu'on voit à
peu près dans les figures de Cowper. Mais
Lancifi & Winflow nous difent bien d'autres
chofes, & entrent dans un détail, dont, faute d'affez d'expériences, peut-être, on n'eft
point affez convaincu. Si on en croît ces
Auteurs, dont l'autorité n'eft pas peu refpec-
table, les fibres *externes* communes aux deux
ventricules defcendent à la pointe, & chemin faifant, les unes s'inferent à la cloifon,
les autres vers la pointe, percent le ventricule gauche, & en dedans de cette cavité
rétrogradent vers la bafe. Deplus, il y a
une couche moyenne qui eft compofée de
fibres diverfement inclinées, & qui deviennent fucceffivement plus tranfverfes vers la
bafe. Cette couche interpofée entre les précédentes, forme la cloifon. Quant aux *conduits charnus* de Vieuffens, je crois avec
Haller qu'il n'eft pas poffible de les préfen-
ter avec ordre. J'ajoute que les fibres du
ventricule droit font fi foibles, que près de
la defcente de la veine coronaire droite,
avec la veine moyenne, cette cavité ne paroît quelquefois formée que de graiffe & des
fibres les plus foibles. Enfin, fi nous avouons
notre ignorance fur la ftru=ture des fibres
du cœur, elle nous eft commune avec de
très-grands Anatomiftes.

Monsieur Boerhaave dont les leçons excellentes n'étoient pourtant que des discours familiers, avoit cependant coutume de donner à ses Disciples ce tableau des fibres du cœur. » Supposez que le cœur de l'homme n'eût » qu'un ventricule, sçavoir le gauche ; sup- » posez qu'il fut fait d'une double spirale de » fibres charnuës, qui prenant origine de la » base, & se croisant à la pointe, s'en retour- » nent par un chemin opposé à la base. Sup- » posez enfin qu'il n'eût qu'une artere & une » veine, l'homme sera poisson, quoique » tous les animaux qui n'ont point le sang » chaud n'ayent qu'un seul ventricule. Ensui- » te à ce cœur ajoutez-en un autre plus court, » plus large, lequel ouvert dans sa partie su- » périeure gauche, soit fermé & comme fini » par le ventricule gauche que vous venez » d'établir dans l'hypothèse, & dans sa partie » droite & inférieure, soit terminé par sa » propre substance. Supposez que ce second » cœur soit fait d'une double couche de fi- » bres qui reviennent de lieux opposés, & » des fibres, grêles & droites dans la partie » droite. Supposez enfin que cette double spi- » rale s'étende jusques dans le cœur gauche, » & l'embrasse, ou l'entoure, par-dessus ses « propres fibres : alors vous aurez un ventri- » cule gauche fait de quatre couches de fi- » bres, & un droit, fait seulement de deux, » & de quelques fibres droites très-minces. » Le cœur gauche aura une cavité plus lon- » gue & plus étroite, le droit, plus vaste & » & plus courte (*a*) ; moyennant quoi vous » aurez enfin un vrai cœur d'homme, & ceci » n'a rien que de vrai, & de bien fondé sur

(*a*) Erreur réfutée, CLXXXV. & CLXXXVI.

» l'obfervation de la nature dans le poulet.
On fçait depuis l'illuftre Malpighi, que depuis
le deux jufqu'au cinquiéme jour de l'incuba-
tion, les deux ventricules & l'oreillette droite
paroiffent féparés , & éloignés, quoique communiquant enfemble par des vaiffeaux qui fe
trouvent au milieu. L'oreillette droite reçoit
le fang d'une veine , & l'envoye au ventricule droit par un vaiffeau qui lui eft propre ;
ce ventricule l'envoye au gauche par un autre vaiffeau , & de là dans l'aorte. Ce n'eft
que le cinquiéme jour que les deux ventricules fe forment bien , & ne font qu'un cœur.

Colonnes. Les fibres internes de l'un & l'autre ventricule ne montent pas toutes de la
pointe , tournant autour des ventricules ; car
une bonne partie de ces fibres s'étend aux papilles mufculeufes qui montent vers la bafe;
de la pointe defquelles partent , fuivant différens plans , les cordes de l'anneau valvuleux des veines. Haller a amplement traité
de ces fibres dans fa Differtation du mouvement du fang par le cœur ; & Cowper a parfaitement repréfenté ces mufcles. Ceux du
ventricule gauche font en plus petit nombre,
mais plus forts. Si le cœur étoit intérieurement liffe & poli, jamais fa cavité ne pourroit s'abolir entierement. Si donc elle s'a-
néantit , & que tout le fang que contiennent
les ventricules foit paffé dans les artéres ,
quelle en peut être la caufe , fi ce n'eft
l'inégalité marquée du dedans des ventricules ?

Parois. L'inégalité dont je viens de parler ,
eft faite par un grand nombre de rides , ou
plûtôt de braffelets charnus , qui laiffent entr'eux mille petits trous , foffes, ou finus. Par

cette ſtructure, le ſang eſt plus fortement bri-
ſé , & les vaiſſeaux exhalans (*a*) ont la même
commodité de s'ouvrir obliquement dans les
écartemens des colomnes. Au reſte , le cœur
eſt intérieurement tapiſſé d'une membrane
très-délicate , qui empêche que les efforts du
ſang n'écartent ou ne disjoignent ſes fibres.
Elle revêt auſſi les artéres , pour les mêmes
uſages (*b*) , & cette tunique , d'un côté plus
longue , & de l'autre obliquement coupée
pour laiſſer paſſer les orifices des vaiſſeaux
exhalans , ſert de valvule, comme dans le canal choledocque ; & comme elle reçoit çà &
là dans toute l'habitude du corps les diſtilla-
tions du ſang , elle exclut auſſi , ou empêche de paſſer celui qui fait effort pour cela.
C'eſt à l'entrée de ces tuyaux qu'on trouve
fréquemment les racines des polypes de ſang,
qui ayant perdu ſes molécules fluides , s'eſt
épaiſſi, ou coagulé, naturellement en ces endroits.

Diaſtole. Car le cœur s'allonge en ſe dila-
tant, par la ſeule traction méchanique, & non
par aucune action muſculeuſe , puiſqu'en cet
état le cœur eſt en repos. Nous avons dit (*c*)
que c'eſt ſon état naturel.

§. CLXXXV.

Ces fibres (184.) viennent des
nerfs (*d*) de la huitiéme paire, qui s'in-
ſinuent en grand nombre entre l'aorte &

(*a*) CLXXXIII.
(*b*) CXXXIII.
(*c*) CLV.
(*d*) *Veſal.* l. 6. F. 6. dh. *Lovv.* de Cod. T. A.

l'artere pulmonaire, & qui delà s'insé-
rent aux oreillettes, & au cœur. Ce sont
elles qui forment les deux cavités du
cœur, qui ont toujours la même capacité,
& capacité assez considérable, & qui par
leur vertu musculaire propre, peuvent se
resserrer fortement, & exactement, sans
que la destruction de la structure du cœur
s'ensuive.

Viennent. C'est ce qu'on ne sçait que par
conjecture; & quiconque ne seroit pas satis-
fait des raisons qu'on proposera dans la suite
(*a*), seroit sans doute fondé à le nier. Vieussens regarde les fibres charnues comme des
productions des artéres; & Lancisi, qui pan-
che bien plus pour l'opinion de Boerhaave,
a découvert par expérience, qu'outre les vaisseaux & les nerfs, il y avoit dans le cœur des
fibres propres, & qui faisoient une structure particuliere. D'ailleurs, notre Auteur nous ensei-
gnoit que les fibres avoient les nerfs pour
point d'appui, & se contractoient vers eux,
comme vers leur origine. Sur quoi j'ose avancer qu'en supposant la vérité de la production des fibres charnuës par les nerfs; la con-
séquence qu'il en tiroit n'en seroit pas moins
fausse. Car comment un muscle pourroit-il se
contracter vers un nerf, lui qui est parsemé,
& pénétré de mille petits nerfs, lorsqu'il est
long, comme on le voit dans le vaste externe ? ce n'est d'ailleurs que vers la partie la
plus ferme qu'il se contracte.

(*a*) CCCXCV.

L'aorte. Lower même ne fait pas venir tous
les nerfs du cœur par ce chemin. Mais comme
la plûpart & les plus confidérables font comprimés dans la diaſtole des artéres, cette cauſe ſuffit pour mettre le cœur dans ſon état de
relâchement, quoique Lanciſi ait cherché une
autre cauſe du flux alternatif des nerfs dans
le battement même alternatif du cœur, qui à
chaque coup augmente la force des nerfs (*a*).
Mais entrons plus dans le ſyſtéme de M.
Boerhaave. Selon lui, un muſcle eſt paralytique toutes les fois qu'il ne reçoit ni ſang artériel, ni eſprits. Or le cœur ne peut être con-
tra̅é, ſans que les grandes artéres ſoient dilatées, & que leur dilatation comprime les
nerfs qui ſont entr'elles. La même contraction
chaſſe le ſang des artéres coronaires. Il ſe réſout, ſe relâche, ou ſe dilate donc par cela
même qu'il s'étoit contracté. Mais tandis qu'il
eſt flaſque & relâché, les artéres ſe contractant à leur tour, ont un plus petit diamétre,
laiſſent en liberté l'eſpace du milieu par lequel les nerfs paſſent ; enſorte que ce plexus
dépeint par Lower, Caſſérius, & Vieuſſens,
ceſſe d'être comprimé ; & c'eſt ainſi que naît
la premiere condition requiſe au mouvement
du cœur (*b*). Par la même méchanique, la
groſſe artére ne peut ſe contracter, ſans chaſſer
dans les artéres coronaires le ſang qui eſt le
plus voiſin du cœur. Seconde condition du
même mouvement (*c*). Et en même tems les
oreillettes qui ſe contractent, rempliſſent les
ventricules de ſang veineux. Voilà donc une
cauſe particuliere de contraction dans le

(*a*) CCCIX.
(*b*) CCCCII.
(*c*) CCCCI.

cœur (*a*). Au refte les nerfs du cœur viennent
du cervelet ; car la léfion du cerveau n'empêche pas le cœur de battre avec fa force ordinaire ; au lieu qu'il perd tout à coup fon
mouvement (*b*) , quand le cervelet eft bleffé.
Or comme le cervelet n'a aucun commerce
avec le corps humain, fi ce n'eft par la moëlle
allongée & épiniere , ces deux moëlles fourniffent des nerfs au cœur; la moëlle allongée
donne l'intercoftal , & la huitiéme paire ; &
celle de l'épine, diverfes branches qui fe joignent à l'intercoftal.

Cœur. Nous allons entrer ici dans un plus
grand détail des nerfs du cœur, dont l'hiftoire
eft en effet bien plus compofée que le texte
ne le feroit imaginer; puifque, outre les nerfs
qui y font mentionnés , le cœur en reçoit
cinq ou fix en différens lieux au côté gauche.
Du ganglion fupérieur du nerf intercoftal,
naît un filament, qui, groffi d'un ou de deux
rejettons du tronc de l'intercoftal , defcend en
dedans , & reçoit un rameau du premier ganglion thorachique de l'intercoftal qui eft voifin de l'artére foûclaviere , & fe mêle au plexus dont on va faire mention dans un moment. Ce filament s'infere en partie au péricarde , & à la partie antérieure du cœur. Enfuite le cœur reçoit du même côté gauche
plufieurs rameaux qui viennent en defcendant du ganglion moyen cervical , voifin de
l'artére thyroïde. Le plus gauche de ces rameaux paffe derriere la croffe de l'aorte, s'a-
vance à la face fupérieure du cœur, vers la
région de l'oreillette gauche. Ce rameau n'eft

(*a*) CLXIX.
(*b*) CCLXXX. DC.

n'eft point comprimé parmi les grands vaiſ-
feaux. Un autre, ou même pluſieurs aſſez
conſidérables, joints par pluſieurs petits rameaux avec le nerf recurrent (*a*), paſſe derriere l'aorte, devant l'artére pulmonaire, au
cœur, & eſt entierement comprimé entre ces
artéres. C'eſt le *plexus cardiaque* de Vieuſſens.
Au côté droit du ganglion intercoſtal, qui eſt
à la cinquiéme vertébre du col, & au paſſage de l'artére thyroïde, part un petit rameau
qui deſcend en dedans, & communique reci-
proquement par de petits rejettons avec le
recurrent, enſuite avec une branche de la
huitiéme paire, & donne du côté droit au
cœur un rameau ſuperficiel, devant l'aorte
deſcendante ; lequel (*b*) deſcend entre les
grandes artéres entre pluſieurs rameaux, avec
ceux du côté gauche dont on vient de (*c*) parler. Je ſçais que Vieuſſens ne fait venir au côté
droit du cœur, à l'oreillette droite, & au
plexus cardiaque, que les nerfs de la huitiéme paire ; ce qui répond bien aux Obſervations de Lanciſi, mais non à celles des autres
Anatomiſtes. La variété conſtante de la nature fait que les deſcriptions les plus différentes peuvent être vrayes. Car quelle différence, par exemple, de la deſcription de Walther, de celle de Vieuſſens, de Winſlow, de
Lanciſi, & principalement de Haller ! Selon
ce dernier, les plus grands de tous les nerfs
ſe diſtribuent par les deux plans du cœur avec
l'artére coronaire gauche. D'autres, du plexus gauche qui donne de grands troncs, & le
plus gauche du cœur, paſſent derriere l'arté-

(*a*). Winſl. 390. 391.
(*b*) CCCCIX.
(*c*) Winſl. 387.

re pulmonaire , & fe répandant par le finus gauche , fe rendent à la furface concave du cœur. Ceux-ci ne peuvent être comprimés, ni celui qui revient du bas-ventre même & du plexus méfentérique à l'oreillette droite , comme l'a obfervé un des plus grands Anatomiftes (*a*). Quant aux branches que les nerfs ph éniques donnent au cœur , fuivant Lancifi , perfonne ne dit les avoir vûes. Mais par cette feule defcription on voit qu'il n'y a qu'un feul cordon qui réponde à celle de Lower , à la Théorie de Boerhaave (*b*) , & qu'il y en a quatre ou cinq autres qui n'y répondent pas.

La même. C'eft ce que les anciens Anatomiftes , & un grand nombre des modernes nient (*c* . La chofe n'eft pas fort facile à décider, parce qu'on peut à peine marquer les bornes des ventricules. On doit en effet remplir les deux cavités , jufqu'à ce que les valvules veineufes & artérielles s'élevent & fe touchent , & ne rien ajoûter à ce qui refte audelà des valvules. Santorini & Wood font dans la même opinion que Boerhaave. Pour moi, fans ofer définir exactement la mefure des deux ventricules , je trouve avec Haller le droit fi confidérablement plus grand, que je ne conçois pas comment tant d'habiles gens en difconviennent. Je ne trouve point auffi que le droit foit plus court, car l'un & l'autre s'étendent jufqu'à la pointe; mais la cloifon qui s'avance au-dedans du ventricule droit , augmente la capacité du gauche.

(*a*) M. Hunauld.
(*b*) CCCCIX.
(*c*) CXXXV.

§. CLXXXVI.

De-là il eſt encore évident que le
ventricule gauche agit par une contraction orbiculaire, qui lui eſt propre, au
lieu que le droit n'a qu'une contraction
demi-orbiculaire, commune à la ſurface
externe du gauche. C'eſt ce que la ſeule
autopſie (*a*) démontre dans un cœur
diſſéqué.

Propre. Suivant notre Auteur, le ventricule gauche eſt fait d'un cône entier charnu,
qui, ſe gonflant de toutes parts, s'avance
dans ſa propre cavité . & appartient à la
cloiſon mitoyenne, & fait ſes mouvemens
de contraction ; & le ventricule droit eſt regardé comme le ſupplément du gauche, auquel la cloiſon ſert de point fixe, pour qu'il
ſe contracte, cette cloiſon n'étant qu'une partie de la cavité gauche. Mais il y a long-tems
que Winſlow a refuté cette opinion, qui tombe par le ſeul examen de l'implication ou de
l'embrouillement confus des fibres. D'ailleurs
en diſſéquant la cloiſon, on voit clairement
qu'elle eſt compoſée d'une triple chair, dont
celle du milieu eſt commune à l'un & à l'autre ventricule, & dont les extérieures appartiennent, celle du côté gauche, au ventricule gauche, & celle du côté droit au ventricule droit. Au reſte dans l'adulte, la cavité
gauche eſt bornée par une chair fort épaiſſe ;
car dans le fœtus il y a peu de différence de
force de fibres entre l'un & l'autre ventricule.

(a) *Veſal.* l. 6. F. 11. l. 1. G.

§. CLXXXVII.

Le cœur & les oreillettes font donc de vrais muſcles, & ils agiſſent par une force muſculeuſe. Toutes les fibres (184.) ſe racourciſſant enſemble, diminuent la longueur du cœur, augmentent ſa largeur, rétréciſſent ou reſſerrent exactement la capacité des ventricules, dilatent les bouches tendineuſes des vaiſſeaux arteriels, bouchent les orifices des veines, expriment avec une grande force dans les arteres, par les orifices dilatés, les liquides qui y ſont contenus. C'eſt ainſi que ſe fait la ſyſtole, ou la contraction, qui eſt un état violent au cœur. Il y a dans la fabrique du cœur une diſpoſition occulte, & merveilleuſe, à continuer ces mouvemens réciproques de ſyſtole & de diaſtole, même après la mort, même dans un cœur coupé, & enfin, qui plus eſt, dans des morceaux d'un cœur coupé.

Vrais muſcles. Il eſt ſurprenant de voir Galien, qui n'étoit pas peu clairvoyant en Anatomie, tant ſe tourmenter pour perſuader que le cœur n'eſt point un muſcle. Cette vérité n'a point échapé à Celſe, & Sténon l'a ſolidement démontrée. Le point fixe du cœur & des oreillettes eſt la baſe du cœur, & les tendons artériels & veineux ; leur point mobile, eft la pointe, & le poids du fang.

Diminuent. Harvey, Sténon, Drélincourt, font des autorités dont on peut appuyer l'opinion de Boerhaave. De notre tems, de grands hommes ont penfé différemment; mais Haller affure avoir toujours vû dans un animal vivant le cône fe refléchir en haut, & fe redreffer, & conféquemment la pointe s'approcher de la bafe. Des yeux plus exercés que les miens ont vû la même chofe. Monfieur Hunauld a affirmé, fans balancer, en pleine Académie, qu'il voyoit le cœur fe racourcir dans la contraction, & cela dans toutes fortes d'animaux. Ce n'eft point l'action des valvules qui exige que cela foit ainfi, mais la vûe, dont le feul témoignage fuffit pour en décider; pour ne rien dire de tout mufcle, dont la nature eft, que l'extrémité mobile s'approche de celle qui l'eft moins. Or il y a peu de fibres à la pointe du cœur, qui n'eft gueres borné en cet endroit, que par des membranes, & de la graiffe.

Artériels. Quand le cœur fe contracte, le mouvement de contraction naît des parois, qui, en fe gonflant, en retréciffent la cavité; donc le fang s'écarte des parois, pouffe en avant les valvules veineufes, & les dilate. Mais dans ce tems les artéres font en repos: & le fang pouffé dans leur tube, fait effort de l'axe à la circonférence; d'où il fuit qu'il baiffe & applique aux parois les valvules qui fe trouvent entre l'axe & la péripherie, & ainfi ouvre les portes de fa circulation.

Expriment. Boerhaave compte 60 battemens de pouls dans l'homme fain dans une minute. Tabor, 70. Leuwenhoech, 70. Slegel, 81. Keil, 86. Plemp. & Hales 75. Mais
le

le pouls eſt la contraction du cœur , qui ne
ſe fait pas plus vîte que ſa dilatation ; de ſorte
qu'il ſe paſſe quelque tems entre ces deux
mouvemens ſucceſſifs. C'eſt pourquoi la ſyſtole ne requiert que le tiers du tems , & ſe
fait dans une heure 10800 fois, poſée la plus
petite célérité ; ou 14400 fois , dans la plus
grande viteſſe. C'eſt ce que Hales a exactement obſervé , que les petits animaux ont le
pouls plus vif, ou prompt ; & qu'il eſt plus
lent dans les grands. Dans le même eſpace de
tems le cheval a 32 battemens ; le chien, 97 ;
& la brebis, 27. On ſçait que les enfans ont
le pouls beaucoup plus vif que les adultes ,
mais moins fort. La flexibilité des reſſorts
diminue avec l'âge, & leur force augmente.
Mais cet effet de la vîteſſe de la circulation
qui effraioit ſi fort le grand Riolan , de la Faculté de Paris , lorſqu'il venoit à penſer à la
grande quantité de ſang que Harvey faiſoit
paſſer par le cœur dans une heure, n'a rien
qui arrête un homme qui réfléchit , & compare les diverſes actions du corps humain entr'elles. On prononce aiſément dix lettres
dans une ſeconde ; & pour en prononcer une
ſeule , la nature eſt obligée de faire joüer
différens muſcles de la mâchoire inférieure ,
de la langue , & des levres. Ont-ils fait leurs
fonctions, ils ſe repoſent, d'autres ſe meuvent pour une autre lettre , & ainſi de ſuite ;
& pour changer d'accent, il faut que les muſcles de la glotte prennent enſemble une différente dilatation , & en même tems que ceux
du bas-ventre pouſſent l'air doucement, ou
vîte. Les mouvemens des muſcles de la parole ſont donc plus de dix fois plus vifs, que

ceux du cœur, qui ſont ſimples, & ſe font par
un ſeul organe.

Violent. On trouve le cœur de tous les cadavres dans l'état de diaſtole ; tous les muſcles le conſervent dans l'état naturel , ou
abandonnés à eux-mêmes. Drak & Vieuſſens
ont donc beau nier que la ſyſtole ſoit violente
au cœur, l'expérience crie à haute voix contr'eux. Pour que le cœur & tout autre muſcle ſe contracte, il faut qu'il reçoive l'affluence d'eſprits qui lui ſont étrangers, & viennent
du cerveau, & du cervelet, pour dilater, gonfler , & accourcir les fibres.

Merveilleuſe. Dans un cœur mort, lorſque
les eſprits n'ont plus aucun cours par les nerfs,
& que les coronaires ne contiennent plus de
ſang actif, le mouvement ſubſiſte long-tems
(*a*) dans le chien, & dans les animaux les plus
ſemblables à l'homme ; dans l'homme même,
ne voit-on pas palpiter le cœur arraché du
thorax ? mais le cœur a une vie bien plus tenace dans les animaux dont le ſang eſt froid.
Celui de la grenouille , de l'anguille , du
ſaumon, du ſerpent , bat encore, & continuë ſon mouvement , pluſieurs heures après
avoir été arraché. D'où je conclus hardiment
que le cœur ſe contracte, & ſe meut par quelque cauſe qui ne vient ni du cerveau , ni des
artéres , mais qui eſt trop cachée dans la fabrique même du cœur, pour ne pas ſe dérober à toutes nos connoiſſances, & à la ſaga-
cité des plus grands Philoſophes.

§. CLXXXVIII.

Or que le ſang ſoit pouſſé hors du
(*a*) C L I X.

cœur, & envoyé affez loin par cette
contraction mufculeufe, c'eft ce qui eft
prouvé par le fang qui fort de l'artere
pulmonaire, & de l'aorte, quand on les
ouvre près du cœur dans un animal vivant ; par celui qui eft expulfé du cœur
quand on le coupe tranverfalement vers
le cône, dans le tems que fa pointe s'éléve en en haut ; par la preffion qui fe fait
fentir, quand on met le doigt dans cette
bleffure ; par la tumeur, la tenfion, la
dureté, la paleur des fibres ; par la contraction qui fuit l'impletion, & ne la
précéde jamais : par la déplétion qui accompagne le racourciffement du cœur.

Pouffé. Qui n'a pas éprouvé, ou vû la plûpart
des phénoménes de la contraction du cœur,
tels que notre Auteur les décrit ici? Car pour
ce qui eft de la pâleur des fibres, elle n'eft
bien vifible que dans les animaux dont le cœur
eft membraneux, & dont le fang des ventricules eft tranfparent, comme dans les poiffons, &c. c'eft ce que Harvey a judicieufe-
ment diftingué. Mais comme il faut au cœur
beaucoup de force pour vaincre la réfiftance
de toutes les artéres pleines de fang, il eft
tems que nous agitions cette controverfe,
qui offre tant de réfultats divers chez les différens Auteurs qui ont traité cette matiere.
Mais pour ne partir que d'après l'expérience, nous féparerons en premier lieu la puiffance abfolue du cœur, c'eft-à-dire, la force
avec laquelle le cœur jette le fang dans un

air libre, de celle avec laquelle il le détermine par un canal qui, en général, devient
toûjours prodigieuſement plus large, puiſque
toutes ſes parties ſont conniventes, que
les frottemens s'augmentent toûjours, & non
ſeulement les frottemens, mais la proportion
des tuniques au fluide qu'elles charient. Nous
n'eſtimons point la puiſſance abſolue du cœur,
ſuivant les loix de Borelli, ne croyant pas
que la force des différens muſcles ſoit en
raiſon de leur poids ; ni ſur les obſervations
de Keil, qui aſſure que le ſang tombant de la
hauteur d'onze *doigts* & demi (*a*), acquiert la
la même vélocité, qu'à le ſang qu'on fait
ſortir en ouvrant l'aorte d'un chien ; d'où il
établit que le cœur du chien a une force de
huit onces. Car dans le chien le ſang monte
perpendiculairement à la hauteur de quatre
& ſix pieds ; de ſorte que Keil ſe trompe dans
ſon expérience même : enſuite la force de
l'artére illiaque eſt beaucoup inférieure à
celle de l'aorte, 'pour ne rien dire de tant
d'autres défauts qui ſe trouvent dans le calcul de Keil. Nous ne ferons point auſſi avec
Tabor la force du cœur de 200 livres ; car
l'action qu'eſſuient les valvules de l'aorte,
& que cet Auteur eſtime 63 onces, n'eſt, ſuivant Michelot, que la moitié de la force de
la réſiſtance de l'aorte, & toute la réſiſtance
que fait l'aorte, comme muſculeuſe, n'eſt
pas toute celle que le cœur ſurpaſſe. Car
pourquoi mettre dans ces calculs le poids du
ſang, les frottemens, les parties environnantes ? Ayant donc bien connu tout ce qui
manque pour bien eſtimer la force abſolue

(*a*) Un doigt ici eſt le $\frac{1}{16}$ d'un pied.

du cœur, nous fçavons par l'expérience de l'illuftre Hales, que le cœur de l'homme pouffe le fang à la hauteur de 7'. 5'. & à cet égard, foutient un cylindre de fang pefant 102 livres, pofée l'égalité des deux ventricules, & meut ce fang avec telle viteffe, qu'il parcourt 74 pieds dans une feconde : & fi vous tranfportez toutes ces découvertes à la doctrine de Jurinus, qui nous apprend que le fang fait d'ailleurs un pouce de chemin dans le même efpace de tems, vous aurez une force de quelques cent livres, quoique cet Auteur ne la faffe que de quinze livres. Mais on concevra que le cœur doit avoir plus de force, fi l'on jette les yeux fur les réfiftances qui furmonte ; & Keil a tort de nier que le fang qui va devant, refifte au fang qui le fuit, parce qu'il fe meut toûjours & évite le fang qui vient par derriere. Car il eft très-vrai que le fang qui ne s'eft point mû pendant des heures entieres, par l'arreft de la pulfation du cœur, rentre dans fon mouvement ordinaire, & eft pouffé par le cœur feul dans tous les vaiffeaux, dans ceux qui ont été pris de fyncope, ou qui ont été fubmergés, ou même étranglés ; car fi dans tous ces cas on n'avoit employé des fecours extérieurs pour renouveller la marche du fang & des efprits, ces mêmes perfonnes feroient mortes. La viteffe de la circulation du fang doit être mife fur le feul compte du cœur, qui feul met auffi en branle une maffe, qui eft au moins de 120 livres. Or au jugement de Keil, qui ne donne au cœur que la force de quelques onces, la viteffe du fang dans l'aorte eft à celle du fang dans une artére capillaire, comme 5233 à 1. Mais dans l'artére

capillaire le fang a encore un mouvement
rapide qu'il eft aifé d'appercevoir au microfcope, dans le plus petit poiffon : telle eft la
vélocité de ce mouvement que l'œil peut à
peine le fuivre. C'eft pourquoi fi le fang fe
meut plus vîte dans l'artère capillaire , qu'il
ne faut pour parcourir dans une feconde
$\frac{2400}{1733}$ de ligne , toute cette rapidité doit être
attribuée aux forces du cœur ; & fi l'on fuit
Keil , cette proportion fera énorme, du moins
fera-t-elle très-confidérable , même en n'ad-
mettant pas 40 fortes de vaiffeaux fucceffifs
depuis le cœur jufqu'aux plus petits. Mais la
difficulté dépend ici de la feule augmentation des diamétres des rameaux , qui eft d'un
neuviéme & demi, fuivant Tabor, qui me paroît fe tromper en cela. Car la proportion
en eft bien plus confidérable ; quoique je
n'aye garde de prendre le parti d'un calcul
auffi mal appuyé d'expériences que celui de
Keil. Une autre difficulté qui n'eft pas petite ,
vient de l'élafticité des artéres , qui réfiftent
à leur dilatation ; & cependant doivent être
toutes enfemble & d'un feul coup diftenduës
par le corps humain ; & cette réfiftance, fi
difficile à calculer, eft certainement très-grande. De plus, ne voici-t-il pas une nouvelle
réfiftance acceffoire produite par les frottemens qui font en raifon du poids du fang,
& équivalent prefque au tiers de ce poids,
comme Amontons l'a démontré dans les Mémoires de l'Académie ? & quelle réfiftance; fi
l'on confidere que 127 livres d'humeurs font
muës par des vaiffeaux, dont chacun laiffe
paffer chaque globule , que ces frottemens fe
font & font confidérables dans l'eau même ,
& dans des tubes bien plus grands que

l'aorte, comme la Phyſique ñous l'apprend ;
ſurtout ſi l'on fait encore attention que le ſang
eſt un liquide viſqueux qui s'attache aux parois des vaiſſeaux, & ſouffre de bien plus
grands frottemens que l'eau. Si enſuite on
veut eſtimer quelle eſt la force de l'air qui
comprime intérieurement le poulmon, & y
aioûter le choc du ſang contre des artéres,
qui pour ceder & ſe dilater, doivent comprimer, ou élever, toutes les parties molles du
corps humain, on trouvera par là le comble,
& comme la ſomme totale des réſiſtanees,
que le cœur ſurmonte de façon qu'il donne
au ſang une circulation très-prompte. Je dis
comme ; car nous n'avons qu'an très - petit
nombre de réſiſtances bien calculées ; & loiſ-
que Borelli nous donne hardiment un réſul-
tat de 13500 livres, il ne l'appuye que ſur
des fondemens arbitraires.

Contraction. Monſieur Boerhaave prétendoit
que tandis que le cœur ſe contracte ſur le
ſang, & le pouſſe, ſes fibres charnuës tirent &
diſtendent de toutes parts l'embouchure des
artéres qui s'ouvrent ainſi, comme à coups
de coin. Je ſçai, & on a vû que ces fibres
naiſſent & prennent leur point d'appui (*a*)
de ces tuyaux artériels ; mais pour s'ouvrir
ont-ils beſoin de cette dilatation ? non certes;
le ſang ſuffit pour cela : il ſe préſente à l'entrée des artéres par leſquelles ſeules il peut
circuler, & ſes efforts ſont trop heureuſement
ſecondés par la grande vîteſſe de ſon mouvement, & par les contractions muſculeuſes
du cœur, pour qu'il n'enfile pas néceſſairement, & de lui-même, ces vaiſſeaux côniques.
Notre Auteur nous enſeigne que le ſang eſt

(*a*) CLXXXVII.

pouſſé par le cœur *aſſez loin* , pour nous prévenir d'avance de ce qu'il prouve dans les
paragraphes ſuivans (*a*) , que ce n'eſt point
l'ébullition , ou la raréfaction du ſang qui le
fait ſortir du cœur, comme Deſcartes , auſſi
mauvais Anatomiſte , que grand Philoſophe,
l'avoit imaginé. Mais cette opinion , que
Harvey a refuté le premier , tombe de cela
ſeul que le cœur ne pourroit jamais entierement ſe vuider , s'il ne ſe vuidoit que par
cette cauſe , comme l'eau à force de bouïllir
ne paſſe jamais toute par-deſſus les bords du
vaſe.

Sang qui ſort. Je ſuis convaincu que dans
la diaſtole du cœur , il ſe trouve environ cinq
onces de ſang au-dedans du cœur, & des veines & des artéres coronaires ; toute cette
quantité paſſe du cœur dans les artéres, quand
ce muſcle creux vient à ſe contracter , tant
il y a de différence entre les deux états du
cœur !

§. CLXXXIX.

Si on lie au col, ou qu'on coupe les
nerfs de la huitiéme paire , le mouvement du cœur languit ; il ne ſe fait plus
que des palpitations accompagnées d'an-
xiétés que ſuit bien - tôt la mort de
l'animal. Donc , c'eſt delà que viennent
l'origine & la continuation de la ſyſtole ,
qui , cependant , comme on l'obſerve
dans tous les muſcles , ne peut ſe faire
ſans le ſang des arteres coronaires , ni

(*a*) §X CII.

fans l'humeur qui vient fe décharger dans les cavités du cœur.

Nerfs. Cette belle expérience eſt de Lower, qui explique comme Willis pourquoi la mort n'eſt pas ſubite. Baglivi l'a vû arriver le 7. & le 12me. jour; Bergerus, le 3 & le 4. Courtin, le 2. Varignon, ſubitement à un chat, dont un nerf de la huitiéme paire avoit été lié ; Vieuſſens, vingt-quatre heures après avoir lié le nerf intercoſtal : Petit le Méde-cin, dans ſept heures, ayant cependant lié des deux côtés,& la huitiéme paire,& le nerf intercoſtal. Cette derniere expérience s'ex-plique par les nerfs qui viennent des verté-braux au ganglion cervical inférieur de l'in-tercoſtal; car par là le cœur a pû recevoir quelque ſecours du flux encore libre des eſ-prits ; mais ſecours inſuffiſant pour conſerver la vie plus long-tems. Les autres faits ne ſont pas plus difficiles à concevoir par la Nevro-logie. Tout comme on ſurvit quelque tems à la ligature d'un nerf de la huitiéme paire, parce qu'il reſte toûjours quelques filets de l'intercoſtal, libres de toute compreſſion ; de même en raiſon réciproque l'animal vit en-core un jour, quoique l'intercoſtal ſoit lié, parce que la huitiéme paire fait encore quel-ques fonctions. Il n'en eſt pas ainſi lorſqu'on comprime le lieu d'où les nerfs prennent leur origine, le cervelet, ou la moëlle allongée ; car alors en très-peu de tems tout mouve-ment du cœur ceſſe, parce que tout com-merce des eſprits eſt intercepté. On voit la même choſe en liant la moëlle allongée; le cœur bat, ou ceſſe de battre, ſuivant qu'on

ferre, ou qu'on déferre la ligature. Plantez
une aiguille dans le cervelet, l'animal meurt
fubitement. Coupez auprès de la tête la moëlle épiniere dans une grenoüille, elle meurt
auſſi-tôt, elle qui continue de fauter, lorſqu'on lui a arraché le cœur. Pozzius a beau
nier ce fait, tous les yeux font contre lui.
L'incrédulité eſt ridicule dans ceux qui n'ont
point à alléguer des expériences contraires à
celles qu'on propoſe.

Sang des artéres. Quoique ces cauſes foient
abſentes, il reſte encore au cœur une certaine faculté de fe contracter, mais d'une autre
eſpece moins connue ; car toutes les artéres
& les nerfs étant coupés, le cœur arraché du
corps, palpite encore, fur-tout ſi on y injecte
de l'eau ; de forte qu'on l'a quelquefois vû
fortir du vaſe où il étoit contenu. Le cœur
de l'anguille bat plus de cent fois, après
qu'on l'a tiré du corps, & lorſqu'il reſte
tranquille, la feule chaleur de la main lui
rend fon battement, qui ceſſe, & fe rétablit encore, lorſqu'on pique le cœur. La fyſtole &
la diaſtole du cœur fe continuent auſſi viſiblement pendant long-tems dans un cœur de
chien vîte arraché de la poitrine, & auſſi-tôt
jetté dans l'eau. Wepfer, Harvey, Templer,
&c. font remplis d'expériences à ce fujet (*a*),
& je crois qu'on peut les expliquer par ce reſte
de fang & d'eſprits qui enflent encore les fibres après la mort, & dont le mouvement
continue, ou fe réveille par divers artifices.

(*a*) V. §. CLIX.

§. CXC.

Par ce mouvement de contraction,
(187. 188.) le sang étant ainsi presque tout expulsé des cavités & des vais-
feaux du cœur, ses fibres s'affaissent, les
arteres déja dilatées comprimant les nerfs
du cœur, & les arteres coronaires étant
vuides : par conféquent ces mêmes fibres
deviennent plus grêles, plus tenuës, plus
longues ; la diftance s'augmente entre la
bafe & la pointe ; la preffion des parois
fur les cavités fe diffipent ; les valvules
qui gardent les portes des veines, font
tirées vers la pointe du cœur par les petites colomnes qui y font attachées ; les
oreillettes contractées, ainfi que les finus veineux, rempliffent les cavités du
cœur. Voilà la diaftole, qui eft l'état naturel du cœur.

Naturel. Tout mufcle qui n'agit point, eft
flafque & mol; s'il agit, ou fe contracte, il
eft dur, roidi, gonflé, c'eft-à-dire, en état
violent , dont les caufes font hors de lui, &
dépendantes du flux nerveux & artériel. Perfonne n'a mieux expofé les ·phénoménes de
la diaftole, que Bartholin.

§. CXCI.

Qu'alors en effet les ventricules foient
remplis de fang, c'eft ce qu'on fçait, à

n'en pouvoir douter , par l'ouverture
des arteres près du cœur, par l'encifion du
cœur tranfverfale dans l'animal vivant ,
qui fe redreffe , & admet alors le fang
fans le rejetter ; par la vûë même d'un
animal ouvert aux approches de la mort ;
par le doigt , qui , mis dans la bleffure
qu'on a faite , n'eft point preffé. Et
par conféquent ce n'eft point la raréfaction du fang qui le fait fortir du cœur.

§. C X C I I.

Le chyle étant donc mêlé en petite
quantité a beaucoup de fang veineux ,
broyé , divifé , foüetté , par l'action du
cœur , & la ftructure de ces petites colomnes , eft entiérement pouffé dans l'artere pulmonaire.

Chyle. La principale action du cœur eft de
mouvoir le fang par toutes les artéres du
corps humain jufques dans les veines mêmes;
c'eft ce qui a été prouvé ci-devant ; & puifque ce mouvement finit avec celui du cœur,
n'eft-il pas évident que ce feul organe en eft
la caufe premiere , & la vraye fource , quoiqu'il puiffe être dérangé, ou changé, par d'autres caufes ? Mais le cœur a d'autres fonctions
qu'on appelle fecondaires. 1°. Il brife le fang
reçû dans fes cavités , & c'eft à la faveur de
fon mouvement rapide que les colonnes du
cœur operent ce brifement, ou cette divifion. 2°. Il mêle intimement le chyle avec le

fang, & , pour donner plus de fluidité à ces
deux liqueurs , il verſe ſur elles un ſang
bouillant, qui a eû la plus violente circulation ; je parle du ſang des coronaires (*a*) ;
& ce mêlange ſe fait principalement dans le
ventricule droit. Je dis principalement; parce
que quoique le ſang qui a circulé par le poulmon , n'ait pas abſolument beſoin de ce ſecours , il n'en eſt cependant pas tout-à-fait
privé. Il eſt certain qu'une petite portion du
ſang des coronaires paſſe dans le ventricule
gauche. Or voilà ce qui empêche les concrétions polypeuſes , que la nature viſqueuſe du
ſang produiroit ſi facilement ſans ce ſecours,
comme on le voit d'ailleurs ſi ſouvent après
la mort. En effet je ne crois pas avoir ouvert
aucun cadavre d'homme adulte , où je n'aye
trouvé quelque polype dans le cœur. Ces polypes ont-ils donc cauſé la mort? non certes.
Ils n'en ſont preſque jamais que les effets naturels , en ce que le ſang croupiſſant , perd
ſes parties fluides, exprimées par les derniers
battemens du cœur, & forme ainſi une eſpéce
de gelée compacte, & ſolide. Je penſe encore
que ces vers, qu'on trouvoit autrefois ſi fréquemment dans le cœur , n'étoient rien autre choſe que de pareilles concrétions. Nous
ne parlerons point ici de la force que le cœur
doit avoir pour entretenir, & créer ſans ceſſe
la circulation , parce que ce ſujet a été ci-
devant traité (*b*) fort amplement. On dira
ſeulement que les inteſtins grêles , qui font un
très-grand rôle dans le corps, ont une tuniqun
muſculeuſe, dont l'épaiſſeur n'eſt pas $\frac{1}{30}$ d
celle des ventricules du cœur. Joignez cette

(*a*) §. CLXXXIII.
(*b*) §. CLXXXVIII.

comparaifon à l'énorme réfiftance des arteres
de toute la machine humaine, & vous concevrez qu'elle doit être la force du cœur.

Beaucoup. A une feule demie-once, fuivant Harvey ; encore cette petite qantité pa-
rût-elle exceffive, non-feulement aux Rio-
lans, aux Primerofes, & à leurs Sectateurs,
mais aux partifans mêmes de Harvey, tels que
Waleus, Bartholin, &c. Mais parmi les Anatomiftes les plus modernes, on a penfé qu'il
ne fortoit pas du cœur une once de fang à
la fois. Lower en fait fortir deux onces des
deux ventricules ; Keil n'en fait fortir qu'u-
ne, & Borelli trois, &c. Mais il eft aifé de
voir qu'il en fort autant que chaque cavité
en contient; puifque fi le cœur ne fe défem-
plit pas tout-à-fait à chaque contraction, il
ne retient du moins qu'un très-petit nombre
de gouttes cachées entre les lacunes, & les
fibres des colomnes. L'aorte & l'artere pulmonaire recevront donc près de deux onces
de fang ; car quoiqu'il y ait quelque différence de capacité dans les ventricules, l'aorte ne reçoit pas moins de fang que l'artere
pulmonaire. Si quelque chofe s'exhale dans
le poulmon, quelque chofe eft auffi repris
(V. §. C C I.) ; & ou les diamétres font
égaux, ou celui de l'aorte eft le plus confidérable. Sans doute les mauvaifes mefures
qu'on a prifes de la capacité des ventricules
ont long-tems empêché de découvrir la vérité. Harvey la met de deux onces, & ce
qu'il y a de furprenant, c'eft qu'il n'ait conclu que pour une demie-once. Lower, Ni-
colaus, & Salzmann vont au-delà dans toutes leurs expériences, ils donnent cependant
plus de capacité dans le ventricule droit.

Helvétius s'eſt aſſûré que chacun contenoit environ deux onces. Borelli, qui en met trois, ne s'appuie d'aucune expérience ſolide ; & lorſque Tabor va au-delà, c'eſt un Géometre qui a mal pris ſes meſures. Haller a une fois trouvé que le ventricule droit contenoit trois onces de liquide, & Santorinus a vû qu'il en contenoit cinq. Quelle énorme différence ! Mais ſi l'on fait attention à la quantité de ſang qui eſt chaſſé hors du cœur à chaque battement dans un chien ouvert vivant, à l'étendue des ventricules dans un cadavre humain, au grand nombre des arteres qui s'enflent & ſe dilatent par les flots que le cœur pouſſe, aux trente livres de ſang qu'un bœuf perd avec la vie, dans l'eſpace de huit minutes, par une groſſe artere ouverte ; ſi l'on fait, dis-je, attention à toutes ces choſes, on ſera convaincu qu'à chaque ſeconde, deux onces de ſang ſont pouſſées dans le poulmon, & deux autres onces par l'aorte, dans toutes les parties du corps. Mais ne perdons pas plus de tems à réfuter des erreurs enſevelies il y a long-tems avec leurs Auteurs.

STRUCTURE , FORCE ,

ACTION DU POULMON.

§. CXCIII.

IL faut donc confidérer la ſtructure du poulmon , par rapport aux vaiſſeaux où l'air entre , & ceux qui ſont remplis de ſang , afin de connoître par-là les effets que le chyle & le ſang éprouvent dans le poulmon.

§. CXCIV.

La glotte , qui eſt formée par le con-cours des deux cartilages (*a*) aryténoï-diens , eſt une (*b*) fente qui eſt toujours naturellement ouverte ; (*c*) l'épiglotte qui eſt couchée ſur cette fente , s'éléve d'elle-même par l'action d'un ligament fort , anterieur , quelquefois muſculeux (*d*) ; ainſi l'air qui entre par la bouche ou par les narines , peut ſans peine s'in-

(a) *Caſſer.* Voc. Org. T. 15. F. 7 , 8. l. A. B. *Morgagn.* Adv. 1. 12 , 13.
(b) *Caſſer.* Voc. Org. T. 13. F. 7. l. 6. T. 1. F. 3 , 5 , 6. *Euſtach.* T. 42. F. 1 , 3.
(c) *Caſſer.* Voc. Org. T. 13. F. 2 , 3 , 5 , 6. l. A.
(d) *Morgagn.* Adv. 1. page 16 , N. 17. T. 1. d. *Euſtach.* T. 12. fig. 5. *Santorin.* page 113.

finuer dans les vaiffeaux aëriens (*a*) du poulmon, & en fortir avec la même liberté. Les mufcles (*b*) arvtenepiglottidiens, les thyrepiglottidiens (*c*) venant à fe contracter, & les cartilages arytenoïdiens étant contractés par leurs mufcles (*d*); fçavoir, par l'arytenoïdien droit qui eft feul, par les deux arytenoïdiens obliques, qui, en fe croifant, rampent fur le (*e*) précédent, par les (*f*) thyroarytenoïdiens, & par les yothyroïdiens qui fervent à retrécir la glotte, le larynx s'éleve, les parties fupérieures (*g*) font comprimées, l'épiglotte fe baiffe, & la glotte fe ferme, en forte qu'alors il n'y peut paffer d'autres corps que l'air. Mais lorfqu'elle fe dilate par l'action des mufcles cricoarytenoïdiens poftérieurs (*h*) & lateraux (*i*), & en même-tems par celle des fternothyroï-

(a)*Caffer.* Voc. Org. T. 1. F. 2, 3. *Ruyfch.* Th. 3, T. 2. Th. 7. T. 3. F. 3.
(b) *Santorin.* T. 111. F. 1. c d f. F. 2. F.
(c) *Santorin.* T. 111. F. 1 f. F. 2. F.
(d) *Caffer.* Voc. Org. T. 13. F. 3. l. C. *Euftach.* T. 42. F. 1. 2.
(e) *Euftach.* T. 42. F. 1. 2. *Morgagn.* Adv. 1. T. 2. F. 1. K. *Santorin.* T. 111. F. 1. cdf. *.
(f) *Covvp.* App. ad *Bidloo.* T. 5. F. 23. l. g. *Euftach.* T. 42 F. 1. *Santorin.* T. 111 F. 2. K. L. O.
(g) *Morgagn.* Adv. 2. 31.
(h) *Aquapend.* F. 25. l. 55. & fig. 24. *Euftach.* T. 42. F. 1. 2.
(i) *Euftach.* T. 42. F. 1. 15-19.

diens qui, en baiſſant le larynx (*a*), l'éloignent de l'épiglotte, &c. elle admet alors, & rend l'air, avec d'autant plus de facilité.

Glotte. La vraie glotte dont on a déja parlé (*b*), qui eſt l'ouverture du larynx, ſe trouve interceptée entre deux ligamens qui naiſſent de la baſe des cartilages aryténoïdiens, & s'inſérent antérieurement au carrilage cricoïde. C'eſt en ce ſens que M. Dodart parle de la glotte dans ſon Mémoire ſur la voix ; & Morgagni, & Caſſerius ; quoique ce dernier la repréſente plus clairement qu'il ne l'a définit. Telle eſt la connivence de cette fente, qu'elle eſt plus iarge en ſon milieu, comme je crois l'avoir déja dit à l'endroit cité. Sur cette fente horiſontale, il s'en trouve une autre qui en eſt comme l'appendice, eſt perpendiculaire, ſe continuë poſtérieurement dans la précédente, & deſcend au milieu, & entre les cartylages aryténoïdiens. Celle-ci eſt principalement fermée par les muſcles aryténoïdiens, qui ne ferment que la partie poſtérieure de la vraie glotte. En effet, ſur le bord ſupérieur du cartilage annulaire, portent deux cartilages ſemblables, qui, larges par en bas, & plus étoits par en haut, ſe terminent dans les jeunes ſujets en un bec bifurqué, & recourbé par derriere ; car dans les adultes ils ont ſouvent de petites têtes obliques (*c*) diſtinctes. Les glandes aryténoï-

(a) *Morgagn.* Adv. 2. 31.
(b) LXX.
(c) Winſl. IV. 434.

diennes (*a*) font reçûës fur leur convéxité anterieure. Leur longueur eft féparée par toute la fente connivente, dont la partie inférieure eft la fin poftérieure de la vraie glotte. Ces cartilages fe rapprochant, ferment donc la fin pofterieure de la vraie glotte, & toute la petite fente aryténoïdienne, comme on en peut juger par les feules figures de Caflerius, & de Morgagni. Car pour ce qui eft de la grande embouchure du larynx, l'épiglotte feule peut la fermer Mais les ligamens qui contiennent la glotte, n'étant écartés que par une très-petite fente, il leur eft facile de l'abolir, pour peu qu'ils viennent à fe tuméfier, & leur blancheur ne nuit point ici ; les fibres blanches des tendons & des arteres n'en ont pas moins de force.

Aryténoïdiens. On trouve beaucoup de glandes fimples au dos de la langue, qui, conjointement avec les glandes muqueufes du pharynx, fourniffent une grande quantité de mucus, où fe terminent la langue & l'épiglotte. Cet amas de glandes, qu'Euftachi a repréfenté, & que Vater a données fous le nom d'expanfion glanduleufe, fournit un fuc qui enduit le dehors du larynx, qui a lui-même une membrane muqueufe, & un grand nombre de pores, par lefquels diftille, ou l'humeur de la glande thyroïde, fuivant la conjecture de Santorini, ou peut-être l'huile des cartilages. Les glandes qui tapiffent le dedans du larynx viennent-elles à s'obftruer, à fe gonfler, à fe durcir, la voix devient rauque, s'éteint, & l'on peut même par cette feule caufe éte attaqué de la fquinancie.

(*a*) LXXI.

L'épiglotte. Elle tient legerement au reſte du larynx par une membrane muqueuſe, à la partie poſtérieure de l'inciſure du cartilage ſcutiforme, plus fermement à la langue. Le larynx eſt proprement compoſé de quatre cartilages; car l'épiglotte n'entre point dans la ſtructure du canal de la voix, elle ne ſert qu'à le couvrir, par les raiſons que nous avons dites il y a long-tems. Elle a dû être elle-même cartilagineuſe, afin qu'elle ne fût pas pas aiſément comprimée, qu'elle ſe relevât après avoir été abaiſſée, quand la compreſſion ceſſe d'agir; car autrement l'épiglotte eût fermé le larynx; & tout le monde ſçait qu'on ne peut ſans danger être privé d'air, ni retenir long-tems celui qu'on a déja inſpiré. Tout ce qui tombe de ſolide dans la trachée artére, eſt auſſi fort périlleux; car le liquide peut s'évacuer à force de convulſions, & il faut avoir recours à la bronchotomie, ſi l'on ne peut tirer autrement les matieres qui ont entré au-dedans du larynx. Muſgrave parle d'un homme à qui des voleurs avoient coupé la trachée artére, & qui fut parfaitement guéri. Nos Livres ſont remplis de faits qui prouvent que les playes de la trachée artére ne ſont pas mortelles. Au reſte ces cartilages ſont tous liés enſemble par des ligamens qui n'en ſont pas moins robuſtes, pour paroître délicats, & flexibles.

Fort, *antérieur.* La membrane extérieure de la langue ſe redouble, pour former ce ligament (*a*). Dans le bœuf, la brebis, & autres animaux, on trouve en ſa place de vrais muſcles érecteurs.

Aryteno-épiglottidiens. Ce ſont les mêmes

(*a*) LXX.

fibres dont on a parlé (*a*) , & qu'on a dit quitter le corps des ary - aryténoïdiens. J'ajoûte deux obſervations. 1o. Ces fibres ſont ſi petites , qu'elles paroiſſent à peine pouvoir pancher l'épiglotte, dont la réſiſtance eſt facile à vaincre ; car on les voit à peine dans les ſujets ordinaires. 2o. Elles ferment le larynx , non en couvrant ſa grande ouverture , car alors la langue devroit être retirée en arriere, & tout le méchaniſme de la déglutition ſe faire en même tems ; ce qu'on n'obſerve pas dans ceux qui chantent ; mais en étréciſſant la vraye glotte. Ces épiglottidiens, ſuppoſés même de vrais muſcles, ne font donc rien à la reſpiration.

Thyro-aryténoïdien. Ce muſcle vient de la partie poſtérieure & inférieure du cartilage annulaire , & du ligament aryténoïdien , monte obliquement, & par divers petits faiſceaux s'inſere à la partie antérieure ſupérieure des cartilages aryténoïdiens. Il peut étrécir la petite feute, qui ſe trouve entre les cartilages. Il change à peine la vraye glotte, puiſque ce muſcle qui me paroît écarter les cartilages , les retrecit entierement.

Supérieures. Dans ce ſens , & le thyro-ſtaphilin , & le mylopharingien , & en général tous les muſcles élévateurs de l'oſyoyde doivent être ici placés. Ces muſcles étréciſſentils la glotte ? Dodart le nie contre la plûpart des Anatomiſtes ; & Haller ne trouve pas que cela ſoit en élevant un larynx dont la glotte eſt entiere. Ne panchent-ils pas plûtôt l'épiglotte dans la déglutition, ſans changer la fente de la glotte ?

Ferme. Les muſcles qui étréciſſent la glotte,

(*a*) LXXI.

quand nous formons des fons aigus , ou qui
la ferment, quand nous voulons retenir notre
haleine , doivent étre très forts ; car ils ont à
vaincre l'effort que l'air fait pour fortir du
poulmon , & fe remettre en liberté. Ne peut-
on pas méme en fermant la glotte , empêcher le flux & le reflux de l'air , & fe faire
mourir par ce moyen , comme le racontent
Valere-Maxime , Galien, & Dodart, à moins
qu'on ne fouette fortement ceux qui ont voulu fe détruire ainfi , ou qu'on ne leur faffe
fur le champ fouffrir mille douleurs , qui peuvent rappeller la voix. La grenouille qui eft
un fi petit animal , relativement à l'homme ,
a la méme faculté de tenir la glotte exactement fermée , & l'air enfermé , tant qu'elle
le veut , dans fes poulmons , fuivant l'obfervation de Malpighi.

Poftérieurs. Ces mufcles font grands,& les plus
forts de ceux du larynx. Iis prennent origine
de toute la foffe qui fe trouve poftérieurement
au cartilage annulaire aux deux côtés de fa
ligne éminente , fes fibres étant obliquement
divergentes en dehors. Ils s'inferent à la bafe
des cartilages aryténoïdiens. En joignant ces
bafes , ils écartent les fommets verticaux des
cartilages l'un de l'autre , & dilatent leur petite fente perpendiculaire.

Latéraux. Ils font petits , viennent du bord
caché, inférieur, & prefque fupérieur du cartilage annulaire , & fe terminent par une fin
graduée à la partie inférieure , & enfuite un
peu plus fupérieure des cartilages aryténoïdiens , qui tirent tous latéralement , & ils
élargiffent leur fente poftérieure.

Sternothyroïdiens. Ces mufcles écartent tout-
à-fait les cartilages inférieurs de l'épiglotte.

de forte qu'elle fe releve par fa réfiftence élaftique, & ouvre le larynx. Ils paroiffent à
peine changer la glotte (a). Au refte tout le
larynx termine la tête de la trachée artere,
fon tube, par une fin plus large. Sa face antérieure eft faite en grande partie du cartilage
fcutiforme, qui eft fait de deux côtés égaux,
qui s'approchent à angle plane, un peu coupés
en haut, fimples, & interceptant l'angle po-
ftérieur auquel s'applique le cartilage annulaire. Cette même furface eft jointe à ce
cartilage inférieurement, & antérieurement
par des ligamens courts, & très-forts. Ce cartilage a quatre cornes ; les deux fupérieures
s'écartent en arriere, & fe joignent aux cornes de l'os yoïde par deux ligamens, un rond,
& un large, membraneux. Les inférieures
tiennent à la petite *facette* ronde du cartilage
annulaire, par une vraye articulation qui a
fes ligamens. Le cartilage cricoïde eft un cylindre poftérieurement long, & tellement
coupé en devant, qu'il n'en paroît fous le fcutiforme que la feule partie inférieure. Poftérieurement il eft diftingué par une ligne âpre,
& foutient les cartilages aryténoïdiens, qui
font vraiement articulés avec fes petites faces. Entre ces deux cartilages eft un tube
moyen qui conduit dans la trachée artére.
Les aryténoïdiens continuent en haut par le
moyen d'une parois mobile, la partie poftérieure du tube. L'épiglotte légerement liée
avec le cartilage fcutiforme, tantôt fe dreffe,
tantôt fe met deffus tranfverfalement. Mais
tout le larynx eft poftérieurement enfermé
dans le fac du pharynx. Il eft d'une nature
cartilagineufe qui dégénere en os avec l'âge,

(a) LXXII.

comme l'a remarqué Columbus. Ces muſcles qui dilatent la glotte, ſont dix fois plus
forts que les ary-aryténoïdiens. Ils ſervent
à faire des ſons graves. Ils ſont inutiles pour tenir la glotte ouverte. Elle l'eſt
toujours naturellement, puiſqu'on reſpire en
dormant.

§. CXCV.

La (*a*) trachée artere, qui eſt faite de
ſegmens orbiculaires, coupés poſterieu-
rement, terminés en cet endroit par une
membrane forte, & liés entr'eux par une
attache forte muſculeuſe (*b*), donne à
l'air la liberté d'aller & de venir par ſon
canal qui eſt toujours ouvert, & de gliſ-
ſer aiſément ſur la ſurface polie, & liſ-
ſe de la membrane qui le tapiſſe. Cette
même ſtructure permet à la trachée une
expanſion orbiculaire, & lui procure la
facilité de céder à l'éſophage durant la
déglutition ; d'obéïr à la fléxion du col ;
& enfin de s'allonger, & de ſe racourcir.
Toute la membrane poſtérieure qui ſupplée aux anneaux qui manquent en cet
endroit, eſt remplie de glandes qui filtrent une humeur onctueuſe, laquelle ſe
fait jour par des excrétoires qui percent

(a) *Veſal.* l. 1. C. 38. F. 1, 2. *Caſſer.* Org. Voc.
T. 1. F. 2, 3. F. 13. F. 2, 3. 17. T. 15. F. 1.
G G.
(b) *Morgagn.* Adv. 1. T. 2. F. 1. P.

cette

cette forte tunique , & va fe répandre dans la cavité de la trachée , pour l'enduire & la lubréfier. (*a*)

Trachée. C'eſt un long canal qui fe continue du bas du cartilage annulaire , eſt fait de cercles imparfaits , cartilagineux , étroits , & d'une membrane. Extérieurement il eſt entouré de la cellulaire , que Verheyen appelle fa tunique externe , & dont Winſlow fait fa feconde tunique. Enſuite entre les cartilages , au défaut des ſegmens , font des muſcles faits de fibres annulaires & longitudinales. La membrane interne de ce canal eſt liſſé & polie, ſemblable à la pituitaire , & percée de toutes parts par les petits orifices des glandes ſimples. Parmi ces cryptes , les unes , les plus petites , font placées dans la cellulaire intimement liée avec la tunique muſculeuſe ; les autres , les plus groſſes , font hors la membrane charnuë dans la premieré cellulaire (*b*). Ce canal continuë ainſi devant l'éſophage , mais plus étroit ; deforte que l'éſophage fe montre au-delà de part & d'autre , mais plus cependant du côté gauche , deſcend vers les grands vaiſſeaux du cœur , derriere l'aorte , où il fe fend.

Coupés. Les cartilages manquent poſtérieurement dans la plûpart des quadrupédes, dans le chien, dans le liévre, dans le veau , dans la brebis , dans le chat, &c. ils font entiers dans le lion & dans un grand nombre d'oiſeaux , & oſſeux dans ceux qui chantent

(a) *Morgagn.* Adv. 1. T. 2. F. 1. OOO. *Ruyſch.* Th. 1. page 26.
(b) Winſl. 1v. 133.

bien, ſuivant Grew. Il paroît clairement
que notre trachée a dû être conſtruite, comme il eſt dit dans le texte ; afin, 1°. que l'é-
ſophage n'en ſouffrit aucune compreſſion ;
2°. qu'elle fut en état d'exécuter plus facilement ſes mouvemens divers, de s'étrécir,
de s'accourcir, &c.

Forte. Le défaut des ſegmens fait preſque
¼ ou ⅕ de la trachée, il eſt rempli par deux
plans de fibres muſculeuſes. Les uns qui ſont
les *muſcles poſterieurs*, ſervent à rendre la
voix aiguë, en ce qu'ils rapprochent mutuellement les cartilages de la trachée artere.
Quand les anneaux ſont relâchés, ils s'écartent alors (*a*) par leur propre élaſticité. Les
autres *longitudinaux* naiſſent du bord ſupérieur du cartilage inférieur, montent au bord
inférieur du cartilage ſupérieur, approchent
les anneaux cartilagineux, & accourciſſent
la trachée artere ; c'eſt ce qui ſe fait dans les
ſons bas : ainſi ils ſont ſoumis à la volonté.
M. Boerhaave appelloit communément ces
deux genres de muſcles, *méſochondriaques.*

Membrane. La plus ſûre garde de notre
vie, veillant, pour ainſi-dire, ſans ceſſe à notre conſervation. Excepté l'air, tout l'irrite ;
l'eau la plus douce la met en convulſion, &
on touſſe, juſqu'à ce qu'on ait rejetté ce qui
nuiroit au poulmon.

Lubrique, ou onctueuſe. Poſtérieurement
où manquent les cartilages, ſont ſituées des
cryptes très-ſimples, dans leſquelles ſe ſépare un ſuc gras, qui ſert de verni, empêche le
deſſéchement que l'air ſeul produit, & rend
les matieres gliſſantes, & le mouvement des
parties plus facile. C'eſt cette eſpece de pi-

(*a*) Winſl. l. c. 146.

tuite épaiffe qu'on crache le matin. Quand
il vient à manquer, l'air feul fait touffer, &
la toux en crachant fait fouvent fortir quelques gouttes de fang. Le canal de l'air eft il
entiérement defféché, comme dans certaines
maladies aiguës ? Il femble que la voix forte
par un tuyau métallique, & cette forte de
voix eft un figne de mort, fuivant Hippocrate. Ce fuc fe garde & féjourne dans les
cryptes, afin qu'il s'y épaififfe, & foit tout
prêt à fortir pour le befoin. Aurefte Boher-
haave & Ruyfch fe font tour-à-tour adreffé
deux fçavantes Lettres fur la fabrique des
glandes, où ces grands hommes ne font pas
tout-à-fait d'accord. Ruyfch a bien de la
peine à admettre ces cryptes mêmes, & des
pores. Doit-on ajouter ici la glande thyroïde ? on ne voit pas bien fes conduits, & Vercelloni les donne à l'éfophage. Mais Santorini, Defnouës, & en quelque forte Winflow, les place ici. Quoiqu'il en foit, cette
glande eft affez groffe, furtout dans les enfans, & le fétus; elle eft placée devant la
trachée artere, devant le cartilage annulaire
& thyroïde; fes lobes fe joignent par un
ifthme devant les anneaux fupérieurs de la
trachée artere. Delà fes cornes s'écartent lateralement prefque jufqu'à l'os yoïde. Et le
plus fouvent la portion moyenne monte devant la moitié du cartilage thyroïde, un peu
plus courte que les cornes. (*a*) Haller a
quelquefois vû deux glandes diftinctes, telles
qu'elles font décrites par Vefale, & par d'autres. La ftructure, eft comme celle du thymus, molle & granulée, ou à petits grains;
elle eft toute rouge, tant elle a de vaiffeaux.

(*a*) Winfl, iv. 589.

& de l'artere foûclaviere, & de la veine, &
de l'origine même de la carotide externe, &
de la jugulaire. La grandeur fi fenfible de
ces vaiffeaux démontre l'utilité de cette glande, qui doit être confidérable. On n'y trouve point de vers dans le corps fain, comme
Vercelloni l'avoit ridiculement imaginé. Elle eft comprimée de toutes parts, non-feulement par le pannicule charnu, mais latéralement par les fternohyoïdiens, & les fter-
nothyroïdiens ; & deplus elle effuie encore
l'action d'un mufcle propre qui fe trouve
fouvent, qui vient de l'os hyoïde, & defcend fans fon pareil fur l'ifthme de la glande, qu'il couvre largement de rayons tendineux, dans lefquels il eft divifé. Euftachi l'a fort bien repréfenté. (*a*) Quant aux
glandes bronchiales que Verheyen fe vante
d'avoir découvertes, on les trouve décrites
dans le même Euftachi, dans Malpighi, & autres plus anciens que Verheyen. Elles ne fe
trouvent pas feulement à la divifion de la
trachée artere, comme le dit ce dernier Anatomifte, mais vaftement éparfes par le péricarde, où elles ont trompé Lancifi ; elles fuivent loin dans le poulmon les vaiffeaux de
ce vifcere. Semblables aux conglobées, elles font rouges dans les enfans, & d'un noir
blëu dans les adultes, & les vieillards. J'ai
peine à croire que la liqueur de ces glandes
puiffe être portée à la trachée artere, & Morgagni & Haller ne font pas difpofés à penfer
autrement, quoique ces crachats noirâtres fem-
blaffent le perfuader, par leur affinité avec
la couleur du fuc de ces glandes. Ce fuc
deffêché, changé en chaux, forme des fchires

(*a*) T. XLI. f. v. III.

& des matieres topheufes, & pierreufes que les afthmatiques crachent fouvent. On fçait que l'illuftre Botanifte Vaillant mourut de cette maladie. Ces glandes ne femblent gueres donner à la trachée qu'une fine rofée, femblable à la lymphe, par des orifices que perfonne n'a encore vûs.

§. CXCVI.

La trachée, parvenuë vers la quatriéme vertébre du thorax, fe biffurque (*a*) ; là il lui manque encore des anneaux poftérieurs, mais on y trouve la membrane glanduleufe dont on vient de parler. Auffi-tôt elle fe divife & s'étend en une (*b*) infinité de branches, & eft prefque d'une même ftructure que celle qui vient d'être d'écrite (195.), fi ce n'eft que les fegmens annulaires font plus complets, & qu'on y trouve des lacunes huileufes internes entre les braffelets des fibres : les branches font couchées les unes fur les autres à angles aigus, deviennent peu à peu plus étroites, plus tenuës ; enfin dépofant leur nature cartilagineufe, & devenuës membraneufes par leurs extrémités, elles forment par l'action de l'air qui diftend

(a) *Ruyfch.* Th. 3. T. 2. Th. 7. T. 3. F. 3.
(b) *Morgagn.* Adv. 1. T. 2. F. 1. o o z. *Euftach.* T. 15. F. 3. 75-73. *Ruyfch.* Th. 111. T. 2. Th. VII. T. 3. F. 3.

leurs petites membranes aifées à plier, de petits facs fléxibles qui tiennent à l'extrémité de la pointe de chaque branches. Ces petits facs forment des véficules ; ces véficules de petits lobes ; ceux-ci enfin les cinq lobes du poulmon, trois à droite, & deux (*a*) à gauche ; & enfin tous les vaiffeaux aëriens du poulmon.

Biffurque. D'abord en deux branchés, l'une droite, & l'autre gauche. La premiere, qui eft la plus longue, fe fubdivife derriere l'arc de l'aorte en trois autres branches, qui fe partagent à autant de lobes du poulmon, & la gauche ne fe divife qu'en deux parties. En effet, outre deux lobes entiers, il s'en trouve encore la moitié d'un placé entr'eux du côté droit. Le poulmon droit eft plus vafte, ainfi que tout le fac de la plévre du même côté, mais il eft moins long que le gauche, parce que le foye l'empêche de s'étendre.

Manque. Les anneaux ne manquent pas auffi-tôt que fa trachée artere commence à fe divifer. Euftachi, Vefale, & principalement Morgagni, ont refuté ceux qui étoient dans cette opinion. Cet hiatus s'étend jufqu'aux branches de la trachée, & va toûjours tellement en diminuant, que ce défaut d'anneaux eft d'autant plus petit, que les branches font plus proches de leur derniere divifion. Il fait même place à de petits cartilages entrecoupés de parties membraneufes, remplis de cryp-

(a) *Ruyfch.* Th. 10, page 21. *Euftach.* T. 15, F. 1, 2, 3, 4, 5.

tes de plus en plus , jufqu'à ce qu'il n'y ait
plus d'hiatus. D'où il eft clair que cette interruption d'anneaux n'eft pas faite pour l'é-
fophage feulement.

Sacs. Voici en général la ftructure du poulmon , telle que Malpighi l'a découverte dans
la grenouille. Le poulmon eft compofé de
lobes ; les lobes de petits lobes. Les petits
lobes font exactement enfermés dans une
membrane qui leur eft propre ; il y a au-dedans des lobes des cellules membraneufes caves , qui dans un feul lobule communiquent
toutes enfemble. La nature a diftribué entre
ces cellules des vaiffeaux fanguins qui s'anaftomofent réciproquement entr'eux. L'air entre par les bronches dans ces cellules , d'où
il revient librement. Les lobules font féparés par des interftices , qui font eux-mêmes
environnés de membranes dont la pofition
varie , & reçoivent & rendent tour - à - tour
l'air & les injections colorées qui leur par-
viennent par les vaiffeaux qu'ils tiennent des
petits lobes. Willis, Bodloo , & autres imi-
tateurs non contens de cette fimple ftructure,
ont ajouté aux cellules d'amples facs , prefque ovales , aufquels la trachée artére abou-
tit par un petit trou , & qui n'ont aucune
communication les uns avec les autres. Mais
il y a long tems que l'exiftance de ces véficules a été détruite par Borrichius , par Stenon, Cowper, & Templer. Enfin M. Helvétius à la place des petits facs a remis les
lobules (*a*) enveloppés de leur membrane ,
mais intérieurement compofés de cellules ,
qui communiquent entre-elles en une infinité
d'endroits ; ftructure dans laquelle les born-

(a) *Mém. de l'Acad. Royal. des Sc.* 1718.

ches fe perdent, comme les nerfs dans les
mufcles, quoique ces cellules ne foient pas
la continuation, ou l'expanfion des bronches.
Le même illuftre Académicien ajoute que
les interftices ne font autre chofe que la
guaine même cellulaire, qui efcorte les vaiffeaux, diftincte ou féparée par plufieurs petites cloifons, & communiquant avec les lobules. Winflow (*a*) qui fuit affez Malpighi,
diftingue les cellules & les véficules. Il paroît que la fabrique du poulmon eft cellulaire. Tout le perfuade, la vûë, le microfcope,
un poulmon deffeché ; car alors ce vifcere
reffemble à toute autre partie cellulaire ainfi
préparée. La fubftance cellulaire qui arrive
au poulmon avec fes vaiffeaux, s'augmente
peu à peu, s'amaffe autour d'eux, & enfin
arrange les vaiffeaux qui fe diftribuent par
les cellules, lefquelles font faites de petites
lames blanches & fléxibles, & communiquant
entre-elles. Il y a long-tems que Ruyfch a
douté des membranes propres des lobules, &
s'eft fervi de termes qui font conclure à jufte
titre que cet Auteur n'a pas donné dans l'i-
dée générale. Mais, dit-on, les lobules ne
s'élévent pas avec la cellulaire quand on la
fouffle, & Morgagni n'accorde pas que l'air
paffe des rameaux de la trachée artere dans
les interftices des lobules. Surquoi je dois
oppofer les propres expériences que Haller
a faites dans de jeunes fujets ; car l'air pouffé par les bronches d'un poulmon maceré,
eleve entiérement les cellules fous la tunique externe, & remplit de bulles tous les
interftices des lobules, à peu près comme
M. Helvétius l'avoit expérimenté avant Hal-

(*a*) IV, 103.

ler : mais Helvétius même répond qu'il se
trouve souvent des cloisons membraneuses
qui arrêtent l'air. Ces cloisons paroissent
s'augmenter dans les plus petits rameaux, &
séparer la substance cellulaire, la plus fine
de celle qui accompagne les troncs ; & la
voye des bronches dans cette fabrique cellulaire est bien plus libre, que le long des
grands vaisseaux, par cette guaine interrompuë, dans laquelle l'air ne peut être
poussé librement, ni avec une certaine force. Rien de plus favorable à cette opinion,
que le poulmon de la tortuë, qui ressemble
parfaitement à une rate de veau, & laisse
passer l'air par de grands trous dans les cellules des poulmons, qu'on ne peut assûrer
avec quelque espéce de vérité être conti-
nuées aux bronches. Borrichius a trouvé le
même tissu dans le cygne ; mais la cellulaire interne des intestins, qui reçoit si facilement l'air par l'externe, à la faveur des vaisseaux, ne montre-t'elle pas bien ici l'analogie de la nature ? car les tuniques celluleu-
ses de l'estomach & des intestins ne me paroissent gueres différer de la structure du
poulmon, qu'en ce que, suivant un même
plan, elles entourent un tube, au lieu que
le poulmon est composé d'une infinité de
cellules qui portent les unes sur les autres,
& dont l'amas semble au premier coup d'œil
faire un corps vrayement solide. Tel est le
poids de toutes ces raisons, si je ne me trompe, qu'il s'en suit, que, quand même la
structure du poulmon auroit une origine tou-
te-à-fait différente, elle n'en seroit pas moins
cellulaire. Enfin toute cette masse est envéloppée de la membrane externe commune

du poulmon, qui eſt formée par la plévre, laquelle s'écartant du péricarde, qu'elle avoit extérieurement couvert, va ſe jetter ou ſe répandre ſur les poulmons à l'entrée des vaiſſeaux : c'eſt pourquoi elle ne contient point de ſang, mais eſt blanche, tenuë, & cependant ſolide, puiſqu'elle retient l'air, qui s'échappe auſſi-tôt du poulmon, dès que ſa tunique externe eſt lézée, ou emportée, & paroît dans l'eau ſous la forme de bulles ; preuve évidente, qu'il n'y a pas de véſicules enfermées dans une membrane qui leur appartienne en propre ; car elles n'auroient pas beſoin de membrane externe pour retenir l'air. La même vérité ſe confirme par les bulles qui ſe forment viſiblement ſous l'enveloppe même du poulmon, lorſqu'on ſouffle fortement ; car delà il ſuit que l'air ſort de la ſubſtance cellulaire du poulmon, & fait effort contre la membrane externe qu'il éleve par ſon élaſticité.

§. CXCVII.

Si donc l'air qui eſt fluide, péſant, élaſtique, entre par la glotte dans la trachée & les bronches, il enfle ces tuyaux ; ces bronches, ces véſicules, augmente l'amplitude orbiculaire ; la longueur des tuyaux, fait que les rameaux s'élévent en plus grands angles ; redreſſe les lobes, donne une extenſion ronde aux véſicules qui en avoient une plane à cauſe de leur complication ; ainſi les eſpaces, qui ſont entre les ſegmens écailleux, les rameaux ou les véſicules, deviendront plus conſidérables, les points de contact diminueront, ſelon la quantité d'air qui ſera entré ; ce qu'on connoît par le bain, ou en rejettant l'air dans un vaiſſeau garni d'un barométre.

Entre. Nous parlerons ailleurs (*a*) des cauſes qui font entrer l'air dans le poulmon, ainſi qu'il nous ſuffiſe de le ſuppoſer deſcendu, & étendant tous les rameaux de la trachée artere. 1°. Il eſt évident qu'elle doit s'étendre, que tous ſes plis doivent s'effacer, s'il s'en trouve, que les anneaux doivent s'écarter les uns des autres. 2°. Que les branches de chaque diviſion doivent s'éloigner lateralement, & augmenter ainſi l'angle intercepté : que la méme choſe ſe fait dans les plus petites bronches, & qu'ainſi les eſpaces non-aëriens ſe délivrent du voiſinage des vaiſſeaux aëriens. 3°. Soit que les véſicules ſoient contiguës aux bronches, ſoit que l'air pénétre dans la tunique cellulaire, chaque cellule s'écarte de ſa voiſine, & ſe dilate vers les parties qui ne réſiſtent point ; c'eſt-à-dire vers les côtes & le diaphragme, qui cédent en s'écartant à la croiſſance du poulmon. Voyez Pitcarne, *de cauſis diverſæ molis quâ aër per pulmonem movetur in natis & non natis.* M. Boerhaave ſuivoit cet Auteur dans ſes explications de *l'admiſſion* de l'air dans le thorax. (*b*).

S'élévent. Les rameaux de la trachée ar-

(*a*) D C I.
(*b*) Hall. T. II. page 158, 159.

tere ne vont pas tous en defcendant., puifqu'elle arrive prefque au milieu du poulmon
avant que de donner des rameaux : ceux
d'en haut montent plutôt. Quand on diftend par le fouffle la trachée artere, ou qu'on
dilate le poulmon, tous les rameaux s'allongent, & forment des angles plus grands, &
moins aigus, en ce que l'air qui les remplit
les force de prendre une figure fphérique, la
plus vafte de toutes. Mais il eft facile de démontrer que le tronc, avec deux branches, a
d'autant plus d'étenduë, quand il tient à ces
branches par des angles droits : car les cylindres d'une même bafe font entr'eux comme les hauteurs. Ainfi un cylindre oblique
n'a pas plus de capacité qu'un droit plus
court, qui a la même bafe & la même hauteur. Donc un cylindre oblique étendu en
ligne droite, fans que fa longueur foit changée, devient plus vafte, parce qu'il a plus de
hauteur, & a encore bien plus de capacité,
fi d'ailleurs il devient plus long. Quand la
poitrine eft refferrée, les bronches le font par
leurs mufcles, qui nettoyent en même-tems
les parois de la trachée, tandis que l'air ex-
piré ratifie auffi, pour ainfi dire, le mucus
qui fe préfente à lui.

Diminueront. Les cellules du poulmon n'é-
tant point remplies, portent dans toute leur
longueur les unes fur les autres ; les fphéres
ne touchent les fphéres que dans un point,
ainfi le fang dans l'infpiration circule très-
facilement dans le poulmon. Or toute membrane cave ne peut être également diften-
duë, fans former une fphére, comme Jean
Bernoüilli l'a démontré, & que les cellules
foient vivement preffées ; cela eft manifefte

par l'air qui fait fes derniers efforts contr'elles.

Quantité. Le poulmon eft le plus grand de tous les vifceres. Ce n'eft pas par le cadavre qu'il faut juger de fa grandeur ; il eft trop af-faifé, & prefque réduit à rien, en comparaifon du vivant, dans lequel il remplit toute la capacité de la poitrine : d'où l'on voit com-bien grande eft la partie qui reçoit l'air dans le thorax ; car excepté le cœur, & les vaif-feaux, tant arteriels que veineux du poul-mon, tout le refte fe remplit d'air.

Bain. Swammerdam a vû l'eau s'élever dans l'infpiration ; il n'a pas donné le dégré ou la mefure de cette élévation, mais il eft facile de concevoir la poffibilité, & même la vérité de cette expérience. La dilatation d'un pouce ne contient point la dépreffion du diaphragme, de laquelle dépend dans l'é-tat fain la plus grande partie du changement de l'aire du thorax. Borelli a déterminé les chofes d'une autre maniere ; je veux dire par la longueur de l'air fucé, ou attiré : & il réfulte de fon calcul qu'on prend près de quatorze doigts cubiques d'air ; mais dans cette épreuve la quantité de l'air attiré, eft un peu diminuée par la ténacité des bulles vifqueufes. Daniel Bernoulli a propofé une autre expérience qu'il ne paroît pas avoir faite : M. fon pere a eftimé qu'on prenoit quatre cens vingt livres d'air dans une vio-lente infpiration, & qu'on les rendoit par une violente expiration. Mais nous avons de meil-leurs mefures de Jurin & de Hales, qui nous apprennent inconteftablement qu'on prend dans une médiocre infpiration quarante pou-ces quarrés d'air, & qu'on en rend dans une très-forte expiration deux cens vingt pouces.

§. CXCVIII.

L'artere pulmonaire (*a*) ſe courbe dès ſa premiere origine dans le cœur ; ſe diviſe en une infinité de branches ; donne peut-être non-ſeulement des arteres ſanguines, ſereuſes, & lymphatiques, mais d'autant d'eſpéces qu'on en trouve ailleurs ; va ſe diſtribuer avec les rameaux de la trachée artere ; forme par ſes dernieres ramifications une couronne réticulaire ſur la ſuface des (*b*) véſicules ; occupe de la même maniere les eſpaces celluleux qui ſe trouvent entre-elles ; & là enfin anaſtomoſée avec toutes ſes productions arterielles, elle dégénére en veines.

L'artere. C'eſt-à-dire celle dont le ſang ſe change par la reſpiration ; car d'ailleurs la nature a donné en propre au poulmon une artere connuë autrefois, qui s'étoit perduë dans le ſouvenir des hommes, & que Ruyſch a reſſuſcité ſous le nom d'artere bronchiale. Elle nait ou de l'artere ſoûclaviere, comme Haller l'a quelquefois vû, ou du tronc de l'aorte, ou de quelque intercoſtale ; ſimple le plus ſouvent, ou ſeule ; mais ſe partageant dès ſa naiſſance en deux rameaux, un pour chaque bronche : quelquefois elle eſt double (*c*) ; quelquefois il s'en trouve deux gau-

(a) *Ruyſch.* Th. 3. *Drake*, page 2. T. XII.
(b) *Malpigh.* de Pulm. Ep. 1, 2, T. 1. F. 1, 2, 3.
(c) *Winſl.* des Art. 103.

ches partant de l'aorte, & quelquefois de
ces deux, il n'y en a qu'une feule qui naif-
fe de l'aorte ; l'autre vient de la cinquiéme intercoftale , fuivant l'obfervation de
Haller. Elle rampe derriere la plévre au-delà de la veine azygos, & ayant diftribué des
branches aux glandes bronchiales , comme
Haller l'a encore remarqué , elle efcorte les
deux côtés de la trachée jufqu'à fes plus petits rameaux. La fubftance folide du poulmon eft nourrie par cette artere, qui filtre
en vapeurs l'huile de la tunique cellulaire.
Elle a une communication par de larges
anaftomofes avec l'artere pulmonaire, comme Ruyfch l'a prouvé.

Pulmonaire. Celle-ci eft prefque égale à
l'aorte. Elle monte en haut & du côté gauche de la bafe fupérieure, & du ventricule
droit , fe courbant en arriere ; & après s'être
cachée derriere la courbure de l'aorte, elle
fe fend au haut du péricarde en deux branches. La droite, qui eft la plus longue, & la
plus confidérable , (car tantôt elle eft comme feize à quatorze ; tantôt, comme qua-
rante-fept à quarante , fuivant Haller) va
aux bronches du côté droit ; la gauche va
du côté gauche, & fe diftribuë long-tems
fur la furface, & enfuite par la fubftance du
poulmon dans une guaine commune avec
les bronches & la veine.

Peut-être. Car les vaiffeaux lymphatiques
du poulmon décrits non-feulement par les
anciens Anatomiftes, dont on a parlé (*a*),
mais un illuftre moderne (*b*) démontre
qu'il fe fépare du fang des liquides plus te-

(*a*) C X X.
(*b*) Hunauld. Hift. de l'Acad. 1734.

nus, comme on le voit dans l'aorte : & comme ces vaisseaux lymphatiques sont les plus grandes veines qu'il y ait après les sanguines, il est probable qu'elles sont formées de plus petites veines réünies entre - elles, suivant ce qui s'observe communément d'ailleurs dans le corps humain. (*a*) Enfin par où se fait la communication connuë des vaisseaux aëriens du poulmon avec les sanguins, si ce n'est par des canaux qui sont naturellement plus petits que ces derniers tuyaux rouges ? Tout cela paroît nous convaincre que plusieurs genres de liquides plus tenus que le sang, se séparent du sang dans le poulmon. Mais il n'est aucunement probable, que la bile, la salive, la semence, & toutes les humeurs, dont la sécrétion suppose nécessairement une structure particuliere, se séparent dans le poulmon.

Vésicules. Suivant Malpighi, qui conduit la distribution de l'artere pulmonaire entre ses vésicules ; car pour nous, nous sommes convaincus que ces vésicules ne sont qu'un tissu celluleux, dont les cellules sont liées par les dernieres ramifications de cette artere. Le milieu des bronches paroît marcher entre l'artere & la veine, quoique cela ne soit pas constant ; & pour ce qui est des plus petits retranchemens de la nature, quels yeux peuvent pénétrer jusqu'à eux !

Veines. C'est ce qu'on ne peut gueres voir que dans les poulmons de la grenoüille, où la circulation du sang est très-visible, comme Malpighi nous l'a appris.

(*a*) C X X I X.

§. CXCIX.

Ces (*a*) veines, qui se courbent comme l'artere (198.), qui ont le même
cours, le même tissu, la même distribution, reçoivent le sang que l'artere
(198.) leur apporte, qui est changé,
& qui à peine a souffert des sécrétions
permanentes, le reportent dans les veines pulmonaires plus grandes ; delà dans
quatre grands vaisseaux ; de ceux - ci
dans le sinus veineux du poulmon ; delà
dans l'oreillette gauche, & enfin dans
le ventricule gauche.

Veines. La veine bronchiale est omise ici,
ainsi que par Ruysch & par Kaauw, & Haller avoüe qu'il ne l'a jamais bien vûë, quoique Morgagni la décrive, & fasse le dénom-
brement de ceux qui l'ont découverte. Elle
paroît faite pour reporter le sang apporté par
l'artere, s'insérant, ou à l'intercostale supérieure, comme Winslow (*b*) l'a vûë au côté
gauche, ou à la soûclaviere, suivant Cowper, ou à l'azygos, dans son arc même (*c*),
ou à la veine-cave, au rapport de Willis &
de Bourdon ; ou enfin à la veine même pulmonaire, à quoi Haller rapporte ces jonction animales de la veine pulmonaire avec
les vaisseaux placés hors du poulmon. (*d*).

(*a*) *Ruysch.* Th. 4. *Drake.* page 2. T. XIII.
(*b*) IV. 123.
(*c*) Winsl. III. 43.
(*d*) Winsl. IV. 116-120, 121.

Pulmonaires. La veine pulmonaire accompagne les rameaux de l'artere pulmonaire & de la trachée, fans fuivre conſtamment aucune regle ; elle eſt cependant ſouvent plus profonde , comme les arteres ont ſouvent coutume de l'être ailleurs. Enſuite elle forme quatre troncs (*a*) qui s'inſèrent au ſinus gauche. Le ſeul attribut qu'elle ait , & qui lui ſoit propre, eſt qu'elle eſt plus petite que ſon artere : il eſt vrai que les quatre troncs ſont plus grands que les deux branches de de l'artere pulmonaire. Mais n'eſt-ce pas la loi générale, que le diamétre du tronc ſoit moindre que ceux des rameaux enſemble ? Et eſt-il ſurprenant en conſéquence que quatre diamétres ſoient plus conſidérables que deux, comme 5621 , à 3469 , ou comme preſque huit à cinq ; expériences de Nichols, confirmées par Haller : mais chaque rameau veineux eſt plus petit que l'artere qui l'accompagne, eſt comme douze à quinze, ou quatre à cinq ; ce qui rend le diamétre de l'artere une demie fois plus grand que celui de la veine. Ces obſervations ont d'abord été faites par Meſſieurs Helvétius & Winſlow (*b*), qui ont vû de plus que ces vaiſſeaux étoient tantôt pliés , leurs tuniques étant redoublées ſur elles-mêmes, tantôt plus longs & étendus ; ce qui donne la raiſon de l'obſervation de Malpighi, qui dans un poulmon affaiſſé, a vû les vaiſſeaux devenir variqueux, & s'étendre enſuite, en enflant d'air le poulmon.

Sécrétion. Il n'eſt dans le poulmon aucune organe ſécrétoire, ſi ce n'eſt quelques glan-

(*a*) C X X X V.
(*b*). IV. 113. 139.

des conglobées, & les cryptes de la trachée
artere, & l'artere bronchiale de Ruyfch fournit aux unes & aux autres. Mais tout ce qui
vient d'être apporté par l'artere pulmonaire,
la veine du même nom le reporte ; & comme
elle a d'ailleurs beaucoup de vaiffeaux abforbans, elle fert à reprendre l'humeur des
bronches, qui enfile cette voye ouverte aux
injections. Les veines lymphatiques, dont le
poulmon eft farci, ne font pas auffi fans reporter quelque chofe.

Il ne fera pas hors de propos de parler ici
en peu de mots des nerfs du poulmon. Ils
viennent du *pléxus pulmonaire*, qui eft formé
par des rameaux du nerf recurrent, & du
tronc de la huitiéme paire, entre les origines des vaiffeaux pulmonaires, aux côtez
du cœur (*a*). Quelques petits filets des nerfs
cardiaques, qui viennent des intercoftaux,
fe joignent à ces branches principales. Ces
nerfs ne font pas des plus petits, & entrelaffés à la trachée, ils fuivent fes divifions.

§. C C.

De cette (*b*) ftructure du poulmon
(194. jufqu'à 200.) & du changement
que l'action de l'air procure à ce vifcere, & du prompt trajet du fang, & du
chyle par le poulmon, on conçoit l'effet
que la refpiration produit fur le fang
chyleux ; fçavoir,

1°. Cette humeur pouffée par l'ac-

(*a*) Winfl. IV. 124.
(*b*) Confultez *Euftach.* T. 27. F. 13.

tion d'un mufcle auffi voifin du poulmon qu'eft le ventricule droit, dans un
tuyau qui fe contourne, qui eft conique, fléxible, élaftique, & qui repouffe, eft fortement frappé par la réaction
de ce tuyau, y eft condenfée, change le
contact & la figure de fes molécules, fe
diffout, eft broyée, conferve fa fluidité.
Il en peut paffer dans les veines une
portion, qui eft la quantité que le cœur
a pouffée dans le poulmon, comme le
poulmon eft à tout le corps; telle qu'elle
paffoit autrefois par ce vifcere dans l'u-
terus.

2°. Le poulmon étant gonflé par
l'infpiration, les véficules (196.) font
infenfiblement & fucceffivement preffées dans peu de points à la fois ; dans
le même-tems les efpaces celluleux s'é-
largiffent proportionnellement ; dans
l'expiration ces véficules & ces interva-
les diminuent peu à peu fucceffivement.
La chaleur augmente continuellement le
reffort de l'air qui demeure en repos
après l'infpiration, ou l'expiration ; toutes ces chofes font qu'il n'eft pas deux
inftans fucceffifs, où les arteres, les veines, le fang, ou les autres humeurs de
tous les vaiffeaux du poulmon, foient
preffées également, ou de la même maniere ; mais que toutes les liqueurs qui

font déterminées à couler par ce viscere, y font réciproquement presfées, comprimées, poufsées, foüettées, abandonnées à elles-mêmes, broyées, atténuées, difsoutes, & renduës propres à traverser tous les tuyaux de ce viscere. Tant que le poulmon est distendu par l'air, ses vaisseaux arteriels & veineux ont un diamétre plus considérable, & en conféquence ils opposent moins de résistance au fang qui a été poufsé par le ventricule droit; lui donnent la liberté de passer, & le portent avec une extrême rapidité vers le ventricule gauche. Dans l'inspiration le poulmon pâlit. Quand il est affaisé, à peine peut-on le remplir de l'injection qu'on pousse par l'artere pulmonaire; on est obligé de fouffler par ses vaisseaux aëriens; alors ses vaisseaux fanguins se remplisfent aisément (*a*).

3°. Par conféquent le chyle qui a été préparé dans la bouche, broyé, atténué dans l'estomach, élaboré dans les intestins, féparé dans les vaisseaux lactés, délayé dans les glandes du méfentere, plus délayé encore, & plus mêlé dans le canal thorachique, mêlé au fang dans les veines, dans l'oreillette, & dans le

(*a*) *Svvammerd.* Diatrib. de Refp. page 82. & 96.

ventricule droit ; là, plus exactement mêlé encore, diſſout, broyé, atténué, étant fort preſſé poſtérieurement, & latéralement repouſſé dans les vaiſſeaux coniques & cylindriques artériels du poulmon, doit prendre la forme des parties ſolides & fluides qu'il y a dans tout le corps.

4°. Il eſt encore très-exactement mêlé dans les veines pulmonaires.

5°. Et peut-être, comme on l'a démontré en parlant du ſang, eſt-il délayé dans les mêmes veines, par la lymphe qui a été changée dans ſes organes.

6°. C'eſt ainſi qu'il paroît prendre la forme qui eſt propre à nourrir.

7°. Deplus ſa fluidité & ſa chaleur ſe conſervent.

8°. Et il ſe fait un mêlange parfait de toutes les humeurs de tout le corps, tant récentes que vieilles, ainſi que de toutes les particules qui compoſent toutes ces humeurs.

9°. Et c'eſt ici principalement que commence à ſe former la couleur rouge, qui eſt la marque eſſentielle d'un ſang bien conditionné.

---

¹ *Condenſé*. Les liqueurs déja humaines, ſont élaſtiques, compreſſibles, & compoſées de petites molécules, qui s'attirent, pour ainſi

dire, réciproquement. Telles font toutes les humeurs qui ont effuyé plufieurs circulations, le fang, le ferum, la vapeur des cavités du corps humain ; car pour les fucs excrémentitiels qui croupiffent hors de la circulation, ils ne s'attirent, ni fe coagulent ; l'urine, la falive, &c. en font affez de foi. Mais toutes les particules du fang vont heurter contre la furface des arteres ; par cela même que ce font des tuyaux coniques, & qu'ils fe terminent en vaiffeaux d'une telle exilité, qu'un feul globule fanguin y peut paffer comme à la file. La courbure des arteres produit encore un choc plus vif & plus fréquent ; car dans la premiere courbure de l'aorte au cœur (*a*) le fang montant de la partie poftérieure du cœur, tombe fur la furface fupérieure de l'artere, & celui qui étoit antérieur, heurte l'inférieure. Mais le premier choc une fois fait fe répéte à l'infini ; car comme l'angle de réfléxion eft égal à l'angle d'incidence, le fang heurtera toujours de nouveau, & en fens contraire, les parois oppofés de l'artere, tant que l'angle d'incidence ne fera point affez obtus, pour que la ligne du fang réfléchi, ne touche en aucun endroit la parois oppofée. Mais cela n'arrivera jamais, parce que la parois oppofée à la parois, devient toujours plus proche de l'incidence. Les petites molécules du fang feront donc brifées par des répercuffions continuelles, fi on les confidere comme des corps folides & durs : elles fe briferont auffi, fans être ni folides, ni dures, à caufe de la plénitude, & de la nature conique du canal. Les efforts du fang contre les parois des arte-

(*a*) C X C V I I I.

res, ne font que trop démontrés par ces anévrifmes, ou dilatations d'arteres, qui font
fouvent prodigieufes, pour peu qu'il y ait
quelqu'endroit qui refifte moins qu'un autre.
Ne fe forme-t'il pas en effet dans l'aorte même, qui eft très-forte, des facs anévrimati-
ques monftrueux ? Le fang eft donc repouffé par les parois des arteres, en raifon du
choc qu'elles ont à effuyer de fa part. Ce qui
produit comme des efpéces de tourbillons de
fang, qui n'ont point été inconnus à Defcartes : car comme ce n'eft point un feul globule, mais une infinité qui font expulfés
du cœur, aucune de ces petites maffes ne
pourra conftamment fuivre fes mêmes direc-
tions, fans fe déranger ; mais chacune retom-
bera dans la foule des molécules voifines ;
foit qu'elles coulent par l'axe, foit qu'elles
foient elle-smêmes repouffées, & fe meuvent
à angles alternes. Ainfi différentes particules, en frappant beaucoup d'autres de mille
façons différentes, les molécules du fang
tourneront en rond ; & fi cette circumgira-
tion eft très-rapide, comme on le voit dans
les fiévres, le vertige peut bien en être l'effet. Le fang eft donc comprimé entre-deux
caufes contraires très-fortes ; fçavoir, le cœur
qui pouffe en devant, & l'artere qui repouffe
en arriere : & il eft repouffé avec d'autant
plus de force, qu'il n'eft pas de lieu dans le
corps humain, où les extrêmités de l'artere
foient plus voifines du commencement. La
même caufe rend le fang fphérique ; car tout,
corps, ou diftendu également de toutes parts
par une caufe interne, ou également comprimé extérieurement, doit prendre cette figure.
Mais par la même raifon (Defcartes a voulu

expliquer

expliquer à peu près ainſi la formation des
particules de l'éther) la denſité & le poids
s'augmentent, aucune figure ne comportant
plus de matiere dans un même volume que
la ſphére. La principale propriété de la figure ſphérique, eſt que toutes les lignes tirées
du centre à la circonférence ſont égales ;
mais on ſçait d'ailleurs que l'extrêmité du
levier s'incline & ſe fléchit très-facilement,
lorſqu'il eſt fort éloigné de l'aide-levier.
L'aide-levier eſt dans le centre ; c'eſt-à-dire
en ce point, où la plûpart des particules qui
compoſent un globule ſe touchent & s'attirent plus fortement, que dans aucun autre
endroit. Toutes les parties du globule, qui
ſeront les plus éloignées du centre, ſeront
donc briſées par les chocs du globule contre
les parois, & par le reflux des autres molécules, juſqu'à ce qu'il devienne ſphérique,
ou qu'il ne reſte plus aucune molécule qui
puiſſe être plus aiſément briſée. Il paroît de
plus que cette figure ſe moule dans les plus
petits canaux, qui ne laiſſent à peine paſſer
qu'un ſeul globule, parce que ſans doute nos
liqueurs s'accommodent aux orifices des vaiſſeaux cylindriques.

Cette métamorphoſe des molécules ſanguines en une figure ſphérique, jointe à l'augmentation de leur denſité, a lieu dans toutes
les artéres; mais principalement dans les poulmons. Car, puiſque dans un certain eſpace de
tems, il paſſe autant de ſang par les poulmons,
que par tout le corps, il s'enſuit que le ſang
coule d'autant plus vîte par ce viſcere, qu'il
eſt plus petit que toutes les autres parties enſemble. Enſuite le ſang qui eſt chaſſé dans le
poulmon pendant l'expiration, ne peut paſſer

Tome II. Q

par les veines, à caufe de l'affaiffement & de
la compreffion des véficules. Mais de nouveau fang pouffé par le cœur, preffe & fait
avancer celui qui va devant. Cette compreffion donne au fang cette denfité, qui le rend
plus pefant d'$\frac{1}{12}$ que l'eau, la bierre, & autres liqueurs, dont il eft en partie compofé. Et
cette différence eft telle, fuivant Boerhaave,
qu'elle eft beaucoup plus grande au-dedans
des vaiffeaux mêmes, que dans l'air qui fe
mêle à lui, & le rarefie par fa legereté. Sur
quoi Martine, dans les Mémoires de la Societé d'Edimbourg, traduits par Monfieur De
Mours, n'eft pas de même avis, croyant, ce qui
paroit d'abord affez évident, que la chaleur du
corps humain rarefie le fang dans fes tuyaux,
plus que le froid de l'air. Mais il faut obferver
que les particules du fang font vifqueufes,
qu'elles s'attirent par elles-mêmes, & font
fortement comprimées par le reffort des vaiffeaux; ce qui n'arrive pas hors du corps humain, où par conféquent plufieurs petits globules condenfés n'en formeront plus qu'un,
toujours fphérique, folide, très-propre au
mouvement, & par fa figure, & par le jeu
des vaiffeaux. On fçait que Leuwenhoeck a
vû un globule fe diffoudre en plufieurs petits,
& dépofer leur couleur rouge, qu'il les a vû
fe condenfer, & avoir un rouge plus foncé.
On fçait que chaque globule en particulier
eft pâle, & qu'il ne fe forme une couleur rouge, que lorfqu'il y en a fix unis enfemble,
comme fix gouttes de vin font rouges, tandis qu'une feule ne l'eft pas. Bartholin, Malpighi, & tant d'autres ont fait les mêmes obfervations qu'il eft aujourd'hui décidé que la
rougeur dépend de l'union des globules. Elle

ne se trouve pas en effet dans le chyle, qui est
blanchâtre, & a des molécules plus legeres
que l'eau, parce qu'elles sont huileuses. Cette
liaison compacte se fait donc après que le chyle a été mêlé au sang. Et elle n'a garde de ne
pas arriver par tout dans les artéres, où les
globules repoussés tombent les uns sur les
autres, se prennent, ou se collent ensemble,
& forment enfin par leur adhésion de plus
grands globules. Mais il y a plus de raison de
cette union des globules dans le poulmon,
qu'ailleurs. 1. Le poulmon laisse passer autant
de sang, que tout le reste du corps, mais quarante-trois fois plus vite. 2. Il y a bien plus
de frottemens dans le poulmon. L'artére revient de la diastole à la systole, & après une
compression soudaine, reguliere, elle revient
de la systole à la diastole. La pression est uni-
forme pour produire de grands changemens.
Mais n'est-il pas évident que le sang, tantôt
comprimé, tantôt abandonné à son propre
ressort, doit alternativement se dissoudre, se
changer, se condenser. 3. L'air, le froid de
l'air, le condensent. 4. La veine qui est plus
étroite (a) que l'artére, augmente les chocs
des particules; c'est-à-dire, que les molécules de sang apporté par l'artére pulmonaire,
sont forcés de s'approcher davantage, & de
se toucher plus souvent, ou en plus de points.
On accorde facilement à Michelot, qu'un plus
grand espace dans l'artére suppose en general de la lenteur, comme des diamétres plus
étroits produisent de la vélocité dans la veine : mais le changement qui se trouve effectivement dans le sang, est un phénomene trop
sûr pour ne pas bien appuyer le systême de

(a) Helvétius. Mém. de l'Acad. 1718.

la condenſation des globules. Il doit même naturellement faire penſer que l'*anguſtie* des veines contribue à rendre le ſang compact, & eſt faite exprès pour cela : voyant de plus, que l'action du ventricule droit, qui, ſeule, fait paſſer le ſang par les poulmons hors de l'inſpiration, ſe fait plus ſentir dans l'artére, & que l'inſpiration, qui donne de la facilité au cours des liqueurs, n'ajoute rien à la force motrice, deſorte qu'il eſt permis de douter ſi le ſang de la veine pulmonaire eſt mu ſi rapidement. Et la vélocité n'eſt ici d'aucun poids, ſi le ventricule gauche (*a*) eſt véritablement plus petit que le droit. D'ailleurs ce doute eſt encore fondé ſur le froid, & l'efficacité de l'air.

Qui eſt à la quantité. Diſons plûtôt qu'à chaque battement de pouls, ou à chaque minute ſeconde, il ne paſſe par les poulmons que la quantité de ſang que le cœur pouſſe, c'eſt-à-dire, deux onces. Mais à chaque reſpiration entiere, 16 ou 20 onces de ſang paſſent par ce viſcere, en ſuppoſant, ce qui n'eſt que médiocre, que la raiſon du pouls à la reſpiration, eſt comme 1 à 8 ou à 10.

Peu de points. D'où il arrive, ſuivant Mr. Boerhaave, que le poulmon du fœtus qui ne prend point d'air, tombe au fond de l'eau. Mais quel que ſoit l'état du poulmon dans l'uterus, il reçoit preſque $\frac{1}{3}$ de la maſſe du ſang, ſçavoir le ſang de la veine-cave, excepté ce qui paſſe par le trou ovale, & le canal artériel (*b*).

Véſicules. Suppoſez, diſoit notre Auteur, qu'un certain nombre de véſicules ſe trou-

(*a*) CLXXXVIII.
(*b*) DCLXXX.

vent enfemble en un éfpace détemriné. Si
elles font comprimées, toutes porteront les
unes fur les autres, & fe toucheront par une
infinité de points. Mais fi l'air, ayant une entrée commune dans toutes ces véficules, les
diftend, jufqu'à leur donner une figure fphérique ; elles s'écarteront toutes les unes des
autres, jufqu'à ne fe toucher que deux à deux
en un feul point, & à laiffer entre les fpheres
des efpaces triangulaires, qui n'étoient point
auparavant, & entre lefquels marchent librement toutes les arteres & les veines du poulmon. Ainfi tous les vaiffeaux qui font placés
entre les véficules du poulmon, fe dilateront
quand ils commenceront à être moins preffés,
& fe rempliront du fang pouffé par le ventricule droit ; & ce fang aura une circulation
plus facile, que lorfque fes vaiffeaux étoient
gênés par l'affaiffement des véficules. D'où il
fuit qu'il paffera fans peine dans les veines ;
& c'eft pour cette raifon que le poulmon, qui
dans le fœtus ne laiffe paffer qu'un tiers de
toute la maffe du fang, la tranfmet toute,
dès qu'une fois ce vifcere a pris de l'air.

Mais quand les véficules ne feroient pas
entierement fermées & fphériques, les mêmes chofes n'en arriveroient pas moins. En
effet l'air de la poitrine (*a*) & du poulmon
s'augmente par l'entrée de l'air, qui feul,
s'introduit dans les prétenduës véficules. Ainfi
tous les vaiffeaux plus à l'aife dans la fabrique
cellulaire dilatée, fe gonfleront relativement
à l'augmentation de l'efpace du poulmon. Et
fi cette dilatation de l'air eft de 15 doigts,
comme le veut Borelli, la diftention de chaque vaiffeau fera la même à tout le diametre

(*a*) CXCVII.

Q iij

d'un vaiffeau non dilaté, que font 15 travers
de doigts à l'air du poulmon non dilaté. Or
ce changement des vaiffeaux, cet applaniffe-
ment des rides fe voit à l'œil même, fuivant
Meffieurs Helvetius & Winflow. Et Drak a
donné des figures des vaiffeaux pulmonaires,
qui dans l'expiration fe diftinguent par des
rameaux, qui forment à leur origine des angles plus aigus.

Mais quelle force dilate le poulmon? Bernoulli eftime que la plus grande expiration
ne peut fe faire que par une force de 420 livres; & que telle eft la viteffe de la fortie de
l'air du larynx, qu'il parcourt 400 pieds dans
une feconde; c'eft à-dire, qu'il a 24 fois plus
de mouvement que le vent, qui, fuivant Mariotte, quoique fort, ne parcourt pas plus de
24 pieds dans une feconde. Quant au poids de
l'air qui porte fur le poulmon dans l'infpiration, Keil le fait monter à 50443 livres. Mais
outre que cette eftimation eft fuppofée par
rapport aux nombres, elle eft fauffe par rapport à l'air du poulmon comprimé par l'at-
mofphere. Jurin & Hales touchent le vrai de
plus près: mais pour mieux diffiper tous les
doutes, il me femble qu'il fuffit de confiderer
que le poulmon des adultes contient toujours
de l'air, & ne s'en vuide jamais entierement;
& la preuve en eft, qu'il ne va jamais au fond
de l'eau, dès qu'il a une fois refpiré. Donc,
l'air ne fe jette dans le poulmon qu'avec la
force qui répond à la difference qui fe trouve
entre le reffort de l'air interne, & celui de
l'air externe. Or cette force eft beaucoup plus
petite, que celle avec laquelle l'air fe précipite dans le vuide; car cette irruption produit
un fi grand vent, qu'au rapport de Boyle,

tous les vaiffeaux angulaires s'en rompent.

Expiration. L'air qu'on infpire ne fait pas marcher le fang par lui-même ; mais comme il augmente la cavité du thorax , & dilate les vaiffeaux , les liqueurs entrent plus abondamment & plus librement dans ces vaiffeaux ; l'air dilaté par la chaleur du fang qu'il touche prefque , comme on le dira dans un moment, exprime le même fang ; & comme le cœur en pouffe toujours de nouveau , l'air fait mouvoir tous fes refforts , & détermine le fang à marcher promptement dans la veine. L'infpiration eft donc caufe que le poulmon admet plus de fang , & que ce fang eft mû dans ce vifcere avec plus de rapidité ; ainfi elle favorife doublement la circulation. C'eft pourquoi il fuffit de foufler le poulmon d'un animal prefque mort, pour renouveller le mouvement du cœur, & le faire quafi revenir à la vie , en ce que le cœur trouvant moins de réfiftance dans ce vifcere, commence à fe vuider plus librement.

Le poulmon , dans l'expiration, revient prefque à l'état du poulmon du fœtus , qui ne reçoit que $\frac{1}{3}$ du fang du ventricule droit. Les plis des vaiffeaux , dont on a parlé, renaiffent de leur racourciffement; le thorax devient plus court, & plus étroit; & les parois oppofées des vaiffeaux fe rapprochent par la diminution des efpaces celluleux , par lefquels ils rampoient avec plus de facilité auparavant. Ainfi les veines & les artéres font comprimées dans l'expiration, & le fang reçû en grande quantité dans l'infpiration , ne peut paffer de l'artére pulmonaire dans le commencement des veines. Là , le fang fe trouve comprimé , & forcé de paffer par de plus grands tuyaux vei-

neux dans le ventricule gauche. Ce qui ſe
trouve dans les commencemens des veines
s'évacue donc, comme ce qui eſt dans les extrêmités des artéres s'y arrête; & ce n'eſt que
par le méchaniſme que je viens d'expoſer que
l'air, en ſoulevant les cellules, donne au ſang
la faculté de vaincre la réſiſtance qui s'offre à
ſon paſſage. C'eſt pourquoi on ne peut être
long-tems ſans prendre d'air, ſans craindre
d'être ſuffoqué par le ſang qui s'amaſſe dans le
poulmon, faute de pouvoir paſſer d'un ventricule à l'autre. Mais l'air doit encore avoir
certaine qualité ſans laquelle on ne peut vivre. Hawksbée dit que les animaux qui reſpi-
rent un air qu'on fait paſſer par un fer chaud,
meurent promptement. Ceux qui n'ont pas le
ſang moins chaud que l'homme, après divers
accidens, périſſent, ſuivant notre Auteur,
dans un air chaud de 140 dégrés. On trouve
les cellules affaiſſées, & le poulmon flaſque
dans ceux qui ont été tués par le tonnerre.
Tout cela vient du défaut d'inſpiration. L'air
trop chaud, trop rare, ou trop leger, ne dilate point les poulmons, comme ils doivent
l'être, pour que le ſang y circule; & s'ils ſont
diſtendus, ſeulement parce qu'ils obéiſſent à
la dilatation du thorax, le ſang ne ſera point
pouſſé dans les veines. Les animaux n'ont le
ſang chaud que de 94 dégrés au thermometre
de Fahrenheit, qui en marque 212 pour l'eau
bouillante. Cependant ils ne peuvent vivre
dans un air auſſi chaud que leur ſang. La chaleur moderée de l'air, au printems, & dans
l'automne, eſt d'environ 48 ou 50 dégrés, &
le ſang médiocrement agité dans un homme
ſain, eſt de 80 d. L'air que nous reſpirons
eſt donc de 30 d. plus froid que le ſang.

Mais il attire du sang les 30 4. qui lui manquent, & devient bien-tôt aussi chaud que lui.
L'air ne peut s'échauffer sans se dilater rélativement à sa nature, & autant de tems que le
thorax peut se dilater, il pousse rapidement
le sang par la veine pulmonaire. Aussi-tôt que
cette boëte osseuse ne peut plus se dilater,
l'air inspiré & retenu, arrête le sang par un
effet contraire (DCXIX.). En effet pendant
que dans le poulmon la partie aërienne s'augmente continuellement, & que l'air de tout
ce viscere ne s'augmente pas en même proportion, il suit que tout ce qui n'est point aërien est comprimé. Donc, quand on retient
son haleine, le sang doit avoir beaucoup de
peine à passer d'un ventricule à l'autre, les
veines se gonflent, le visage se rougit, & on
est étranglé, à peu près comme ceux qui se
font mourir de dessein prémédité, par ce
moyen. C'est pour cette raison que les animaux périssent dans le vuide, comme dans
un air trop leger ; car l'air qui n'est jamais
entiérement chassé après la premiere inspiration, ne trouvant aucune résistance de la
part de l'air externe, se dilate prodigieuse-
ment, comprime les vaisseaux sanguins du
poulmon, fait éruption dans sa tunique cellulaire, & fait promptement mourir, soit
qu'il s'agisse d'un poulmon semblable à celui de l'homme, ou d'un tout-à-fait différent : & c'est pour la même raison que ceux
qui montent sur les plus hautes montagnes
font sujets à cracher le sang ; car les vaisseaux se rompent à force d'être comprimés.
On voit encore delà la nécessité de répeter
l'expiration sans cesse, afin que la cause qui
comprime le sang cesse, que l'artere pulmo-

naire s'évacuë, & mette à l'aife celui qui
gardoit trop long-tems fon haleine.

Il eft donc conftant que l'air s'échauffe
par la communication du fang , puifque
nous le prenons froid , & le rendons chaud.
Mais le fang eft-il rafraîchi par l'air dans le
poulmon ? c'eft ce qu'on a penfé dans tous
les tems , & Defcartes n'a pas donné là deffus une autre théorie que Galien : mais
vers la fin du dix-feptiéme fiécle , prefque
tous les Anatomiftes attaquérent cette théorie , qui depuis a repris vigueur fous les auf-
pices des deux Médecins célébres, Helvétius & Hambergérus, qui, voyant que le fang
étoit condenfé dans le poulmon , n'ont pas
moins penfé qu'il s'y rafraîchiffoit ; & ce
dernier n'a pas balancé d'avancer que ce rafraîchiffement étoit la principale fin de la
refpiration. Il eft aifé de voir que le fang fe
rafraîchit dans les poulmons , puifqu'il donne à l'air une partie de fa chaleur. Il n'eft
pas moins clair que tel n'a point été le but
de la refpiration ; car le fang du ventricule
droit n'eft pas plus chaud que celui du gauche ; tout le monde en convient. Donc, fi
la trop grande chaleur qui met le fang dans
un befoin de fe refroidir, s'eft formée dans
le fang, après fa fortie du ventricule droit,
il eut fuffi de ne point faire de poulmon ;
alors le fang de ce ventricule n'eut pas eu
befoin de rafraîchiffement. De plus, le fang
ne fe rafraîchit pas réellement dans le poulmon ; puifque dans le ventricule gauche &
dans les arteres, il eft au moins auffi chaud
que dans les veines, parce que le fang en-
filant de petits tuyaux qui ne laiffent paffer
qu'un globule à la fois, effuye un tel broie-

ment, à caufe de la force & de la rapidité de
fon mouvement, qu'il recouvre autant de
chaleur, qu'il en a perdu. Dans le froid le
plus glacial, le fang ne fe coagule point
dans le poulmon, & la raifon en eft, que ce
même air étant très-pefant, augmente d'autant plus l'*attrition* du fang, qu'il eft plus
froid. Il peut cependant bien fe faire, que
le froid de l'air contribue à la condenfation,
& conféquemment à la rougeur du fang,
qui ne vient jamais que de cette caufe, en
ce que l'air n'eft éloigné des plus petits vaiffeaux que par la plus fine membrane, &
peut contracter les molécules, & en augmenter les contacts; puifque cet élément
hors du corps rougit le fang, comme on le
voit dans la furface des palettes qui lui eft
expofée, tandis que celle de deffous eft noire, & ne redevient rouge qu'en la retournant en dehors : & l'on doit ici rapporter le
paffage facile du fang par les poulmons gonflés d'air introduit par le fouffle, tandis que
la trachée artere étoit étroitement liée; l'accélération du fang, au moyen de foupirs,
ou d'une grande infpiration, ou de la fimple violente dilatation du poulmon; les
hémorrhagies qui augmentent en infpirant, &
que l'expiration fupprime.

Deux inftans. Tandis que l'air dilate les
poulmons, & éleve les cellules de ce vifcere,
le fang paffe très librement des arteres dans
les veines ; & comme il eft alors moins comprimé, il fe diffout en globules plus fins, &
acquéreroit enfin une trop grande ténuité,
fi l'inftant d'après, il n'étoit pas de nouveau
comprimé, & condenfé. Les globules ont été
divifés dans l'artere, fans quoi ils ne pour-

roient entrer dans les tuyaux capillaires arteriels. Ils ſe rejoignent de nouveau dans
les veines ; c'eſt-à-dire dans un plus petit eſpace, que n'étoit celui dans lequel ils cir-
culoient auparavant. Donc puiſque la même quantité de liquide ſe trouve dans un
plus petit tuyau, il ſuit que ce liquide eſt
plus agité & ſe touche en plus de points :
donc les molécules de ſang, étant de natu-
ture viſqueuſe, s'uniront, cohéreront plus
étroitement entre-elles, ſur tout dans l'expiration où elles ſe trouvent comprimées les
unes ſur les autres par l'affaiſſement des vaiſſeaux ; de petites particules en forment donc
ainſi de plus groſſes, & c'eſt ainſi que le ſang
eſt condenſé. Les mêmes cauſes rendent
donc le ſang plus fluide dans le poulmon,
en lui donnant un figure ſphérique, ou
globuleuſe ; & plus denſe, en groſſiſſant ſes
molécules ; à quoi contribuë encore peut-
être le froid de l'air.

Broyées. Dès le premier commencement de
la reſpiration, les cellules & les vaiſſeaux du
poulmon ſe dilatent, & ſe tiennent quelque-
tems au dernier période de leur dilatation ;
après quoi tout retombe & s'affaiſſe ; ainſi
les vaiſſeaux ſe frottent contre le ſang, le
ſang contre les vaiſſeaux, les parties les plus
groſſieres ſe briſent, les plus tenuës ſe collent & s'agglutinent, les inégalités ſe poliſ-
ſent ; ce qui doit ſe ſuccéder ſans relâche
dans un tiſſu réticulaire, ou les liqueurs ſe
rapprochent & ſe ſéparent à chaque moment,
ſe rapprochent, dans les vaiſſeaux convergens, ſe ſéparent dans les divergens. C'eſt ce
qui s'opere dans tous les muſcles ; mais ſurtout dans le poulmon, qui agit comme le

principal organe de la refpiration, & de la fanguification.

Abandonnées. Rien de plus capable d'empêcher les obftructions de fe faire, que cette preffion & cette remiffion toujours alternatives; fans quoi le poulmon s'obftrueroit facilement par les matieres crües qu'il reçoit.

Atténuées. Voulez - vous diffoudre les corps les plus durs? donnez leur fans ceffe un mouvement différent. Mais cette opinion de Borelli & de Keil, que ces globules, qui en s'attirant ou s'attachant par leur vifcofité dans les veines augmentoient de volume, jufqu'à ne pouvoir paffer par les plus petits vaiffeaux; que ces globules, dis-je, étoient brifés & atténués dans le poulmon; cette opinion n'a rien qui s'oppofe à l'hypothèfe de la condenfation du fang dans le poulmon, telle que l'enfeigne M. Boerhaave, fur les fondemens les plus folides & les plus inconteftables. Car en même - tems que le vifcere fabrique le fang en petits globules fphériques, les petites parties raboteufes qui fe ratiffent en diminuent le volume, à mefure que la denfité augmente, & forment ainfi de plus petites fphéres, mais des fphéres plus compactes: & par conféquent il n'y a rien dans l'atténuation des globules qui exclue la condenfation, puifqu'au contraire elle parle en fa faveur, & que ces deux effets, fi contraires en apparence, s'allient parfaitement.

Renduës propres. Les parties des alimens fpongieufes, légéres, & de diverfes figures, ne pourroient traverfer les plus petits aifſeaux, ni conſéquemment nourrir (*a*). Que fait le poulmon, & que peut - il faire de mieux ? Il les rend méables. Aucune molécule chyleuſe ne va aux diverſes parties du corps, qu'elle ne parte du poulmon ; & ſi elle y arrivoit cruë, ou ſans être changée, les plus fâcheuſes obſtructions s'enſuivroient dans les capillaires. Le chyle eſt broyé dans le poulmon avec la plus grande force. A force d'être condenſé, ſes globules deviennent ſphériques ; & enfin il apprend, pour ainſi dire, dans le poulmon même à enfiler les tuyaux les plus fins ; car outre leur grande exilité dans cet organe, la compreſſion qui accompagne le tems de l'expiration leur fait beaucoup perdre de leur diamétre naturel; & qui a vaincu ces obſtacles, n'en trouve plus d'autres.

Broyé. Pour que les ſucs étrangers au corps humain, deviennent capables de réparer les pertes qu'il fait à chaque inſtant par la tranſpiration, il faut qu'ils deviennent ſemblables au blanc d'œuf, qui ſeul forme dans vingt-un jours tous les fluides & ſolides du poulet. Or le ſérum eſt tout-à-fait ſemblable au blanc d'œuf; même goût, même odeur, même matiere, molle, glutineuſe, qui ſe coagule dans de l'alcohol, ou dans de l'eau boüillante ; enfin même analyſe chymique. Or on ſçait par les expériences de Lower (*b*) que le chyle, qui quelques heures après le repas, paroît viſiblement nager dans le ſang, ne ſe montre plus au bout de vingt - quatre heures, &

(*a*) CCCCXLVIII,
(*b*) CXXX.

qu'en fa place on trouve le férum, dont quantité a fort augmenté. Quel organe principal que le poulmon fait un fi grand changement? car c'eft principalement pendant le fommeil (*a*) que le chyle fe change en férum, le poulmon feul étant dans le travail doux d'une refpiration continuelle, tandis que tous les mufcles font en repos.

Rempliffent. Swammerdam & Kaauw ont donné fur cela des expériences qui n'ont rien de furprenant, puifque les bronches qui s'affaiffent avec les lames vuides de la fabrique cellulaire, compriment les vaiffeaux fanguins dans l'expiration; & que ces mêmes vaiffaux libres fe relevent, & donnent du jour au fang, dès que l'air a dilaté les bronches & les véficules.

Forme. Il n'eft point de liqueur dans notre corps qui ne foit globuleufe (*b*). Mais tout corps également preffé de tous côtés, & qui tourne autour de fon axe parmi d'autres corps, devient d'une figure fphérique; & c'eft ce qui fe fait parfaitement dans tout le poulmon. Tous les vaiffeaux artériels vont toujours décroiffant en raifon des liquides qui doivent les traverfer : cette décroiffance fe trouve dans le poulmon comme dans toutes les parties du corps; & par conféquent c'eft là que fe fabriquent tous les fucs qui doivent paffer dans la fuite par toutes les differentes filieres du corps (*c*); & il n'y manque que les vaiffeaux fecretoires, où féjournent les liqueurs, Car certainement les vaiffeaux lymphatiques du poulmon démontrent qu'il s'y fépare des

(*a*) DXCVII.
(*b*) CCXXIV.
(*c*) CXCVIII. CCXLV. CCXLVI.

artéres des humeurs plus tenues que le ſang, & que les branches de l'artére pulmonaire ne charient pas toujours cette liqueur rouge.

Mêlé. On dit que deux fluides A & B ſont mêlés enſemble, lorſque chaque particule du fluide A eſt placé entre chaque particule de B; & réciproquement, on dit qu'ils ſont ſéparés, quand il ne ſe trouve aucunes molécules de A entre celles du fluide B. Ils ſont confondus lorſque les particules du liquide A ſont tantôt les unes avec les autres, & tantôt mêlées avec celles de B. Ce que Borelli a démontré ſe deduit aiſément de là, qui eſt que les particules d'un liquide ſe ſéparent dans tout canal cônique, ramiſié, & convergent. En effet les dernieres artérioles ſanguines prennent chaque globule rouge, & par analogie, les dernieres ſereuſes reçoivent chaque globule de ſerum. Ainſi pendant que chaque genre, ou ſuite, de vaiſſeaux refuſe l'entrée à une eſpece de liquides, que les tuyaux ſereux laiſſent les globules rouges aux ſeuls vaiſſeaux rouges, que les lymphatiques laiſſent le ſerum aux vaiſſeaux ſereux, il eſt plus clair que le jour que quand il y auroit dans le corps humain 100 eſpeces de vaiſſeaux & de liquides différens, aucune partie de l'un ne ſe trouveroit enfin mêlée avec aucune de l'autre. Mais Borelli n'a pas fait attention à la veine pulmonaire, qui raſſemble dans ſa capacité toutes ces 100 eſpeces de divers globules. Mais comment les raſſemble-t-elle? les globules ſont-ils exactement ou confuſément mêlés enſemble dans ce tuyau? c'eſt ce qui n'eſt pas encore prouvé. Et nous ne pouvons pas nous ſervir de l'exemple des ſels combinés, qui en forment d'une troiſiéme eſpece, ou des liqueurs âcres qui ſuſ-

pendent également toutes les particules des
métaux, ou de ces corps qui teignent unifor-
mement en leur vraye couleur les liqueurs
diaphanes. La perfection de notre fang ne requiert pas un pareil genre de mélange à celui
qui se fait dans tous ces cas. Les parties solides & fluides font agitées ensemble dans les
artéres par un mouvement, non rectiligne,
mais de tourbillon ; ce qui produit une varieté sans bornes dans leur mélange. Aussi, tout
ce que Monsieur Boerhaave prétend, est que
les molécules du chyle, qui s'attiroient &
formoient par-là plus de masse, comme on le
démontrera dans la suite (*a*), se dissolvent,
pour être interposées entre des particules rouges, & broyées avec elles, de sorte qu'elles
cessent de représenter une liqueur distincte, nageant dans un autre liquide différent ; mais
que dissoutes en parties huileuses, aqueuses,
farineuses, &c. elles fluent entremêlées de
molécules de sang, comme on voit les petits
courans d'eau dans un grand fleuve. Mais
toute liqueur mêlée coule plus facilement que
toute liqueur héterogene, dont les petites molécules font séparées, comme De Horter l'a
démontré.

Nourrir. V. le §. CCCCLXIII. & ce qui a
déja été dit aux mots (*rendues propres*) &
(*broyées*).

Fluidité. Nous avons vû (*b*) en quoi Descartes faisoit sans raison consister la fluidité,
dont nous avons donné une définition plus
exacte. Nous pouvons dire ici en peu de mots
que cette proprieté ne peut se créer, ou se
conserver, qu'autant que les corps se tou-

(*a*) CCIV.
(*b*) §. XXXIX.

chent en moins de points , ou , ce qui revient
au même, qu'autant que leurs points de contact diminuent; car les cohéſions , d'où naît
le repos & la ſolidité, ſont en raiſon des ſurfaces. Ainſi que les globules de nos humeurs
prennent une forme ſphérique, que les angles
de leurs parties ſoient détachées , que les
points qui ſe touchoient ne ſe touchent plus,
les liqueurs ne ſeront plus retardées dans leurs
cours ; & c'eſt ainſi qu'elles deviennent fluides , grace à ces mouvemens oppoſés , deſquels ſeuls Borelli attend une parfaite mix-
tion , & à cette prodigieuſe quantité de ſucs
délayans qui viennent marcher avec ceux qui
ont beſoin de leur ſecours.

Chaleur. Nous avons dit que le ſang ne ſe
rafraîchit dans le poulmon, qu'en ce que la
chaleur paſſe du ſang dans l'air. Voyons maintenant ſi la chaleur s'y conſerve , & prouvons
le paradoxe. Le ſang veineux du ventricule
droit eſt plus froid que le ſang artériel. Expoſé à l'air , il ſe refroidit encore , & cependant il ne ſe trouve plus chaud dans le ventricule gauche, qu'il n'étoit avant que d'avoir
été expoſé à l'air: donc, il naît dans le poulmon une chaleur qui ſupplée au froid de l'air,
juſqu'à ajouter à la chaleur du ſang veineux,
toujours beaucoup plus froid que le ſang artériel (*a*). Or, qui produit tant de chaleur
dans ce viſcere ? le frottement , cette cauſe
univerſelle de la chaleur de toute la nature,
dont j'ai donné les loix dans mon *Abregé de
la Théorie chymique* de Monſieur Bœrhaave.
On y voit que les corps durs ne ſont pas les
ſeuls qui s'échauffent par le frottement ; que
la même choſe arrive aux corps les plus durs

(*a*) CCXXV.

frottés avec la derniere vivacité contre les
corps les plus legers, comme le démontre le
boulet de canon ; aux mains frottées, l'une
contre l'autre, ou contre une corde. Elles pourroient s'enflammer comme les vaiſſeaux qu'on
lance à la mer, &c. Pourquoi donc le ſang
frotté contre les tuyaux qui le renferment, ne
s'échaufferoit-il pas? d'ailleurs le fait eſt qu'il
s'échauſſe. Mais le mouvement ne donne point
de chaleur à l'eau, & il n'en donneroit point
au ſang, s'il étoit de la même nature. L'eau,
en effet, n'eſt ni compreſſible, ni élaſtique. Le
ſang au contraire eſt viſqueux, & ſuſceptible
de preſſion ; à peine l'a-t-il eſſuyé, qu'il ſe
releve, & fait valoir ſa vertu du reſſort. Voyez
ſes globules, & comment ils changent de figures, pour enfiler les tuyaux les plus étroits.
Ce changement eſt une preuve de ce que j'a-
vance. De plus, ſi on en croit certain voyageur,
les baleines fument vivantes à force de courir, tant les frottemens violens ſont capables
de mettre en feu les corps mols. Ne nous
échauffons pas nous-mêmes tout-à-coup par
l'exercice ? Or, je dis que cette augmentation de chaleur, qu'elle nous procure en faiſant jouer les muſcles, eſt principalement dûë
au poulmon, puiſqu'il eſt démontré par Hales qu'il laiſſe paſſer autant de ſang que tout le
reſte du corps, & quarante-trois fois plus vîte.
Mais lorſqu'on parle de la chaleur du ſang,
c'eſt le thermometre, & non le ſentiment,
qui doit en faire juger. Un ſang chaud eſt celui qui l'eſt plus que l'élément dans lequel on
vit. Ainſi il ne faut pas nier la chaleur du ſang
du hériſſon de mer, comme fait Liſter, puiſque ce ſang eſt toujours plus chaud que le milieu dans lequel cet animal reſpire. De plus,

tous les animaux qui ont deux ventricules au
cœur , & dont tout le ſang paſſe par les poulmons, en même tems qu'il circule par tout le
corps , ont le ſang chaud. Ainſi il eſt froid
dans ceux qui n'ont qu'un ventricule, comme les ſerpens , les grenouilles, les lezards ,
& autres, qui n'ont cependant pas un poulmon fort différent du nôtre. Mais dans ces
animaux, le poulmon ne reçoit qu'une partie
modique du ſang qui eſt ſorti du cœur. Quant
aux baleines , leur ſang a 94 d. de chaleur, comme celui des animaux tout-à-fait
ſemblables à l'homme : ce qui prouve bien
que le frottement eſt néceſſaire pour donner
de la chaleur à un ſang qui prend le frais en
paſſant par le poulmon. Si tout le ſang n'é-
toit mû , & rapidement, dans ce viſcere, il ſeroit froid. Hales , Thruſton , tous les vrais
Phyſiciens, fourmillent d'expériences qui appuyent cette opinion , & Galien même a obſervé que le ventricule gauche étoit plus
chaud dans le vivant que le ventricule droit.

Humeurs. Le ſang du poulmon contient
toutes les humeurs qui coulent ſéparement
ailleurs qu'au poulmon. Elles ne peuvent ſe méler au ſang, une fois dans l'aorte ; car les arteres ne ſont pas faites pour recevoir. Toutes les liqueurs humaines doivent
donc être mêlées entr'elles dans cet organe ,
ſans excepter les liqueurs les plus ſubtiles &
les plus vaporeuſes, afin que le même ſang en
tems & lieu les filtre toutes, toûjours de nouveau & ſéparément , & mieux travaillées.
Ainſi on voit que le chyle doit bien *s'humani-
ſer*, pour ainſi dire , avec nous , ou prendre la
même nature que celles des fluides dans leſquels il eſt noyé. Une goutte de vinaigre

dans un pot de miel a bien-tôt perdu fon acidité.

Rouges. Il eſt juſte que tous les phénomenes ſoient parfaitement conſtatés, & ſans replique avant que de les expliquer. Celui-ci ſe trouve dans Lower, qui ajoûte bien des choſes propres à confirmer le ſentiment dont il s'agit: ſçavoir, que la reſpiration étant ſupprimée par le moyen d'une ligature faite à la trachée artére, le ſang jaillit avec une couleur auſſi foncée de la carotide & de l'aorte, qu'il l'avoit dans l'artére pulmonaire; qu'en ſouflant fortement, il prend une couleur d'un plus beau poupre. Slare, Bohn, & Duverney conviennent qu'ils ont vérifié ces obſervations. Monſieur Helvetius ajoûte que le ſang artériel eſt plus fluide que celui des veines, a une rougeur de pourpre, qu'il ſe coagule plus aiſément, que la partie coagulée eſt plus ſolide, & ſe fond moins : enfin il eſt certain que dans le fœtus, qui ne ſe ſert point de ſon poulmon, le ſang ſe trouve toûjours d'un brun rougeâtre & aqueux, comme celui des poiſſons. Ceci ſoit dit contre Cheſelden, qui nie cette addition de rougeur dans le ſang de la veine pulmonaire. Il faut avoüer que les Anciens étoient bien aveugles de chercher dans le foye le ſiege de la rougeur du ſang, puiſque le ſang qui revient du foye au ventricule droit n'eſt point encore coloré, comme on le voit dans les artéres. Combien de recherches vaines ce phénomene n'a-t-il pas coûté, avant que l'économie animale nous eût montré la verité? Boyle découvrit que pour rougir la viande, il n'y avoit qu'à la laiſſer long-tems en digeſtion avec de l'huile de vitriol, & ſoupçonna qu'une cauſe ſemblable

teignoit le ſang en rouge. Lower expliquè
cette couleur par le mêlange du nitre aërien
dans les poulmons. Hoffmon l'attribue à un
ſel alkali broyé avec de l'huile. D'autres ont
eû d'autres idées que nous ne rapporterons
pas. Tous ces Auteurs ignoroient ce qui n'a
été découvert que depuis eux ; que le ſang
n'eſt qu'un amas de globules rouges, dont
chacun eſt compoſé de ſix globules jaunes,
dont chacun eſt encore compoſé de ſix globules lymphatiques tranſparens, & que cette
rougeur eſt d'autant plus vive, qu'il ſe trouve
plus de globules fortement réunis, & conden-
ſés en un ſeul. D'ailleurs ils n'ont pas fait attention, 1°. Que l'exercice épaiſſiſſoit & co-
loroit le ſang ; que le fœtus même avoit le
ſang d'un rouge brun, comme on l'a dit ;
& enfin toute cette différence ſi ſenſible qu'on
remarque dans le ſang aqueux d'un enfant
ou d'une jeune fille, ſur tout dans les pâles
couleurs, & celui d'un payſan fort & robuſte.
2°. Ils n'ont pas connu tous ces globules de
différente grandeur, irréguliers, que Leuwenhoeck a vû le premier dans le pain, dans la
farine, dans le chyle, dans tous les alimens. Ils
n'ont pas ſçû que ſix de ces globules devenus
denſes & compactes, n'en formeront enfin qu'-
nu ſeul, qui pouvoit à ſon tour ſe reſoudre en
ſes ſix premiers élémens. Il y a donc, comme on l'a dit il y a long tems, un principe dans
le corps humain, qui change ainſi tous les
corps dont on ſe nourrit. Les veines en effet
mêlent toutes les matieres digerées, changées,
& celles qui ne le ſont pas encore, & le ſang
au chyle. Les choſes crues ſont broyées dans
les artéres par l'action des ſolides, & le mêlange des fluides. Le poulmon ſeul égale en

pouvoir toutes les autres parties ; puisqu'il
laisse passer dans le même espace de tems, autant de sang qu'il en circule par tout le corps.
On conçoit quelle est la vitesse de la circulation
dans ce viscere, en comparant sur-tout la masse
du fluide avec le peu de chemin qu'elle a à faire. Joignons à cela l'efficacité de l'air , qui ne
peut qu'animer les frottemens. A quelles pressions , à quelle force le poulmon resiste , sans
jamais se rompre ! Pourquoi ? C'est que le
diaphragme, le poids de l'air, & tout le thorax
bornent l'agrandissement du poulmon , & la
dilatation des vaisseaux. Otez une seule de
ces conditions; que l'air ou le cœur agisse seul,
comme ils font pour l'ordinaire, le poulmon
se rompra tout-à-coup. Aussi voit-on que
dans les plus hautes montagnes, où l'air est
très-leger, le sang sort par les narines & par
les yeux, parce que la force du cœur continue toûjours, tandis que l'air lui resiste trop
peu ; ce qui occasionne la rupture de divers
vaisseaux. Le poulmon est donc le vrai viscere ἁιματοποιητικον, qui fait le sang. Il ne peut
jamais arriver qu'il le travaille moins que tout
le reste du corps. Car si en nous donnant des
mouvemens, nous augmentons la circulation
& le frottement des humeurs & des solides,
la même cause, en augmentant la respiration,
augmente le jeu du poulmon , & accelere le
cours du sang dans ce viscere , qui travaille
d'autant plus , qu'on perd haleine à force de
monter , ou de courir. Il ne peut encore jamais arriver que l'aorte reçoive d'autre sang
que celui qui lui vient du poulmon. Lower a
beau faire les forces des muscles égales à celles du poulmon ; il n'en est point qui transmet-
mette tant de sang, & si vite, & qui soit expo-

ſée aux mêmes conditions ; 1. à la preſſion
de l'air, que Keil eſtime de cent livres, & qui
agit preſque immédiatement ſur le ſang ; car
le cœur, qui eſt le plus fort des muſcles, ne
garde le ſang qu'un inſtant. 2. Aucun muſcle
n'a autant de differens vaiſſeaux. On peut objecter que les poiſſons qui n'ont point de poulmons, ont cependant le ſang très-rouge : mais
la ſtructure même des poiſſons reſout cette
objection ; car ils ont dans la tête leur cœur,
qui n'eſt compoſé que d'un petit ſac & d'un
ſeul ventricule. Le ſac inférieur reçoit le ſang
de leur veine-cave, enſuite le pouſſe, & le
fournit au cœur ſupérieurement placé. Celui-
ci pouſſe encore, & chaſſe le ſang dans l'artére, qui part ſeul du cœur, & fait la fonction
de l'aorte. La premiere branche de cette artére va ſur le champ aux viſceres ; la derniere
ſe diviſe en deux. Un de ces rameaux porte
le ſang à tous ces cartilages, faits en arcs,
flexibles, que les poiſſons ont placés ſous la
mâchoire inférieure ; ou plutôt chaque cartilage a ſa branche fournie par une artére, laquelle ſe promene dans tous ſes arcs; de ſorte
que, ſortie de tous ces petits labyrinthes, elle
ſurpaſſe de beaucoup ſa premiere longueur.
Or les poiſſons (a) remuent ſans ceſſe ces cartilages tant deſſus que deſſous l'eau ; ce qui
prouve que les poiſſons ont un viſcere qui ſupplée aux poulmons, broye & rougit le ſang,
quoique ce broyement ne ſoit pas aſſez conſiderable, faute d'air, pour produire de la chaleur. Ceci porte ſur un fait atteſté par tous nos
meilleurs Obſervateurs. Le ſang des poiſſons a
des globules rouges, mais en petit nombre,

(a) Duverney, Mémoires de l'Académie Royale des
Sciences. 1699, 1701.

non

non fphériques, mais ovales, & plats, quoique de fix il ne s'en ferme fouvent qu'un feul, comme dans l'homme. Quant aux animaux qui n'ont ni poulmon, ni les cartilages dont je viens de parler, leur fang n'eft ni rouge, ni féparable en plus petits globules. L'exemple des poiffons n'a donc rien qui ne favorife la théorie de Boerhaave. Mais, revient-on à la charge, le poulmon ne refpire pas dans le fœtus, qui a cependant le fang rouge: comme fi le fang du fœtus ne venoit pas de fa mere, dont il n'eft, à proprement parler, qu'une partie (a). Il faut convenir que l'air n'eft pas ici un inftrument inutile ; c'eft le moteur univerfel de tous les fœtus naiffans ; il eft re-pompé par des pores & des vaiffeaux qui lui font propres dans toutes fortes d'œufs. Sans l'air les œufs des vers à foye, quoique bien enfermés dans un verre & dans un lieu chaud, ne peuvent être fecondés ; fans l'air, le poulet, l'homme, la plante ne pourroient croître. Haller nous fait efperer à ce fujet des expériences de Stachelinus, bien fupérieures à toutes celles de Bellini.

§. CCI.

Les parties péfantes & élaftiques de l'air font-elles ici mêlées au fang, y entretiennent-elles une ofcillation vitale, élaftique, comme le célébre Borelli le prétend ? Cela ne peut arriver dans les arteres, & aucun argument ne prouve que cela fe faffe dans les veines. Bien

(a) DCLXXVI.

des choſes même détruiſent cette opinion ; l'air qui ne peut gonfler les véſicules ſans comprimer les veines dans l'inſpiration ; le thorax qui comprime & rétrécit les veines dans l'expiration ; la façon particuliere dont l'artere ſe change ici en veine ; la difficulté avec laquelle l'air paſſe dans de petits pores que l'eau, l'huile, & les eſprits peuvent pénétrer ; l'humeur onctueuſe qui lubréfie la membrane qui tapiſſe les parties intérieures de la trachée ; les altérations que l'air cauſeroit, s'il ſe mêloit avec le ſang. Cependant de la cavité des véſicules ne ſe repompe-t'il pas des humeurs fines & tenuës, comme l'haleine, dans les veines pulmonaires, par leurs pores qui ſont ouverts en cet endroit ? Cela eſt vraiſemblable, parce que Ruyſch a fait paſſer ſon injection de la veine pulmonaire dans la cavité des véſicules (*a*). Ce même Auteur, & Sylvius (*b*) ont quelquefois vû le cœur, les groſſes arteres, & les coronaires, remplis d'une aſſez grande quantité d'air.

Mêlées. Il s'agit ici d'une célébre controver-

(a) *Ruyſch.* Theſ. Anat. Max. 3. 9. 15.
(b) *Sylvius.* Diſp. VII. §. 79. *Svvammerdam.* Reſp. 98.

fe, de fçavoir fi l'air eft reçû dans les poulmons.
C'eft ce qui a été affirmé par tous les Anciens
& par un grand nombre des Modernes, tels
que Swammerdam, Borelli, Bellini, Bergerus, Bernoulli, Tabor, Helvetius; & nié
par Needham, Pitcarn, Lifter, Michelotti,
Bulfinger. Les expériences qu'on a alleguées
prouvent bien qu'il y a de l'air dans le fang,
& qu'on peut l'en tirer par le fecours de la
machine pneumatique; mais ce n'eft point là
l'état de la queftion. Monfieur Boerhaave ne
peut difconvenir qu'il n'entre dans les poulmons quelques-unes des parties de ce fluide fi
compofé qu'on appelle *air*; mais il nie que ces
parties qui fe mèlent au fang, foient élaftiques, puiffent conferver leur reffort dans le
fang, ou, ce qui revient au même, il nie
qu'il entre dans le fang de l'air proprement
dit.

Il y a long-tems que Newton a fait voir que
l'air paffe tour-à-tour d'un état de fixité dans
un état de reffort, & de ce dernier dans l'autre;
& depuis Mariotte, notre Auteur a démontré
que l'eau contenoit une certaine quantité d'air
qu'il n'étoit pas poffible d'augmenter, & qu'on
ne pouvoit diminuer, fans qu'elle rentrât
comme d'elle-même dans cette liqueur; que
cet air n'y exerçoit aucun reffort, à moins
qu'il ne furvint quelques conditions accef-
foires que le Commentateur Latin fait ici re-
péter à Monfieur Boerhaave, qui les a expofées (§. LXIX.) & qui ne fe trouvent jamais
pendant la vie. Pour l'illuftre Hales qui, dans
fa Statique des vegetaux, a fait tant d'expériences fur les differens corps où fe produit &
fe reprent l'air élaftique, il ne paroît pas croire que l'air foit abfolument fans aucun ref-

fort dans les liquides. Mais que font ici toutes
les belles tentatives de ce Physicien? 1°. On ne
peut comparer le fang avec les eaux minérales, qui ont évidemment des parties élastiques
faciles à démontrer, & qui ne font point aëriennes. 2°. Le froid ne prouve pas que l'air
de l'eau foit élastique, puisque, comme on l'a
déja vû ailleurs, la gelée est une de ces conditions physiques qui font que l'air rassemble
fes élémens, & reprend son ressort dépendant
de cette union qui forme des bulles. 3°. Hales
même pense que l'air des alimens n'arrive au
fang, qu'après avoir perdu sa nature élastique, & que s'il lui en restoit, il s'en dépouil-
leroit dans les poulmons. Suivant Haller,
Bohn est du même avis, parce qu'il dit que
l'air épais & grossier ne pénètre point dans le
fang. N'est-ce pas plûtôt n'y admettre que la
partie vrayement élastique? 4°. Si le fang de
la veine pulmonaire donne beaucoup plus
d'air que celui de l'ärtére, cela vient de la
grande atténuation que le fang a essuyée dans
le poulmon; de forte qu'il est naturel que les
élémens d'air y soient moins enchaînées, &
pour ainsi dire, plus prompts à s'envoler. Réponse solide de Pitcarn.

Oscillation. Borelli ne donne point à l'air
un chemin ouvert dans le poulmon. Il prétend qu'il n'entre dans le fang de ce viscere
que l'air qui a eû entrée dans le fuc aqueux de
la trachée artére: opinion adoptée par Ruysch.
Il nie ensuite que l'air rende le fang fluide, &
disjoigne, ou écarte les particules prêtes à se
coaguler: mais il soutient que l'air ne *regimbe*
par son ressort, qu'après que les vaisseaux l'ont
comprimé; il leur oppose de la résistance,
lutte contre leurs parois, & produit sans ces-

fe des mouvemens ou des fecouffes ofcillatoi-
res dans le fang ; théorie, que quelques Médecins Italiens ont fait paffer dans la Médecine, non fans danger. Au refte Borelli
n'a garde d'affûrer que les animaux privés
d'air meurent par un fang qui fe coagule,
comme notre Auteur l'en accufoit, puifqu'il
dit expreffemment que les animaux qui meurent dans le vuide, ont le fang fluide.

Arteres. Puifqu'elles ne reçoivent rien.

Argument. Voici cependant ceux qu'on a
faits il y a long-tems. Non-feulement les
liqueurs injectées dans la trachée artere, pénétrent aifément dans la veine pulmonaire,
fuivant les expériences de Drake, de Ruyfch,
de Bulfinger, & de Bergerus ; mais l'air
même fouffié dans le canal, au rapport de
Bernoulli, de Nebel, de Sylviùs, de Swammerdam, de Mery, &c. expérience à la vérité niée par Harvey, Hales, Bohn, & fur-
tout par Bulfinger, qui ajoute que ce qui en
impofe quelquefois, c'eft qu'il refte dans
l'arteie pulmonaire quelque petite portion
d'air qui fe gliffe aux approches de la mort ;
de forte que je ne croirois pas qu'on dut
ajouter la moindre foi aux autres Phyciſiens,
fi Haller ne nous affûroit avoir vû le foufflé
paffer de la trachée artere d'un chat à demi
mort dans la veine pulmonaire & au cœur,
quoique ce foufflé fut pouffé avec autant de
douceur qu'on refpire dans la fanté. D'où
je conclu que l'affaifement des vaiffeaux
après la mort a pû empêcher le fuccès des
épreuves de Hales, de Harvey, de Bohn,
& de Bulfinger. Ne peut-on pas joindre à
cette expérience l'air qui fe montre fouvent
fous la forme de bulles dans les vaiffeaux

du corps humain ? Sylvius, Swammerdam, cités par notre Auteur, Viridet, Ruyfch, Littre, Segnerus, Haller, & autres ont fouvent vû ces fortes de phénoménes, qui n'ont pas échappé à Hippocrate même. C'eft principalement la putréfaction qui produit ces bulles, qui fuivent auffi la mort ; car les animaux vivans abforbent l'air, qui fort, ou fe produit après la mort. Delà vient que Lewenhoeck n'ayant jamais obfervé que dans le fang des animaux vivans n'y a jamais vû aucune bulle d'air.

Comprimer. Voilà un argument qui contredit celui de la §. CC. où l'on voit que notre Auteur obferve d'après Swammerdam, que le fang circule très - librement par le poulmon pendant l'infpiration. Pourquoi donc fuppofe-t'il maintenant les veines comprimées dans cet acte ? Si l'air paffe, ce ne peut-être très-certainement que dans l'infpiration ; car le fouffle qui pénétre jufqu'aux veines, s'y fait jour quand le vifcere eft le plus diftendu, & conféquemment dans l'infpiration.

En veine. Malpighi, que notre Auteur paroît ici avoir en vûe, a obfervé dans les grenoüilles les derniers tuyaux arteriels chargés d'une liqueur décolorée, fe continuer aux commencemens des veines ; & ainfi ne laiffe aucune place à aucune forte de réforbtion, aucun lieu, où quelque chofe pût fe mêler avec le fang : car il n'y a rien entre les arteres & les veines dans l'homme; fuivant Ruyfch aucunes cryptes ou follicules propres à faire féjourner le fang Hales a découvert quelque chofe de plus particulier. Il a obfervé que les plus petites arte-

res qui ne laiſſoient paſſer qu'un ſeul globule
à la fois, s'inſérent à angles droits à des
veines beaucoup plus larges ; d'où il conclud
avec Cowper, qui reconnoît que le ſang
trouve dans le poulmon des vaiſſeaux plus
larges que les autres parties, que la circulation du ſang s'y fait avec la plus grande
facilité, & que c'eſt pour cette raiſon que
dans le poulmon de la grenoüille le ſang ſe
meut 43 fois plus vîte que dans les muſcles,
quoiqu'il faille avoüer que la ſtructure du
poulmon, telle que nous venons de le décrire n'eſt pas abſolument marquée dans le
corps humain, ſuivant Lewenhoeck. Au
reſte, plus on ſuppoſe que les veines **du**
poulmon ſont conſidérables, moins je conçois quels obſtacles pourroient empêcher
l'air d'entrer dans des tuyaux ſi libres, & ſi
ouverts.

Thorax. Car alors les côtés élaſtiques de
cette boëte oſſeuſe ſe rapprochant, vuident le
poulmon d'air, qui ſort en haut par la trachée artere.

Pores. Une veſſie de quelque animal que
ce ſoit, un ſac fait de peau humaine, ne laiſſent point paſſer l'air, & ne peuvent retenir
l'eau. Cette expérience eſt ſûre ; mais on
diſſipe les emphyſèmes par des fomenta-
tions & autres remédes ; & par conſéquent
il faut que l'air qui forme ces tumeurs ſorte
par les pores de la peau, ou ſoit repompé
dans les veines. On ajoute qu'un poulmon
gonflé d'air, placé dans le vuide, délivré
de la preſſion de l'atmoſphére, ne laiſſe
point échapper l'air qu'on lui a procuré, au
lieu que l'eau ſort facilement par les pores
des membranes du poulmon, dès qu'il com-

mence à ſe corrompre. Je ne ſçai ſi ceux
qui connoiſſent l'extrême difficulté qu'on a
à deſſécher un poulmon enflé, ne douteront
pas de cette expérience. Au reſte il eſt très-
certain que la plûpart des corps qui laiſſent
paſſer l'eau, ne donnent pas pour cela paſſage à l'air. Jettez un moment les yeux ſur
ces bulles qu'on forme avec du ſavon fondu
& fouetté dans l'eau; elles ſe montrent ſous
l'apparence d'une ſimple peau faite d'eau,
très-ſimple, très-claire & très-tenuë, qui retient l'air conſtamment, juſqu'à ce qu'elle
vienne à ſe rompre. Une telle bulle eſt une
vraie cellule du poulmon; celle-ci contien-
dra donc l'air véritablement; mais les veines abſorbantes qui s'ouvrent dans les rameaux de la trachée artere, ſont continuellement couvertes d'un ſuc onctueux qui
vernit le dedans de ce canal, & empêche
l'air d'y pénétrer.

Altérations. On ſçait que l'air pouſſé dans
les veines d'un animal vivant produit bien-
tôt une péripneumonie mortelle, en obſ-
truant les plus petits tuyaux du poulmon.
Bohn, Helvétius, de Heide, & autres, ont
fait avec ſuccès la même expérience. D'a-
bord la veine jugulaire du chien s'enfle, auſſi-tôt le ſang ſe coagule, & une mort promte
ſuit le libre trajet de l'air dans les vaiſſeaux.
Mais Bergerus n'a-t'il pas répondu à cela il
y a long-tems, lorſqu'il a dit que de grandes
bulles d'air pouvoient bien par leur froid
coaguler, rendre le ſang imméable, & boucher les vaiſſeaux, mais que de petites particules d'air entrant peu-à-peu dans le ſang,
comme dans l'eau, ne cauſeroient pas les
mêmes ravages?

Repompe. Nous avons vû ci-devant qu'il coule des liquides aqueux de la trachée artere dans les veines ; mais on fçait auſſi par expérience qu'il coule plus librement de l'artere pulmonaire dans les bronches, comme dans tout le tiſſu celluleux. On a ſur cela des expériences de Bartholin, de Thruſton, de Malpighi, de Drake, de Ruyſch, de Hales, de Kaaw, & de Bulfinger. Ils coulent même plus facilement dans les bronches, que dans les veines. Il paroît qu'on eſt en droit de conclure delà, 1°. qu'il y a un chemin libre des arteres pulmonaires dans les cellules aëriennes, (bien plus ouvert, ſuivant Hales, que des bronches dans les arteres), comme des arteres de tout le corps dans tout le tiſſu celluleux ; qu'il s'y dépoſe une vapeur aqueuſe, dont l'exhalaiſon eſt abondante, & fait une grande partie de la tranſpiration, puiſque Hales eſtime qu'il s'en évapore du poulmon, dans vingt-quatre heures une livre $\frac{39}{100}$; ce qui monte bien au-delà de ce qu'ont penſé Sanctorius, & même Liſter. Il s'y épanche auſſi quelquefois du vrai ſérum, lorſque la grande chaleur vient à fondre les humeurs, ce que Boerhaave a obſervé dans des animaux morts de chaud. Enfin le ſang même s'épanche dans les interſtices de ces cellules, & cela ſans rupture de vaiſſeaux, comme on le voit dans les femmes, dont les regles ſortent par la bouche. 2°. Qu'il y a également un chemin libre des cellulules aëriennes dans les veines pulmonaires, par lequel les vapeurs aqueuſes d'un air humide, les miaſmes contagieux de la petite vérole & de la peſte, les vapeurs thérébinthinées, qui donnent à l'urine une odeur

de violette, & l'air même, & autres liquides fubtils, peuvent être facilement repompés, quoique j'avouë que les expériences
qui prouvent le paffage de l'air doivent être
vérifiées dans le vivant. Et n'eft-ce pas de la
même maniere que toutes les veines abforbantes du corps ont de vrayes communica-
tions avec le tiffu celluleux ? Il fuit de cette
doctrine, 1°. que les vapeurs humides pé-
nétrantes, que M. Boerhaave recommande fi
fouvent dans fes aphorifmes, pour certaines
maladies, ont une entrée facile dans le
poulmon ; & c'eft ainfi que les fumigations
mercurielles guériffent quelquefois la vérole. Haller parle d'un malade appellé Jofeph
Gefner, qu'il a guéri d'une coagulation de
fang, & d'une péripneumonie mortelle, en
lui faifant refpirer pendant toute une nuit
la vapeur de vinaigre chaud. 2°. Qu'il y a
du danger de converfer avec des malades, &
principalement qu'un Médecin ne doit point
aller à jeun dans les Hôpitaux, tant, parce
que l'eftomach vuide, les pores abforbans
du dedans du corps font plus ouverts, que parce qu'alors on tranfpire moins. Cependant
M. Boerhaave revient à la charge pour
prouver que cette voye de commerce ne
laiffe point paffer cet air nullement élaftique qu'on trouve dans le fang, & il a raifon de dire qu'il y eft apporté avec le chyle, bien plus commodément que dans le fyftême de M. Mery, qui a voulu que l'air fut
reçû par les poulmons, circulât fans ceffe
avec le fang, & s'échappât avec la tranfpiration. Enfin notre Auteur tire fon dernier argument de la faturation de l'eau, qui ne reçoit plus d'air, après une certaine quantité :

Il eſt de fait que le ſang eſt plein d'air, ſaoul, ou non. S'il ne l'eſt pas, on ſçait par des expériences inconteſtables qu'il ſe diſſoudra dans le ſang du poulmon autant d'air qu'il en faut pour l'en remplir, juſqu'à ſaturation. Mais par-là même qu'il ſe diſſout, ou ſe diviſe en élémens, de ſon état d'élaſticité, il paſſe en un état fixe. S'il en eſt ſaoulé, il n'en pourra plus évidemment recevoir ; & ſuppoſé que le ſang fut forcé d'en admettre de nouveau, il ne s'en laiſſeroit pas pénétrer ; on verroit ſeulement des bulles d'air nager ſur ſa ſurface, & ces bulles nullement miſcibles au ſang cauſeroient bien tôt la mort. Enfin, ſi on lie en deux endroits l'artere pulmonaire, & qu'ayant ôté l'air externe, on mette le poulmon dans la machine pneumatique, elle ne ſe gonfle aucunement, ce qui ſuffit pour démontrer que cette artere ne contient point d'air, & ſur tout d'air élaſtique. La veine pulmonaire ne peut ſervir à cette expérience, parce que les veines ſont deſtinées à repomper.

§. CCII.

Le ſang eſt-il porté dans le poulmon pour y être expoſé à l'air, pour y être rafraîchi, pour y expulſer ſes parties fuligineuſes, ou pour attirer l'eſprit vital, comme on l'enſeigne dans les écoles ? L'autopſie, l'anatomie, le thermométre démontrent la fauſſeté de cette doctrine.

R rj

Rafraîchi. Cette opinion des Anciens, re-
nouvellée par Defcartes, n'eft pas fort éloigné de la vérité. Car on ne peut nier que l'air
froid externe , qui touche le fang dans le
poulmon prefque immédiatement, n'emporte
un peu de fa chaleur. Ce qui s'accorde avec
l'obfervation, qui nous apprend qu'aucun animal, qui a des poulmons, ne peut vivre dans
un air aufli chaud que fon fang. Il eft encore
très-certain que le poulmon eft d'autant plus
gêné, que la chaleur s'accroît davantage ,
foit par la fiévre l'exercice , &c. Mais quoique le fang foit en quelque forte rafraîchi par
l'air externe , ce n'eft point l'ufage auquel le
poulmon a été expofé par la nature ; au contraire telle eft fa ftruêture, qu'il rend au fang
fa chaleur, à mefure que l'air renouvellé l'a
diffipe , & même lui en rend plus qu'il n'en
perd , comme nous le démontre fi fenfiblement le fang de la veine pulmonaire, qui eft
plus chaud que celui de l'artére.

Fuligineufes. Suivant l'opinion de Galien &
de tous les Anciens, que tous les Scholafti-
ques, & Lifter même, ont fuivie, ils ont tous
regardé le cœur comme le fiege & la fource
de la chaleur vitale : chaleur qui fe commu-
niquoit au fang, & qui,en diffipant l'humide
radical, occafionnoit des fumées qui fortoient
par la trachée artére , comme par les chemi-
nées de nos feux domeftiques. Ils compa-
roient à cela l'inflammation des fievres aiguës
qui noircit la langue & le gofier, brûle & confume tout, phénomenes qui ne viennent cependant que du croupiffement, & de la putréfaction d'un fang épaiffi dans les vaiffeaux exhalans de la langue , qu'on ne peut alors ra-
tifier, fans l'écorcher jufqu'au fang. Il eft cer-

tain qu'il se fait une exhalaison du poulmon, c'est ce que démontre non seulement la grande communication de l'artére pulmonaire avec la trachée, mais l'haleine qui est si sensible en hyver, & qui n'est composée que de vapeurs aqueuses, qui se rassemblent en gouttes sur un miroir, & quelques-tems après se dissipent entierement à l'air ; de sorte que ce n'est jamais qu'aux vices de l'estomach ou du poulmon qu'on doit imputer l'acrimonie de l'haleine, supposée qu'elle en contracte quelquefois.

L'esprit vital. Les Anciens ne se contentoient pas de dire que le poulmon étoit fait pour que l'air rafraichît le sang, ils joignent à cette utilité celle de l'esprit vital qui se respiroit, suivant eux, avec l'air, entroit avec lui dans la veine pulmonaire à laquelle ils ne donnoient que deux valvules, & devoit servir dans la suite de matiere aux esprits animaux. Une fois parvenu au ventricule gauche, & de-là dans l'aorte, cet esprit empreignoit de sa vertu le sang de toutes les artéres, & portoit bien-tôt aux solides mêmes l'efficacité vitale, c'est à-dire, le pouvoir de faire mouvoir tous leurs ressorts. Il faut convenir que le feu de l'air, & toutes ses parties héterogenes les plus subtiles, peuvent se mêler au sang dans le poulmon ; mais tous les pores de toute la surface de la peau, ont cela de commun avec ceux de ce viscere. Toute matiere d'une certaine subtilité peut passer au travers. La laine, la neige, & l'or, qui sont trois corps si differens, se rafraichissent au même degré dans le même espace de tems.

§. CCIII.

Faut - il croire que le fang du ventricule droit, prefque boüillant, à caufe de l'effervefcence violente qu'il y a eue, eft porté dans le poulmon pour y être condenfé, rafraîchi, éteint par l'action du nitre de l'air ? C'eft ainfi que l'ont penfé Sylvius & la plûpart des Chymiftes ; mais l'expérience eft contre-eux. Eft-ce pour y recevoir un fluide aërien, fubtil, nitreux, qui en fe mêlant avec lui, doit lui donner une couleur rouge ? Un des plus grands Maîtres de l'art, Lower l'a crû ainfi ; mais la vérité n'eft point encore ici. Cependant, outre les effets dont nous avons parlé, l'air en a encore d'autres qui tournent au profit de celui qui refpire; car s'il n'eft point renouvellé fans ceffe, il devient mortel; non à caufe de fa chaleur, ou de fa denfité, mais par rapport à une autre caufe occulte. Eft-ce parce que ce qui conftituë proprement fes parties élaftiques fe confume ? Seroit-il l'aliment caché de la vie, comme fe l'imaginent les Alchimiftes? Pourquoi la refpiration vitale ne peut-elle fe faire fous l'eau, & y eft-on faifi d'une fuffocation qui caufe très - promtement la mort, quoique le thorax & le poulmon ayant la faculté de fe dila-

ter & de se resserrer réciproquement,
paroissent pouvoir faire la même chose
que l'air ? Qüestion très-difficile !

Effervescence. Il y a long tems (*a*) que nous
avons refuté l'opinion de ceux qui, comme
notre fameux Descartes, ont pensé que le feu
du cœur (*b*) faisoit bouillir le sang, de ceux
qui, à l'exemple de Sylvius, d'Entius, de Diemerbroeck, ont prétendu que le sang fermentoit avec le chyle & la lymphe.

Nitre. Nous avons dit ci-devant que la surface du sang exposé à l'air étoit rouge, tandis que l'autre étoit noire. Lower & Helvetius (*c*) ont serieusement proposé cette expérience commune, comme une preuve de l'action de l'air, & même du nitre de l'air. Mais
ce n'en est point une ; car s'il n'y a que peu
de globules ensemble, ils sont pâles ; s'il y en
a une quantité plus considérables, ils sont
rouges, & si elle s'augmente enfin jusqu'à un
certain point, il en resulte une couleur pourpre foncée, noire, qui dépend de la conge-
stion des molécules. Or la surface inférieure
est plus pressée que la supérieure. Donc elle
doit être noire, parce qu'il s'y trouve plus de
globules, & de condensation. Retournez la
masse, le noir se change en rouge, parce que
les mêmes particules cessent d'éprouver la
même compression. La même chose arrive
par la même raison dans le sang fortement
remué ou agité dans un vase ; cependant le
sang se noircit dans le vuide de Boyle, & re-

(*a*) CLXIV. CLXXXI.
(*b*) CLXIX.
(*c*) Mémoires de l'Académie Royale des Sciences. 1728.

devient rouge, lorfque l'air lui a été rendu. D'où il fuit, fi cette expérience eft conftamment vraie, que la preffion de l'air eft néceffaire à la rougeur du fang; ce qu'on voit d'ailleurs par divers autres expériences de l'illuftre Phyficien Anglois que je viens de nommer. ( ).

Mais, 1°. Le nitre, qu'on dit rougir le fang, fe fond au feu, & étant enflammé, fe change en un fel aikali fixe, produit une fumée rouge, & un efprit des plus igné. D'où Monfieur Boerhaave conclut que le nitre n'eft point volatile, qu'ainfi il ne peut s'en trouver dans l'air, & qu'aucune expérience ne prouve qu'il y en ait. A quoi Lower auroit peut-être pû répondre que les parties falines du nitre font volatiles; que fa terre feule eft fixe; que les terres nitrées, épuifées de leur nitre, s'en chargent, s'en empreignent de nouveau, & que conféquemment l'acide fubtil qui, avec fa propre terre forme le nitre, peut bien voltiger dans l'air. Mais l'air n'eft jamais chaud de 90 degrés, & il en faut 230 pour produire ces vapeurs volatiles rouges dont j'ai parlé. 2°. Le fel ammoniac, tout fel marin, le tartre regeneré, le favon de Venife, les fels factices, alcalins, & neutres, tous les fels neutres naturels augmentent tous la rougeur du fang, ainfi que le borax, & le nitre. Et de plus à force d'agiter le fang veineux, on le rougit comme celui des artéres. Un animal excédé à la courfe, ou tranquille, a le fang different. Dans la cachexie, il eft aqueux, pituiteux, à peine rouge, ainfi que dans les pâles couleurs: l'exercice, le frottement le rend rouge. Lower répond que le fang eft moins agité

( ) De coloïb.

dans le poulmon que dans les muscles ; que cependant il y acquiert une couleur plus vermeille, & la preuve qu'il en donne, est que tout le sang de l'artére pulmonaire qui revient des muscles, est noir. Une autre raison que le même Auteur ajoûte, c'est que l'exercice, ou le frottement, faisant plus souvent ou plus facilement passer le sang par le poulmon, l'expose plus souvent à l'action du prétendu nitre de l'air. Mais c'est-là un vain subterfuge. Le sang est plus rouge dans le poulmon que dans les muscles, parce que le poulmon, le travaille davantage (*a*). De plus, on fait voir (*b*) que le sang ne doit sa couleur à aucun sel, mais à la compaction des globules, produite, non par le plus intime mélange de l'air, mais par l'action des muscles, & du poulmon. Il n'est pas évidemment démontré que l'air entre dans le poulmon, & par une pétition de principe, on y introduit le nitre de l'air, qui lui-même n'y existe peut-être pas. Le sang des poissons est rouge ; l'air qui est dans l'eau est-il donc absorbé par les bronches. C'est l'hypothèse de Duverney ; mais qu'est-ce qu'une hypothèse ? Lui-même avoüe qu'il n'y a aucune communication entre les bronches & la vessie aërienne qu'ont les poissons pour avoir à commandement cet air, qui les fait à leur gré plonger au fond des eaux, ou s'élancer à leur surface, suivant qu'ils l'expriment, le retiennent, ou le dilatent.

Renouvellé. Aucun animal ne peut vivre dans le même air qu'il respire depuis quelque tems. Un petit oiseau enfermé dans un lieu étroit, vomit, meurt en trois quarts d'heure,

(*a*) C C.
(*b*) C C. & CCXXVI.

un rat rend les derniers foupirs au bout de
deux heures. Les animaux en général meurent auffi dans un grand efpace, où l'air n'eft
point renouvellé ; & cette mort ne vient que
de la feule deftruction du reffort de l'air dans
lequel ils vivoient. En effet Hales a démontré ce que Thrufton n'avoit fait que conjec-
turer, que l'air perd très-promptement fon
élafticité en paffant par les poulmons; & cette
qualité effentielle ne fubfiftant plus, l'infpiration ne peut fe faire, parce qu'il n'y a plus
de raifon pour laquelle l'air externe puiffe
prévaloir fur l'air interne, & que l'air qu'on a
infpiré ne peut étendre les rameaux de la trachée artére autant qu'il le faut pour laiffer
paffer le fang dans le poulmon (*a*). On trouve
dans la ftatique des végétaux une expérience
qui prouve évidemment que l'air qui s'eft
corrompu en fervant à la refpiration, fuffit
cependant à la vie, pourvû qu'il foit pouffé
avec affez de force dans les poulmons; ce qui
n'appuye pas mal le raifonnement que je viens
de faire, & ce qu'on voit dans ceux qui viennent de fe noyer, & qu'on rend quelquefois
à la vie (*b*), non par l'air, mais par les irritations & les mouvemens les plus violens, capables de mettre en jeu l'air & le fang, & les
efprits de ceux qu'on a tiré du fond des eaux.
Cette qualité occulte de l'air, cette nourriture vivifiante de Sendivoglius n'eft donc point
encore démontrée jufqu'à préfent.

Très-promptement. Pas fi promptement,
puifqu'on a vû des perfonnes noyées depuis
deux heures, être reffufcitées par differens artifices. Mais il eft conftant qu'on ne

(*a*) C C.
(*b*) XLII.

meurt fous l'eau que faute d'air , & qu'on
trouve dans les gens fubmergés , comme
dans les pendus , le fang croupi dans le ventricule droit & dans le poulmon. L'eau n'entre ni dans l'éfophage , ni dans le larynx ,
comme on le fçait par expérience, & par l'action naturelle de la glotte qui fe ferme promptement, qui eft fort étroite, fe bouche parfaitement , & ne laiffe paffer aucune goutte
d'eau. On meurt donc feulement , parce que
la refpiration ne fe fait pas ; on meurt fuffoqué, parce que ce n'eft que l'infpiration feule , (qui en ce cas ne fe fait pas ,) qui peut
faire paffer autant de fang par le poulmon ,
qu'il en eft pouffé par le ventricule droit.
Pourquoi le thorax fe dilate-t-il , & le fang
n'a-t-il cependant pas un libre cours à la faveur de cette dilatation , puifque le poulmon
ne fevuide jamais d'air, & qu'il en retient toûjours une portion affez fenfible, dès qu'une
fois il a refpiré (car le poulmon d'un animal
qui n'a point refpiré , va au fond de l'eau,
à moins que la putréfaction ne faffe ici peut-
être quelque exception, comme l'a prétendu
Monfieur Petit le Médecin)? On répond à
cela en difant que le peu d'air interne qui refte au poulmon, ne fuffit pas pour le dilater,
& que fans une expanfion proportionnelle
des bronches, les vaiffeaux mêmes ne peuvent trouver affez d'efpace pour fe développer. Il paroît donc qu'il fe forme alors un
vuide dans la poitrine , qui fe dilate par fes
propres forces mufculeufes,vuide que le poulmon ne peut fuivre , dans lequel il ne peut
s'étendre, parce qu'il ne peut l'être par cet air
non élaftique qui lui eft refté, ni par l'action
du cœur, qui feul eft incapable de relever les

véficules affaiffées , & qui étranglent les vaiffeaux fanguins (a). Monfieur Littre a trouvé
dans un homme fuffoqué le trou ovale ouvert; mais peut-il l'être affez pour donner paffage au fang ? l'ouverture qu'il a ordinairement dans les adultes laifferoit à peine paffer
$\frac{1}{20}$ du fang.

C'eft en vain qu'on objecteroit ici l'expérience de Hook, qui en fouflant de l'air par la
trachée artére d'un animal mort , a vû le
cœur battre , quoique le poulmon ne chan-
geât pas d'état , & a penfé en conféquence
que la refpiration pouvoit fe faire fans le jeu
des poulmons. Il eft certain que le mouvement du cœur fe réveille , de quelque façon
que le foufle, ou l'air foient portés à l'une ou
l'autre de fes oreillettes. Mais le foufle fortement pouffé dans la trachée artére , à la façon de Hook, ne fait pas battre le cœur par
la méme raifon : ce n'eft qu'autant qu'il détermine au ventricule gauche le fang qui
croupiffoit dans le poulmon , quoiqu'il iroit
bien lui-méme au cœur avec le fang, s'il étoit
très long-tems & très-fortement pouflé. Or
qu'a de commun cette Obfervation avec la
refpiration vitale , qui eft conftamment accompagnée fucceffivement de dilatation &
de referrement du thorax? Peut-elle férieufement balancer celle qui nous apprend à
chaque inftant de la vie qu'une trop longue
refpiration accumule trop de fang dans le
poulmon ; ce qui produit des anévrifmes, des
ruptures de vaiffeaux , & la mort (a)? Nous
croyons donc avoir donné la vraye folution
de ce problême ; regardé fi difficile par notre
Auteur méme.

(a) C C.
(b.) C C.

§. CCIV.

On fçait par l'événement, comme on le fçait *a priori*, que le chyle eft plûtôt confufément, qu'exactement mêlé au fang dans le ventricule droit ; que ce mélange intime ne fe fait que dans le gauche ; & on eft fûr que tout ce qui a été dit, (200.) eft l'effet de la force du poulmon, & fe fait d'autant mieux qu'il eft plus robufte, & d'autant bien moins qu'il eft plus foible.

Pour changer le chyle en fang, une feule circulation par le poulmon ne fuffit pas. Lower a fouvent vû dans des animaux de vrai chyle nageant dans le fang, quatre ou cinq heures après le repas, du chyle tout-à-fait femblable à celui du réfervoir. Il a auffi obfervé le même chyle laiteux fortir de la veine d'une femme qui venoit d'accoucher. On trouve un grand nombre de femblables expériences dans plufieurs Auteurs. Il ne faut donc pas croire que ce qui étoit chyle dans le ventricule droit, foit fang dans le gauche.

Force. Voyez le paragraphe CCVIII. En général, plus on fait d'exercice, plus on a le fang rouge, folide, compact, plus on fupplée à la foibleffe du poulmon. C'eft pourquoi l'équitation, les frictions, & l'exercice furtout en chaife, conviennent fi fort aux phthifiques. Au refte la diffolution du fang qui occafionne toutes ces fueurs nocturnes ne vient pas feulement de la débilité de l'organe, mais

de l'âcreté du pus abforbé dans les vaiffeaux
& c'eft ce qu'on obferve dans les phthifies purulentes de quelque vifcere que ce foit. Mais
laiffons ce fujet pour nos Commentaires fur
les aphorifmes (*a*).

§. CCV.

Après que le chyle, ainfi changé, a
paffé des étroites extrémités arterielles
dans les veines qui font plus larges, il
eft preffé par des mouvemens oppofés,
il eft moins comprimé, fon propre reffort fait qu'il fe raréfie un peu plus ; c'eft
pourquoi il revient dans la cavité gauche du cœur, fouetté, écumeux, d'un
rouge plus vif.

Ecumeux. C'eft ce qui diftingue le crache-
ment de fang du poulmon, de celui qui a fa
fource au haut de la trachée artére, dans l'eftomach, &c. Mais s'il fe condenfe dans le poulmon, comment fes molécules deviennent-el-
les plus foiblement unies, plus lâches, plus
écartées ? & fi la veine pulmonaire eft plus
petite que l'artére, comment le fang peut-il
s'y rarefier, étant plus anguftié ? au contraire
je penfe avec Helvetius & Haller, que le fang
devient compact dans la veine pulmonaire,
& conféquemment rouge. S'il eft rare, diffous, cette rareté vient du peu de globules,
comme dans les poiffons, & dans les perfonnes foibles, & alors le fang eft pâle. S'il eft
écumeux, c'eft donc parce qu'il coule rapide-

(*a*) 1210.

ment de l'artére, reçoit plus d'air, & en conferve les bulles, d'autant plus conftamment
qu'il eft plus denfe. Car il n'eft point foüetté
au-dedans des tuyaux, & la preuve en eft,
qu'on n'y a jamais vû de bulles d'air. L'air
qui eft dans le fang n'eft aucunement élaftique, & ne fe montre pas fi fenfiblement.

§. CCVI.

En forte que, quoique l'oreillette
gauche foit bien plus petite que la droite, il y eft encore mêlé en grande partie ; il y conferve fa fluidité, fans que fes
parties fe féparent les unes des autres,
ou forment aucune concrétion. Voyez
& comparez (163.). D'ailleurs l'o-
reillette gauche a une ftructure plus
fimple que la droite ; ce qui fuffit en
effet pour recevoir un fang changé dans
les filieres du poulmon, pouffé avec
beaucoup de viteffe par les arteres &
les veines de ce vifcere, fans s'y arrêter
un inftant ; un fang, dis-je, qui eft bien
plus fluide que celui du ventricule droit,
& dont, par conféquent, la concrétion
eft bien moins à craindre.

Plus petite. L'exiguité de l'oreillette gauche
eft compenfée par la grandeur du finus gauche, qui eft en effet d'autant plus confiderable que le finus droit, que l'oreillette furpaf-
fe la gauche. On peut revoir ce que nous

avons dit ailleurs (a) touchant la proportion
des ventricules & des grands vaiffeaux. Helvetius convient que le ventricule gauche eft
plus petit que le droit ; il contient trois dragmes de moins, fuivant lui, & Haller s'accorde à dire avec Santorini qu'il eft au droit
comme 3 à 5. Il ne paroît pas qu'il y ait d'autre raifon de cette varieté que celle de la
denfité du fang qui vient aux deux cavités, à
moins que les quatre troncs de veines pulmonaires, qui font plus confidérables au jugement de Haller, que les deux troncs de l'artére, n'ajoutent quelque chofe au finus gauche ; mais l'*étroiteffe* de la veine pulmonaire
en requiert une égale dans le ventricule &
dans l'oreillette.

Pouffe. Le cœur pouffe deux onces de fang
dans les artéres. Elles font pleines de fang (a);
elles doivent donc être dilatées par l'action du
cœur, jufqu'à ce que ce mufcle creux reçoive par les veines ce qu'il vient de fournir aux
artéres, & cette même onde ne peut avancer
dans l'aorte, fans faire marcher devant foi
tous les flots antérieurs. Le cœur dépenfe
prefque toute fa force en faveur des artéres ;
je dis prefque, car il en va jufqu'aux veines,
fuivant les expériences de Leuwenhoeck, qui
nous apprennent qu'on voit le fang aller plus
vîte dans les veines, dès que le cœur s'eft contracté. La conftriction de l'artére eft la feconde caufe qui remplit les veines. Le fang
y circule fans ceffe, & toûjours également,
par les deux caufes motrices que je viens d'indiquer. Si les veines ne fe rempliffoient que
par les artéres, comme Monfieur Boerhaave

(*a*) CXXXV. CXCII.
(*b*) CCXIII. CCXV.

le

Ie penfe (*a*), elles battroient ; dilatées par le
nouveau flot qui vient pouffer le fang qui eft
devant ; & on ne voit dans les veines aucune pulfation. Si la veine-cave (*b*) paroît en
avoir quelqu'une , c'eft lorfque l'oreillette
droite trouve plus de facilité à lui rendre le
fang , qu'à le décharger dans le ventricule
droit , comme on l'obferve dans les animaux
vivans.

§. CCVII.

A peine le fang chyleux eft-il parvenu dans le ventricule gauche , qu'il eft
promptement pouffé par une forte fyftole
dans la grande artere ; ainfi il pouffe en
avant celui qui le précéde , & donne le
branle à toute la maffe des humeurs.

§. CCVIII.

Dans un corps fain , le poulmon a
donc bien plus de force & de vertu que
les autres vifcéres ; il n'eft point de particules dans tout le corps , fi petites
qu'elles foient , qui reçoivent la moindre goutte d'humeurs arterielles , à
moins qu'auparavant cette goutte n'ait
été exactement filtrée par le poulmon.
Toutes les liqueurs de tout le corps paffent une fois par ce vifcére feul , dans le
même efpace de tems qu'elles employent

(*a*) CCXVIII. & §. CC.
(*b*) CLIX.

à fe diftribuer, & à circuler une fois par toutes les autres parties du corps. D'où il fuit, que la totalité des humeurs vitales paffent par les poulmons, tandis qu'il n'en coule qu'une certaine portion par les autres vifcéres. C'eft méme ici que fe prépare d'avance la matiere nourri- ciere, puifque tout le chyle y eft por- té. De plus, c'eft encore ici principa- lement que le fang fe forme, & y ac- quiert ce qu'il ne pourroit acquerir fi bien ailleurs; jentends l'aptitude à cou- ler par les plus petits vaiffeaux. Il de- vient donc ici très-propre à toutes les fécrétions, & enfin à faire toutes les fonctions qui dépendent de la bonne qualité des humeurs, pendant la vie, & dans la fanté.

Goutte. Le cœur, & le poulmon même, ne peuvent être nourris que par le fang que le poulmon a fait. Le cœur eft nourri par les ar- téres coronaires : celles-ci viennent de l'aor- te (*a*) qui a tout fon fang du finus gauche, & tout ce fang a effuyé l'action du poulmon. Tout cet organe eft nourri par l'artére bron- chiale, (quoique Kerkring affirme qu'elle n'eft faite que pour la trachée artére,) qui vient, non de l'artére pulmonaire dont le fang eft veineux, mais des rameaux de l'aorte, de la foûclaviere, ou de l'intercoftale, fuivant

(*a*) CLXXXIII.

Ruisch. Donc tout sang nourricier à été élaboré dans le poulmon.

Filtrées. L'eau, les liqueurs colorées, &
quelquefois l'air, passent sans trop de difficulté de l'artére pulmonaire dans la veine, suivant Malpighi. Hales a fait la même expérience avec le petit lait; mais il dit que la partie la plus claire s'exhale dans les vaisseaux
aëriens. Ces deux excellens Observateurs ont
vû & décrit les anastomes de l'artere & de la
veine pulmonaire. Elles sont sur-tout très-vi-
sibles dans les *bronches* des poulmons. Tout
le sang du ventricule droit ira donc dans l'artére pulmonaire (*a*), comme celui de cette
artére ira dans la veine qui (*b*) porte le
même nom, de là dans le ventricule gauche
(*c*), dans l'aorte; & de là dans toute l'étenduë du corps, qui a par conséquent tout le
sang qu'elle reçoit, de la veine pulmonaire.
Que le sang transude par la cloison du cœur,
à la faveur de ces petits trous grossierement
observés par Thébesius, c'est une ancienne
opinion assez refutée par l'oubli où elle est
depuis long-tems.

Passe. Le ventricule droit & le gauche,
poussent ensemble deux onces de sang, l'un
dans le poulmon, & l'autre dans l'aorte. Cette
quantité doit avoir traversé tous les plus petits vaisseaux du poulmon dans l'intervalle qui
sépare la systole & la diastole du cœur : car si
cela n'arrivoit pas, l'aorte qui ne reçoit du
sang que du poulmon ne recevroit rien du
coup du piston suivant. Il est donc évident
que notre Auteur n'avance rien ici qui ne

(*a*) C L V.
(*b*) CXCVIII.
(*c*) CLVI.

foit très-vrai, & très-aifé à concevoir.

Il eft tems de propofer plufieurs queftions qui ont rapport à ce fujet. 1°. Le fang paffe-t-il fi rapidement par le poulmon ? il paroît d'abord y circuler plus lentement que par tout le corps, parce que le fang qui fe diftri-bue à toutes les autres parties, fait bien plus de chemin en apparence dans le même efpace de tems, les diametres par où le fang entre & fort, étant d'ailleurs prefque égaux. Ce-pendant nous avons déja dit ci-devant que, fuivant Hales, le fang fe meut dans le poul-mon 43 fois plus vîte que par tout le corps ; ce qui fe peut à peine accorder avec les ré-flexions que je viens de faire, à moins qu'on ne fuppofe quelque intervalle un peu long entre l'infpiration & l'expiration, ou une plus grande proportion des petits vaiffeaux aux vaiffeaux fanguins. Car ce n'eft pas de la longueur du corps que dépend la longueur du chemin que le fang a à parcourir, comme Leuwenhoeck & Tabor l'ont conclu trop pré-cipitamment ; mais de la ftructure des plexus, c'eft-à-dire, de la façon dont les tuyaux font entrelacés les uns avec les autres, & princi-palement de la multitude des différentes *feries* de vaiffeaux, qui reçoivent de l'artére les li-queurs les plus tenues. Or on eft fondé à croire que le poulmon abonde en ces fortes de feries, puifqu'il filtre lui-feul des liqueurs de tous les genres.

2°. Combien de fois le pouls bat-il dans une heure ? Lower répond 3600 fois. D'au-tres ont donné d'autres folutions ; mais on ignore la quantité ou le poids des humeurs qui circulent, & par conféquent on ne peut rien conclure de jufte dans tous les calculs

qu'on fera. Il faudroit être fûr qu'il n'y a jamais que 20 livres de fang dans le corps humain, pour fe rangerà la façon de penfer de
Lower. Keil ne trouve prefque que des fluides dans le corps, tant il diminue les folides;
mais fes proportions feront ici rejettées, parce que plufieurs liquides qui y entrent, ne
circulent pas toujours, comme la graiffe, la
moëlle, la fémence, & la bile. Il eft facile de
prouver que nous avons plus de 20 livres de
fang. Cette quantité peut couler avec force
d'une artére ouverte. Scaliger parle d'un
homme qui cracha, ou vomit, 22 livres de
fang en peu d'heures. J'en ai vû vomir dix
ou douze livres dans une nuit. Rhodius parle d'une hémorrhagie de 18 livres par le nez,
de 28 livres par la bouche. Littre a vû des
perfonnes fe rétablir parfaitement après les
plus terribles hémorrhagies. Enfin quelle
quantité de liquides blancs, tranfparens,
paffe d'ailleurs par toutes ces feries, peut-
être à l'infini, de petits vaiffeaux ! Or comme
le pouls bat environ douze fois avant que la
refpiration foit finie, il s'enfuit clairement,
fuppofé que le poulmon fe vuide (a) totalement par l'expiration, qu'il contient toûjours
24 onces de fang, aufquelles il en furvient fans
ceffe deux nouvelles, en la place des deux
que cet organe perd auffi continuellement.
Donc chaque once de fang employe le tems
de douze battemens à paffer par le poulmon :
Calcul qui eft encore inférieur à la verité,
puifque les expirations ordinaires, dont on
s'aperçoit à peine, ne paroiffent pas devoir
entierement défemplir ce vifcere. Le poulmon changera donc, & perfeÉtionnera le fang,

(a) C C.

S iij.

autant que tous les autres viſceres enſemble, ſi toutes choſes ſont égales ; mais elles ne le ſont pas. Le poulmon peut plus que tout le reſte, ſur-tout par rapport à toutes les humeurs crues & étrangeres qu'il rend analogues aux nôtres.

Ailleurs. C'eſt une conſéquence néceſſaire de la ſtructure du poulmon, de la compreſſion produite par la peſanteur & le reſſort de l'air, &c. V. CCXIII.

Noùrriciere. Le chyle ſeul (*a*) repare tout ce qu'on a perdu par les excrétions,& la tranſpiration. Mais pour cela il faut qu'il ſe change en ſang ; ſans cet heureux changement, il ne couleroit qu'une eau pure dans nos vaiſſeaux, & nous ſerions bien-tôt hydropiques, preſque en naiſſant. Nous ſommes nourris en partie par ce qui eſt abſorbé dans les veines de la bouche, de l'eſtomach, & des inteſtins, & en partie par le chyle qui entre dans les vaiſſeaux lactés. Mais quels que ſoient les alimens dont on uſe, ils vont d'abord au poulmon, & en auſſi grande quantité qu'à tout le reſte du corps. Peut-être même que certaine portion de chyle ne va pas une fois dans la vie à certains viſceres, tels que la rate & le foye, (*b*) ſans que cela l'empêche d'être très propre à réparer ces pertes ; mais le poulmon ne fait grace à aucune, s'il m'eſt permis de parler ainſi.

Couler. La premiere cauſe de la fluidité du ſang, eſt l'exilité des vaiſſeaux, par leſquels eſt repris tout ce qu'il y a de nourricier dans les alimens ; la ſeconde eſt l'atténuation qu'operent les muſcles, & ſur-tout le poulmon,

(*a*) CCCCXXXVI.
(*b*) C C C.

qui ne fe repofe jamais comme eux.

Sécrétions. On a déja infinué qu'il peut bien y avoir au poulmon autant de diverfes feries de vaiffeaux, que dans tout le refte du corps. Cela pofé, ce vifcere ayant appris aux liquides à couler par les plus petits vaiffeaux, n'en réfulte-t'il pas la plus grande aptitude à toutes les fécrétions ? car pour qu'elles fe faffent toutes heureufement, la maffe générale du fang rouge doit poffeder des globules de tout genre, afin qu'il n'y ait pas une feule ferie de vaiffeaux qui n'ait les globules faits pour elles, & leur appartenant en propre (*a*).

Ici. C'eft-à dire, dans le poulmon de l'adulte ; car dans le fœtus, toutes ces conditions doivent manquer, parce que fon poulmon ne prend pas d'air, & qu'ainfi il n'y paffe que ce que le feul ventricule droit a la force d'y faire paffer. V. DCLXXX.

§. CCIX.

Toutes ces chofes fuivent de la nature du fang & du chyle ; de la ftructure & de l'action du poulmon ; de la force du cœur, & de l'action de l'air, en tant qu'il eft pefant, fluide, élaftique, fur les vaiffeaux aëriens du poulmon, & delà en même-tems fur les vaiffeaux fanguins.

§. CCX.

Pourquoi donc recourir au mélange de l'air, ou d'un ferment ? D'où vient

(*a*) CCXLV. CCXLVI.

l'air qui fe trouve dans le fang ? De la
caufe commune, par laquelle il fe trouve dans prefque tous les fluides. Y agit-
il comme air ? Il ne paroît pas que cela
foit ainfi, à moins qu'une caufe finguliere ne raffemble fes élémens, fous la
forme de petites bulles.

Air. Toute la nature doit à l'air fa confervation. La plante en a befoin, comme l'animal. Il n'eft point de végétal qui n'ait en propre des vaiffeaux aëriens, ou faits pour porter l'air dans fes parties les plus intimes. Ces
vaiffeaux forment une efpéce de rêts qui entoure les bulbes, & eft analogue au rêts aërien
des œufs, comme Stachelinus s'en eft convaincu par des expériences réiterées. Il fe
trouve à peine un feul infecte qui n'ait plufieurs artéres aëriennes affez confidérables,
tout-au-tour de leur corps. Les chyfalides
mêmes refpirent par leurs *ftigmates*; de forte
que c'eft fait de leur vie, fi on les frotte d'huile, parce qu'alors l'accès de l'air leur eft interdit. Il fembleroit qu'il y auroit dans l'air
un principe néceffaire aux mouvemens vitaux : mais, à dire vrai, l'air fait l'office du
cœur dans les infectes & dans les plantes,
qui n'en ont point; mais l'homme n'en a pas
befoin pour faire fes mouvemens vitaux.

§. CCXI.

Pourquoi enfin n'atribueroit - on pas
à cette action du poulmon, que nous

avons expliquée , ce changement de ce qu'on a pris pour se nourrir en une matiere dont on peut tirer des parties âcres, volatiles, salées ? Il est vrai que Vanhelmont le pere a observé que ce changement est dépendant de l'air , mais il ne l'a pas expliqué. Il faut consulter sur ces matieres (depuis 193. jusqu'à présent), Laurent (*a*) Bellini, Archibalde (*b*) Pitcarn , & enfin Marcelle (*c*) Malpighi. Les deux premiers de la fabrique des parties en sçavent déduire l'action avec une merveilleuse sagacité , & le dernier excelle à découvrir ce qui constitue la nature des parties.

Volatiles. Tout animal se nourrit, ou de végétaux , ou d'animaux qui se sont eux-mêmes nourris de plantes (*d*) ; & les poissons qui ne respirent point l'air , vivent aussi de végétaux ou de poissons, qui en ont été formés. Cette nourriture se change dans tous ces differens corps en humeurs alcalescentes, & fort putrescentes ; car pour cela il ne faut que du séjour , du broyement , de l'humidité, & de la chaleur. Ces plantes brûlées, donnent un sel alkali fixe, tandis que l'animal qui s'en est nourri , donne par l'ustion un sel volatil.

(*a*) Dans son petit discours sur la respiration , qui précéde son traité des urines.
(*b*) Dans sa dissertion.
(*c*) Dans ses deux épitres sur le poulmon.
(*d*) X C V.

Le fel même alkali fixe fe volatilife dans nos
corps, fuffent - ils les plus foibles. Vanhelmont a attribué cette mutation à l'action de
l'air, voyant que le fel fixe s'y fondoit ; &
qu'enfin deffeché tour-à-tour, & humeté dix
fois à l'air, il fe *terreftrifioit*, & fe volatifoit.
Mais à préfent que les caufes de ce phénomene nous font connuës, nous prendrons garde de tomber dans une erreur auffi groffiere.
Tout ce qui eft fixe n'a qu'à effuyer un fort
broyement pour devenir volatile. L'ofeille
mife par monceaux fe putréfie, & rend en
volatils, les principes qu'elle avoit fixes. Mais
la putréfaction ne peut fe faire fans une certaine chaleur ; cette chaleur vient du frottement, ou du broyement, qui feul par conféquent eft la caufe générale de la volatilifa-
tion des principes fixes. Or c'eft dans le poulmon que le fang & les humeurs effuyent le
plus de trituration ; c'eft donc en ce vifcere
que les principes les plus fixes commencent à
acquerir une nature volatile. Mais comme
ceci fuppofe de bonnes notions de la Chymie,
nous ne pouvons mieux faire que d'inviter
les jeunes Etudians à lire celle de Monfieur
Boerhaave, qui l'emporte, fans contredit, fur
toutes les autres.

FORCE ET ACTION
DES ARTERES
SUR LES HUMEURS.
§. CCXII.

POUR pouvoir par la suite comprendre ce qui arrive au chyle, & au sang, pousses dans l'aorte, & dans ses derniers rameaux, il faudra recourir aux loix hydrauliques, que suivent les humeurs qui coulent avec une vitesse connuë par des canaux connus vers un terme fixé. Ces loix sont démontrées ailleurs, & communes à toutes les liqueurs, qui sont mûës par quelques vaisseaux que ce soit. On mesure ici la vitesse par les causes & par les effets qu'on a sensiblement observés, ou qu'on est venu à bout de connoître par de bons raisonnemens. Pour les canaux, on les connoît par les sens, par le microscope, par l'injection, par la raison, ou par cette régle ; dans le corps humain, ce qu'on ne voit point, ressemble à ce qu'on voit.

Ailleurs. On appelle *force*, ou action, la faculté de produire du mouvement. Ce qui comprend , 1. La *force d'inertie* dont nous avons donnée la définition au commencement de la Phyſiologie (*a*) , & qui ſe trouve dans tous les corps. 2. La *force de gravité* , qui eſt la tendance d'un corps au centre de ſa planete. Comme ces deux proprietés ſe trouvent également répandues par toutes les particules de la matiere, il ſuit qu'elles ſont proportionnelles à ſa maſſe, & qu'un corps deux fois plus peſant , eſt deux fois plus mobile ou immobile. Tous les corps poſent les uns ſur les autres, ou s'attirent en raiſon de leurs maſſes, & leurs forces attractives varient dans la raiſon renverſée des quarrés de leurs diſtances à un autre corps. C'eſt ainſi que le grand Newton a découvert que la peſanteur étoit réellement une attraction; effet réel , & partout évident, d'une cauſe inconnue, quoiqu'en diſent les Cartéſiens (*b*). 3. La figure des corps change prodigieuſement leur pouvoir. Ceux qui ont la même maſſe avec la plus petite ſurface , frappent les autres plus fortement, & conſervent plus long-tems leur mouvement. L'or même , qui eſt dix-neuf fois plus peſant que l'eau , nage ſur elle reduit en feüilles très-minces. 4. Le reſſort , par lequel les corps qui ſont doués de cette proprieté , cedent à la preſſion externe , & ſe relevent enſuite, quand ils ne ſont plus comprimés , & par lequel enfin le mouvement ceſſé ſe reproduit. On peut voir ce qu'on a dit §. LXIX. ſur le reſſort de l'air. 5. La ſtructure & la compoſition du corps : d'où il arrive que la même matiere peut faire des effets bien differens , & donner lieu à des phénomenes que

(*a*) §. XXVII.
(*b*) §. XXVIII.

lès loix générales n'expliquent point, comme on l'obferve dans l'aiman. 6. Les forces *monadiques* des corps, qui ne dépendent ni de la péfanteur, ni aucun autre principe, comme l'électricité, le magnétifme, &c. Voilà tous les principes de la Phyfique néceffaires à celui qui veut expliquer les actions du corps humain. Il doit connoître toutes les loix des autres corps, pour les appliquer au nôtre, & par conféquent on ne peut fe difpenfer de fe mettre au fait, 1°. De la ftructure de l'artere (*a*). 2°. De la nature du fang par lui-même, & de celle que lui procurent les corps qui le mettent en mouvement. 3°. Des forces générales qui dépendent de l'élafticité du vaiffeau, & de la force d'inertie. 4°. De celles qui dépendent du poids du liquide qui fait effort pour fe remettre en équilibre. 5°. Des forces hydrauliques, qui réfultent du vaiffeau & de fon liquide joints enfemble (*b*]. 6°. Des expériences qui ont été faites fur l'action des artéres. Il faut donc fçavoir l'anatomie, & cette partie des Mathématiques, qu'on nomme la Méchanique, pour être bon Phyfiologicien.

Par les effets. Hales ayant déterminé la colonne de fang, qui fort de l'aorte ouverte, & qui eft foutenue par le ventricule gauche dans le vivant, & tant qu'il refte de force à l'animal, il fuit que cette colonne portée à l'aire du ventricule, eft le poids que le cœur éleve. Quant à la vélocité du fang, on l'eftime par le cylindre de fang, qui eft mû par un certain nombre de battemens, & ce cylindre fe fait en reduifant l'aire du ventricule à une partie de l'aorte, qui ait la même capa-

(*a*) CXXXII.
(*b*) CCXVII.

cité. Or cette viteffe portée au poids du fang, donne la force du cœur, fuivant l'illuftre Phyficien Anglois que je viens de nommer.

Canaux. On doit en connoître toutes les differences ; car les uns font immobiles, comme les artéres offifiées, qui par confé- quent ne peuvent être diftendues par l'action des liqueurs, & n'ont à effuyer qu'un frotte- mens. L'action des frottemens eft en raifon di- recte des poids & des viteffes ; elle égale pref- que $\frac{1}{3}$ du poids dans les folides, fuivant M. Defamontons (*a*). Mais dans les artéres du corps humain, les frottemens ne font pas fi confidérables, parce que les parois des arté- res font très-minces ; il n'y a que la nature vifqueufe du fang qui les augmente, en ce qu'il ne s'en détache pas fans quelque effort. C'eft pourquoi dans le corps humain, les frot- temens ne font pas feulement en raifon du poids, mais principalement en raifon des fur- faces, par lefquelles on juge des adhéfions, comme on eftime la preffion par le poids.

Les autres (canaux) font mobiles ; & pour qu'ils obéiffent à l'impulfion de la liqueur, & reprennent enfuite leur premier état. Tel- les font les artéres & les veines. Quelques- autres font, ou tout-à-fait libres, ou atta- chés à des os ou à des cartilages, comme les carotides, & les vertébrales ; & dans tous ces tuyaux, on ne peut imaginer autre chofe, fi-non que les liqueurs font comprimées par eux, qu'ils le font à leur tour par les liqueurs ; & conféquemment que le frottement des uns & des autres eft mutuel. Mais ces canaux, ou font convergens, c'eft-à-dire, confervent le même diamétre, ou font divergens, c'eft-à-

(*a*) *Mém. de l'Acad. Royal. des Sc.* 1699.

dire, vont en s'élargissant. Mais nous avons
déja donné les propriétés de ces divers tuyaux
au commencement de la Physiologie, & §.
CXXXII.&c. & nous en parlerons encore §.
CCXV. On considere aussi les liqueurs, soit
en repos, soit en mouvement, pour connoître leur multiplicité d'action ; & tout le monde sçait qu'elles n'agissent que par leur masse, ou leur poids, quand elles croupissent,
au lieu que leur mouvement produit des effets qui se calculent par ses dégrés de force,
joints à ceux de leur masse.

Injection. Qui démontre la vérité de la *regle*
que donne ici notre Auteur. Galien même
connoissoit l'art de grossir les vaisseaux par le
soufle ; & je crois qu'avant Swammerdam,
cette espece d'injection fut perfectionnée par
Eustachi. On ne connoît point la vraye com-
position de celles de Ruysch. C'est un art bien
surprenant dans ses mains, & qui nous a fait
voir bien des merveilles.

Raison. Tous les vaisseaux artériels que la
vûe seule, le microscope seul, ou l'injection
aidée du microscope, découvrent, sont coupés par une ligne circulaire ; la section de
tous les capillaires qu'on ne voit pas, sera
donc aussi un vrai cercle. La Méchanique
d'ailleurs est d'accord avec ce qu'on voit ;
puisqu'elle démontre qu'une ligne droite également pressée dans tous ses points, devient
courbe ou circulaire, ou, ce qui est la même
chose, que de pressions internes par-tout égales, il naît une courbe, qui dans tous les
points de la circonférence, se trouve également
éloignée du centre. C'est ainsi qu'une
vessie pleine d'eau est sphérique. Nos tuyaux
également distendus par les globules liquides,

prendront donc la même figure néceſſaire-
ınent, puiſqu'on ne peut aſſigner aucune raiſon, pour laquelle une partie de l'axe ſera
plus ou moins preſſée que l'autre. Auſſi les
artéres ſont-elles ſi abſolument rondes, qu'il
leur eſt plus facile d'imprimer leur figure ſur
des os durs, que de s'en dépoüiller. Les os
du crâne n'ont point de ſillons dans le fœtus;
mais à meſure que l'enfant croît, les artéres
battent plus fortement, que ſon crâne ne réſiſte, même en s'oſſifiant chaque jour. Tout
ceci ne peut regarder que les artéres : car les
veines ſont triangulaires, & diverſement
conformées.

§. CCXIII.

L'artere décrite (1 3 2.) peut donc
acquérir quelque expanſion par l'effort
du ſang qui la diſtend ; mais quand il
ceſſe, elle peut d'elle-même reprendre
ſa premiere capacité : la preuve en eſt,
que ſi l'on introduit avec une certaine
force le doigt au-dedans de ſon canal,
elle le comprime fortement, & lorſqu'on l'en a retiré, elle ſe reſſerre d'elle-même. On la trouve toujours pleine
dans un animal vivant, petite au contraire, & preſque vuide dans un homme mort avec tout ſon ſang. Si on la
gonfle par le ſouffle, elle réſiſte, & repouſſe avec force l'air qu'on y a ſouf-
flé : dans le plus petit diamétre de ſa
contraction, elle ſe repoſe ; donc la fa-

culté par laquelle elle se contracte, dépend de la nature des fibres, tant simples que composées de fibres simples, ou autrement concretes, ou de petits vaisseaux, dont la liqueur épaisse s'est unie, & indentifiée en quelque sorte avec eux, ou enfin de la réplétion des petits vaisseaux qui forment les membranes de l'artere.

Expansion. En largeur, parce que le sang fait effort contre tous les points du canal, suivant des lignes perpendiculaires aux tangentes. En même tems elle s'étend cependant en longueur, comme le prouvent la croissance, la régénération des ongles, des dents limées, de l'épiderme, &c. (*a*). Et cela, principalement, parce que les artéres étant côniques, le sang frappe nécessairement ses dernieres parois.

Reprendre. On a vû (*b*) que les artéres sont des tuyaux élastiques. Or cette élasticité, est une propriété par laquelle les corps qui ont perdu leur premier état, le reprennent aussitôt après. Faites un arc quelconque de quelque corde élastique droite, cet arc sera toujours plus grand, ou plus long, que la ligne droite. Donc les parties de la corde ont été écartées en proportion de l'arc avec cette ligne. Cessez de travailler ainsi cette corde, tous ses élémens s'attireront, & se rapprocheront, jusqu'à ce qu'ils ayent repris leur premiere façon d'être. Toutes nos artéres sont

(*a*) DCLVIII.
(*b*) CXXXII.

des cordes à reſſort pendant la vie. Le doigt
y eſt fortement comprimé. Soufflez une artére ; faites-y deux ligatures, elle demeurera gonflée ; piquez-là enſuite, l'air en
ſortira avec ſiflement, parce qu'elle chaſſe
fortement par ſa contraction la cauſe qui vio-
le ſon ton naturel. Cela poſé, toute artére
cedera à l'action du cœur, qui vient à bout
de l'emporter ſur ſa réſiſtance, & chaque ſec-
tion circulaire de tous ces tuyaux enſemble
formera un plus grand cercle. Mais comme
nous mourons par la raiſon que nous avons
vécu, le cœur perd cette eſpece de ſuperiori-
té, en l'exerceant (a) ; les artéres reprennent
leurs droits, après la contraction du cœur,
& cela ſe fait avec d'autant plus de facilité,
que les extrêmités artérielles ne peuvent réſiſter, & ſont de vraies veines (b). Chaque
tuyau artériel ſe contractera donc à ſon tour,
juſqu'à ce qu'il ſoit revenu à ſon premier diamétre, & chaſſera le ſang qui le met dans
une extenſion violente, vers les parties qui
réſiſtent le moins. Michelotti prétend que le
ſang eſt également pouſſé par les artéres vers
le cœur, & vers les extrêmités, & encore
plus vers le cœur qui oppoſe moins de réſiſtance. Il ne compte pour rien les forces du
mouvement du ſang ; & ſelon lui, conſéquemment, que le canal ſoit mobile, ou immobile, les mêmes effets s'enſuivent. Mais
les mêmes contractions de l'aorte commencent au cœur, & vont progreſſivement vers
les parties. Le ſang qui vient d'abord du cœur
démontre que tel eſt, & doit étre, l'ordre de
la nature, & que le canal élaſtique doit ſe re-

(a) CLXXXV. & CDIX.
(b) CXXXII.

mettre en son premier état, où il en a été premierement dérangé. Ainsi le mouvement du
sang est aidé & accéléré vers les capillaires
avec assez de force par toutes les contractions qui le poursuivent, & semblent en quelque sorte attentives à le faire marcher en di-
ligence. Sans quoi le sang chassé de l'artere
croupiroit alternativement ; ce qui est contre
toutes expériences , & fait voir très-clairement que le ressort des artéres est fait pour
faciliter la circulation.

Pleine. Leuwenhoeck n'a jamais vû le sang
cesser un instant de se mouvoir dans les artéres quoiqu'accéleré par le cœur dans le tems
de la diastole. Tant que l'artére se contracte
dans les expériences qu'on fait d'anatomie
comparée , le sang jaillit sans nulle interruption. Il n'y a aucun tems où l'artère ne soit
pleine. Elle l'étoit en se contractant , avant
qu'il lui vint de nouveau sang , & elle l'est
encore davantage quand elle l'a reçû. Une
fibre circulaire peut bien perdre de son diamétre ; mais elle ne peut totalement l'abolir.
L'artére la plus vuide de sang conserve toujours quelque espace (*a*), & quoiqu'elle contienne moins de sang, elle n'est pas en effet
moins pleine, eû égard au contact , ou au
raprochement réciproque de ses parois, comme je l'ai expliqué ailleurs (*a*). Car en suivant par-tout la nature, & sur-tout au lit des
malades, on voit que ces parois s'accommodent au peu de sang qu'on a , comme elles
font volontiers place à celui qu'une meilleure santé reproduit. Le pouls d'un Phtisi-
que est plein à sa façon , comme celui d'un

(*a*) LXXXIII.
(*b*) Traité du vertige, page 76, 77, &c.

Athlete. Mais lorfqu'une artére confidérablement ouverte , fe vuide avec force , le fang
jaillit par bonds & par fauts, puis s'arrête &
coule tour-à-tour à differentes reprifes , qui.
marquent bien que l'artere eft tantôt pleine ,
& tantôt vuide C'eft qu'alors l'économie eft
changée ; ce n'eft plus un flot qui poulfe l'autre ; il ne va plus affez de fang au cervelet ,
ni affez d'efprits au cœur : ainfi on tombera
en foibleffe , en fyncope , ou même on mour-
ra , ayant les artéres vuident de fang en ce
cas feul , & de l'air dans les veines, où Haller en a fouvent trouvé , même fans hémorrhagie.

Les expériences qu'on a faites pour déterminer la vélocité du fang par la diftance à
laquelle jaillit une quantité donnée de fang
d'une certaine maffe d'arteres , ne prouvent
donc rien. Car lorfqu'une quantité confidérable a été évacuée, le cerveau s'affoiblit, &
le cœur ferre avec moins de force, comme on
le voit par les hauteurs qui vont toujours en
diminuant , & dont Monfieur Hales nous a
laiffé la table. Keil a donc tort de tout calculer par la premiere hauteur. Or ce retardement, cette lenteur de la circulation , n'a jamais lieu dans un corps vivant , loin d'être
fujet à aucune variété. On connoit par le
pouls de toutes les parties avec quelle parfaite égalité le fang circule.

Vuide. On ne les trouve jamais vuides ,
même dans ceux qui ont été étranglés , ou
pendus ; car pour peu qu'elles foient grandes,
& qu'on les coupe , il en fort du fang. Elles
ne fe trouvent abfolument vuides que dans
certains cas , fur quoi on peut confulter Mr.
Littre dans les Mémoires de l'Académie. Les

veines doivent contenir plus de sang, vomi
par les artéres.

Resiste. On trouve toujours la plûpart des
artéres faites en voûte, & cylindriques; cependant où le tronc de l'aorte porte sur les
vertébres, il est plane; peut-être parce qu'il
est comprimé par la tension forte de la plévre, & par les visceres qui portent sur ce
tronc. Chaque artére doit donc par sa simple
fabrique résister à l'impulsion de l'air, comme à celle du sang. Elle cede à la force vive,
ou à la force de percussion, dont il reste
toujours quelque effet, si petite qu'elle soit,
sur la résistance simple de la force d'inertie;
& cette façon de ceder ne vient pas seulement de ce que l'artére s'ouvre dans la veine,
puisqu'elle s'éléve, & se dilate très-manifeste-
ment, jusqu'à prouver par-là qu'une nouvelle onde de sang a élargi le diamétre des
artéres, & s'est fait ainsi place dans leur cavité. Au reste il n'est pas possible de lier le
tronc de l'aorte dans l'adulte, tant cette grosse artére refuse la compression. Il faut convenir que l'artére se désemplit aussi-tôt dans
la veine du sang qu'elle vient de recevoir.
Elle le repousse avec autant de force qu'elle
l'a reçû, puisqu'elle revient à son premier
diamétre, en se contractant; sans quoi il s'ensuivroit que ce diamétre iroit toujours en
croissant, comme dans les artéres blessées,
& les anévrismes vrais.

Repose. Elle est toujours plus petite après la
mort, que pendant la vie, à moins qu'elle ne
se dilate par la putrefcence des humeurs qui
forme des bulles d'air, & donne par là, quand
elle est très-considérable, à un poulmon d'un
fœtus mort, la faculté de flotter sur l'eau. Cha-

que petite fibre, dont le nombre infini forme
un petit cerceau de l'aorte , paroît droite
comme un côté d'un polygone qui en a une
infinité , & lorſque dans ſon dernier degré de
contraction, elle eſt parvenue à être auſſi droite qu'il lui eſt poſſible , elle ne peut plus ſe
contracter au-delà , les élémens ne pouvant
rentrer dans eux-mêmes , & une ligne droite
ne pouvant jamais s'acourcir en ſe changeant
en une autre ligne (*a*),

Fibres. C'eſt de ces fibres preſque ſeules
que dépend toute l'action de l'artére (*b*) , parce qu'elles ſe tournent orbiculairement au
tour de ſon tube , & ſont très-fortes.

Vaiſſeaux. Les tuniques artérielles ſont faites de vaiſſeaux qui viennent , ou des artéres
coronaires , ou d'autres qui ſe trouvent dans
leur voiſinage, qui rampent dans la membrane
cellulaire , & paroiſſent former tout le corps
de l'artére , quand on les a injectés. Cependant ces petits vaiſſeaux n'ont pas beaucoup
de vertu dans les grandes artéres. On les voit
ſe perdre dans les fibres muſculeuſes de l'aorte ; & lorſqu'ils ſont le plus diſtendus & contractés, que peuvent-ils pour & contre les fibres robuſtes dont on vient de parler ? Que
ſi les fibres ſont plus foibles dans les petits
tuyaux, les vaiſſeaux le ſont auſſi davantage
proportionnellement. Il eſt aiſé de concevoir
qu'ils ſont dans la diaſtole , quand l'artére
eſt dans la ſyſtole , puiſqu'ils ſont à l'artére, ce
que les vaiſſeaux coronaires ſont au cœur. La
grande cavité de l'artére ne peut s'étendre ,
ou ſe dilater , ſans que les petits vaiſſeaux
preſſés ſe vuident ; ce qui cauſe la coaleſ-

(*a*) LXXXIII.
(*b*) CXXXIV.

cences des parois de ces petits tuyaux , foit immédiatement entr'elles , foit médiatement avec leurs liqueurs paffées, imméables ; conféquemment la diftraction de leurs cavités, la cellofité des tuniques, & l'offification du tout, fi commune avec l'âge , fur-tout dans ceux qui ont mené une vie dure & laborieufe , comme je l'ai obfervé il y a huit ans dans un Scieur de bois , qui avoit le cœur même offifié. J'adreffai alors à Monfieur Hunauld la defcription imprimée de cette curieufe offification.

Les petits vaiffeaux , dont on parle , vuidés par la diaftole de l'artére, fe rempliffent pendant fa contraction par cette fimple méchanique. Le tiffu celluleux dans lequel ils rampent eft trop foible,& trop mol,pour pouvoir fuivre la contraction d'une tunique auffi forte que la mufculeufe ; il acquiert donc évidemment d'autant plus d'efpace , que les fibres mufculaires en aboliffent par leur fyftole vers l'axe du tuyau. Ainfi il fuit que ces tuyaux plus libres , plus ouverts, auront la commodité de recevoir bien plus de fang.

§. CCXIV.

Et il n'eft point de particule fenfible dans tout le corps, qui n'ait une arteriole, comme nous l'apprennent les plus petites bleffures , (*a*) le mifcrofcrope , (*b*) l'injection qui paffe jufque dans la moëlle des os, où il y a des membranes, de petits vaiffeaux & des humeurs.

(a) *Lovvenhoek* , par tout dans fes opufcules.
(b) *Ruyfch* , dans toutes fes lettres & théfes.

Toutes ces arteres ne font cependant
que de petits rameaux de l'aorte.

N'eft point. Galien a prétendu avec plufieurs autres Anciens , que toutes les membranes étoient faites de fémence ; & c'eft pour
cela que depuis ces Ecrivains on leur a donné le nom de parties *fpermatiques*, pâles, vuides de fang , & qui n'en font point nourries ,
& principalement les poils , les os , & les cartilages , qu'on a toujours regardés comme les
parties les plus féches. Ruyfch a détruit pour
jamais toutes ces erreurs. Il a démontré des
vaiffeaux dans le ligament rond de la cuiffe ,
dans la rotule , dans fon ligament , dans les
cartilages des côtes , dans la fubftance du
cœur , & de tous les mufcles , & vifceres ,
dans toutes les périoftes , dans prefque toutes les membranes , dans les tendons ; & en
effet s'il y a par-tout un tiffu celluleux , par
conféquent il y a par-tout des vaiffeaux. Les
découvertes furprenantes de cet heureux
Anatomifte , ont donc fait bien vîte changer
d'idée fur le corps humain, que tous les Modernes regardent comme un vrai compofé de
tuyaux. Et quoique Ruyfch même n'ait jamais
pû découvrir des vaiffeaux dans l'arachnoïde du cerveau, & dans l'amnios de l'homme;
car il en a vû dans l'amnios des brutes; ils
n'ont pas manqué de penfer que cela ne pouvoit venir que de l'exilité prodigieufe des
vaiffeaux , ou de la grande difficulté d'en
trouver les troncs. Mais outre ces membranes , tout vifcere, toute partie du corps humain parfaitement injectée , donne par la feule lotion , ou macération , beaucoup de fubftance ,

ftance, où l'injection & le microfcope ne font
rien appercevoir de vafculeux. Ce qu'il y a
d'élaftique dans les cartilages , eft bien folide
& percé de tuyaux , mais il n'en eft pas formé. Dans les os , les deux périoftes font vafculeux , & les troncs des tuyaux parcourent
le corps de leur fubftance. Qu'y a-t-il de vafculeux dans une fibre offeufe ; y a-t-il rien de
plus folide ? Après avoir bien lavé un mufcle,
il lui refte toujours une matiere fibreufe, en-
vironnée de vaiffeaux , diftribués par des cellules , mais étrangers à la fibre , & feulement
fes voifins. Les petites lames de la tunique
cellulaire n'ont jamais eû de vaiffeaux , & les
membranes ne paroiffent gueres qu'un tiffu
réticulaire pâle , garni d'aréoles , entre lefquels font les rêts, & l'art ne peut jamais venir à bout de découvrir les plus petits vaiffeaux. Enfin les élémens folides des parties
ne font pas caves.

Bleffures. La plus petite piqueure, en quelque endroit que ce foit, fait fortir du fang ,
qui vient plûtôt des artéres , que des veines ,
parce que les veines , quoique plus confidérables , ne donnent, ni tant de fang , ni fi
promptement.

Microfcope. Leuwenhoeck que notre Auteur cite ici , nous a appris à voir le fang circuler dans la queuë d'un poiffon , & que les
plus petites membranes font garnies d'un
grand nombre de vaiffeaux , par lefquels on
voit fenfiblement circuler de vrais globules
rouges. Mais rien ne prouve que les membranes ne foient qu'un tiffu de filamens creux.
L'injection même prouve feulement qu'il y a
un très-grand nombre de vaiffeaux dans les

Tome II.   T

parties où on en ſoupçonnoit le moins, avant la connoiſſance de cet art.

§. CCXV.

Le ſang pouſſé dans l'aorte trouve une réſiſtance de la part de celui qui remplit déja les vaiſſeaux arteriels. La figure conique de cette artere, ſa croſſe, ſon reſſort, les corps qui l'environnent & qui la compriment, tant par leur poids que par leur reſſort, enfin l'étroite capacité des derniers vaiſſeaux, tout cela oppoſe beaucoup de réſiſtance à ce ſang. C'eſt pourquoi s'il coule par les vaiſſeaux, ce n'eſt qu'avec le ſurplus de forces que le cœur lui a données ſur toutes les réſiſtances enſemble. D'où il ſuit qu'une moindre force du cœur ſuffit pour le pouſſer par le poulmon, en tant que ce viſcere eſt une partie du corps, ſans l'exercice de la reſpiration, comme dans le ſein de la mere.

Réſiſtance. Ceux qui la nient, ont beau dire que l'onde antérieure n'attend ni ne rerarde la poſtérieure, devant laquelle elle fuit & ſe dérobe d'elle-même. Ils ſont évidemment dans l'erreur. Dans l'homme vivant, le ſang pouſſé par le cœur, coule plus rapidement, que celui qui eſt dans les vaiſſeaux capillaires; donc il l'atteint & le pouſſe en avant,

Mais les faits décident. Quel eſt l'Anatomiſte, qui à chaque contraction du cœur (*a*),
n'ait pas vû le mouvement du ſang s'accélérer dans les plus petits vaiſſeaux ? On a dit
ailleurs que le cœur ſeul peut faire ceſſer le
repos du cours des liqueurs, & renouveller
la circulation ſuſpendue ; les ſyncopes en
font foi. Mais quelle ſeroit la réſiſtance des
arteres, ſi on en croyoit Keil ? Cet Auteur
donne cent livres de ſang à un homme qui
en peſe cent ſoixante. Mais il y a bien des
choſes arbitraires dans ſes calculs. Ce qui
dans le vivant faiſoit une cohéſion, ou un
corps ſolide, peut après la mort, ſe diſſiper,
& par le feu, & par la putréfaction. Pluſieurs autres parties ſont tantôt en repos, & tantôt en mouvement. Ce qu'il y a de certain, c'eſt
1°. que tout le ſang réſiſte au cœur. 2°. Que les
plus petits vaiſſeaux, dont les liquides ſont plus
tenus, n'ont pas une action particuliere, qui
ne dépende pas du cœur ; car cela répugne,
& à la tendreté des parties, & à cette uni-
formité conſtante qu'on obſerve dans le retour de ces fluides par les veines, & au repos, qui dans les eſprits animaux mêmes,
répond auſſi-tôt à celui du cœur. Ces idées
ſont confimées, 1°. par les inflammations,
qui conſiſtent en ce que l'augmentation des
battemens du cœur engage les globules rouges
dans des tuyaux qui ne ſont point faits pour
eux ; je veux dire dans ceux qui ſont deſtinés
pour le ſérum, & les parties ſéreuſes, dans les
tuyaux de la lymphe, comme on le voit
par les différens éryſipéles (*b*). 2°. Enfin par
les injections. Il eſt donc vraiſemblable que

(*a*) C L X.
(*b*) Aph. 122.

tous les plus petits vaiffeaux font foumis à
l'action du cœur , puifqu'ils en reçoivent
toutes leurs liqueurs.

Conique. Dans toute artere , le diamêtre du
tronc eft plus petit que ceux des rameaux
joints enfemble, fuivant Keil & Cole. Haller eftime que cette raifon n'eft pas partout
la même. Martine penfe que le diamêtre du
tronc eft égal à la racine cubique de la fomme des diamêtres des branches. Comme
cette proportion fe multiplie autant de fois
qu'il y a de nouvelles divifions à faire , il
arrive de-là que dans les dernieres branches
le diamêtre eft plus grand que celui du tronc,
en raifon commune de progreffion , mais
élevée à la puiffance, dont l'expofant eft le
nombre des divifions diminué d'une unité.
Mais fuivant Haller, la fomme de tous les
rameaux de la feconde divifion , au premier
tronc, eft comme $\frac{729}{64}$ à 1 , proportion qui eft
un peu au-deffus de onze fois. C'eft pour-
quoi comme il fe trouve une bien plus longue férie de divifions que fept, il en réfulte
une grande proportion des diamêtres capillaires au tronc de l'aorte. Moyennant cette fabrique , le fang effuye dans l'aorte les effets d'un
cone divergent qui dépend de la feule augmentation des diamêtres , & par conféquent
coule d'autant plus lentement par les derniers canaux, que la fomme de leurs diamêtres l'emporte fur celui de l'aorte. Keil
établit cette proportion, tantôt de 1448 , tantôt de 5271 ; mais il part du diamêtre incertain de la plus petite artere, & fe trouve en
contradiction avec l'expérience (a). Il faut
cependant qu'elle foit très - confidérable ,

(a) CLXXXVIII.

comme l'a voulu Michelotti. Quant à Tabor,
qui pose que la lumiere de toutes les branches est à celle de l'aorte comme $8\frac{1}{2}$ à 1 ;
il est évident qu'il n'atteint pas la vérité, &
fait les proportions trop petites. Or ce retardement de la circulation, produit par la
cause que je viens d'indiquer dans les plus
petits vaisseaux, cause une vraie résistance. Cependant le sang coule par les plus petits vaisseaux plus vite qu'il ne devroit couler, eu égard
à l'augmentation des diamêtres. D'où lui
vient donc ce surcroît de vélocité ? du cœur,
qui surmonte facilement tous ces obstacles.

Le système artériel n'est pas seulement un
cône divergent, comme on vient de le voir,
il est encore sujet aux loix d'un cône convergent, je veux dire aux affections dépendantes des frottemens & de la résistance d'un
tube à ressort. En effet chaque canal porté
du cœur à quelque point que ce soit du corps
humain, n'en est pas moins un vrai cône
convergent, quoique tous ces mêmes canaux
pris ensemble, représentent un cône divergent. C'est pourquoi il n'y a qu'un très-petit
nombre de globules sanguins qui touchent
la parois concave de l'artere à l'origine du
cône, c'est-à-dire les seuls globules qui sont
placés dans le plus grand cercle du cône liquide cave. Mais l'artere s'étréciffant d'$\frac{1}{4}$,
il y aura seize fois plus des mêmes petites
spheres de sang, qui seront frottées contre
les parois. Et enfin, suivant les expériences
de Cowper & de Leuwenhoeck chaque
globule touche toute la circonférence de
la parois du canal, & comme il a de la rénitence, ils le dilatent jusqu'à changer sa
figure en celle d'un œuf ; je veux dire ob-

longue. Cette augmentation des frottemens
ſera auſſi d'autant plus immenſe que les particules de ſang ont une ſi forte attache aux
parois des capillaires, qu'elles ne pourroient
s'en décoler ſans l'action du cœur qui les
ratiſſe, & les fait marcher. Voilà donc encore dans ces frictions une nouvelle cauſe
de réſiſtance qu'offre au cœur le cône convergent, par cela ſeul qu'il l'eſt. D'où je
conclus que ſi le ſang ſe meut plus lentement dans les plus petits vaiſſeaux, c'eſt à
cauſe de toute leur cavité qu'il remplit mieux,
& que s'il y trouve plus de réſiſtance, c'eſt
à cauſe de l'énorme augmentation des frottemens. Car il y a long-tems que Wedel s'eſt
convaincu que les liquides marchoient plus
doucement dans un canal long, que dans le
même, dont on avoit ſeulement diminué la
longueur; & l'illuſtre Deſaguliers a vû dans
un tube de 1000 aunes la vîteſſe d'un liquide
réduite à $\frac{1}{12}$, ce qui vient ſi fort du ſeul frottement, que cette perte de vélocité s'aug-
mente avec lui.

Croſſe. Michelotti & Bernoulli obſervent
que les plis d'un tube ne peuvent retarder
une liqueur très-fluide. Enſuite Wedel a démontré par des expériences qu'un tuyau de
même longueur, ſoit angulaire, ſoit curvi-
ligne, ne produit aucune varieté par rapport
à la quantité d'eau qui coule dans ſa cavité;
ce qui paroît faire contre Boerhaave, & principalement contre Bellini qui a précipitam-
ment jugé qu'il n'eſt pas un pli qui ne dé-
truiſe cette partie de vîteſſe qui eſt à la vélocité totale, comme l'unité au nombre des
plis. Il y a ici pluſieurs remarques à faire.
1. Il eſt des plis éminens au-dedans de la

cavité d'un canal, formés par la fubftance
même des parois qui s'élevent en dedans,
comme on en voit dans l'arc de l'aorte, à la
naiflance des arteres, & çà & là aux infertions des branches. Or perfonne ne nie que
de tels obftacles ne retardent le courant des
liqueurs. 2. Il eft un autre retardement qui
vient du feul changement de direction, ou
de la fléxion ou courbure du canal, telle
qu'on l'obferve dans l'artere fplénique, linguale, dans celles du cerveau, dans les petits vaifleaux des reins, & principalement
dans ceux de la matrice, qui forment tant
de plis ou de coudes à chaque moment, qu'on
peut dire qu'ils rampent comme des ferpens.
C'eft cette flexion qui eft l'objet de la dif-
pute. Or il me paroît qu'elle feule doit augmenter les frottemens. En effet la liqueur
fuivant un mouvement rectiligne par l'axe
de l'orifice, peut fe mouvoir paralellement
à la circonférence du tuyau, & n'efluyer
des frictions aux parois que dans le plus
grand cercle qu'elle décrit. Le même liquide
dans un canal courbé multiplie fes *heurts*,
fi on veut fouffrir cette expreffion furannée,
contre les parois, toutes fes colomnes en
frappent la furface, & par des angles réciproques retombent d'un endroit à un autre
oppofé. Ce retardement eft à peine fenfible
dans un canal court, infléxible, & vafte
partout, fi c'eft avec de l'eau que l'expérience
fe fait, parce qu'elle n'a aucune vifcofité;
mais il eft beaucoup plus confidérable dans
le corps humain, dont les vaifleaux étroits
& flexibles reçoivent un fang vifqueux.

Reffort. Michelot a penfé que le reffort des
arteres ne pouvoit apporter aucun change-

ment dans la circulation : & cette élasticité paroît effectivement faite pour rendre au sang autant de mouvement que le cœur en a employé pour distendre l'artere : mais lorsque nous traitons des résistances opposées au cœur, on doit juger telles tout ce qui absorbe une partie de la vîtesse que le sang de l'aorte reçoit du cœur. Or qu'elle soit fort dissipée dans la diastole des arteres, c'est ce qui est prouvé suffisamment par leur dureté, par leur élévation, enfin par la force même de leur contraction ; car cette force équivaut à celle qui avoit auparavant distendu leurs parois. Lors donc que l'Auteur cité ci-dessus démontre que l'élasticité des arteres ne dérange en rien le cours des fluides, il ne s'enfuit pas que le cœur ne perde rien de la vîtesse des mouvemens qu'il imprime.

Poids. L'atmosphere comprime également tous les corps, & ils résistent tellement par leur propre force d'inertie, qu'un cadavre n'est pas plus pressé ou forcé d'obéir, qu'un corps vivant. Mais quand l'artere se dilate, tout le corps croît, & en croissant il pousse de toutes parts, & l'air qui résiste, & tous les corps dont il est accablé. Il doit donc employer quelque force, pour se délivrer de l'air, de l'eau, ou des corps environnans. Milon le Crotoniate, ce terrible Athlete, se rompit les nerfs du front, comme parle Pausanias, seulement en retenant son haleine, ce qui vient de ce que le sang est empêché de refluer par les veines, & que les arteres carotides en battent avec plus de vigueur. Quelques fardeaux qu'on porte sur la cuisse ou sur la main, ils s'élevent sensiblement avec les arteres dans leur diastole. Le cœur fait sans

doute la dépense de cette force, & voilà une
des réfiftances dont il vient à bout. Ne s'aug-
mente-t'elle pas encore par la graifle qui entoure les arteres, ainfi que les mufcles & tout
ce qui n'eft pas artériel? car toutes ces chofes
comprimées par la dilatation de l'artere, lui
font place. Ainfi on peut regarder la plus
grande partie du corps humain, comme un
poids qui doit être élevé par le fang artériel,
& mis parmi le nombre des obftacles que
le cœur doit furmonter. Les ventoufes, le
feu, la fuétion, la vapeur d'eau chaude,
peuvent feuls occafionner de grandes diften-
fions de parties qui deviennent rouges, parce
que le fang palle dans des vaifleaux plus petits que les fanguins, dès que la réfiftance de
l'air en eft ôtée. Donc elle s'y faifoit fentir le
moment précédent, & la preffion externe
oppofoit de la réfiftance à l'action du cœur.
Rhodius parle d'une hémorrhagie mortelle
produite par les ventoufes.

L'étroite. Nous ne parlons pas de la proportion totale des petits diamétres au diamétre
de l'aorte. Nous confiderons feulement ici
combien les parois des arteres capillaires fe
touchent prefque, tant elles font voifines les
unes des autres, & qu'il s'y fait bien plus de
frottement, que dans un feul canal dont le
diamétre eft égal à tous les petits enfemble.
Nous ne renvoyerons donc point ici aux expériences de Mariotte, mais à celles de Hales, qui nous apprennent, à n'en pouvoir
douter, que l'eau pure coule trois fois plus
lentement des artérioles d'un inteftin coupé,
que du tronc de l'artere méfentérique. Mais
le fang coule encore avec bien plus de lenteur dans les plus petits capillaires; & ce re-

tardement ne peut être mis tout entier fur le
compte des réfiftances du cœur, puifqu'il
n'eft point totalement furmonté, & qu'il eft
conftant que le fang coule avec la derniere
lenteur dans les derniers tuyaux [a]. Cependant il doit être furmonté par le cœur en quelque partie, c'eft-à-dire celle par laquelle le
fang féjourne moins dans les petits vaiffeaux,
qu'il n'y devroit féjourner par les loix des
frottemens ; & nous conjecturons que cette
partie vaincue par le cœur eft affez confidérable, quoique nous n'ofions la calculer, ni
la mefurer [b] Au refte quelle que foit la rotation des globules dans les tuyaux, il demeure conftant que dans les grands il n'y a
que la croute ou la furface externe des liquides qui froiffe leurs parois ; que dans les mé-
diocres le fang dont le mouvement eft accéleré par l'axe, fuit des lignes droites & paralleles ; & qu'enfin dans les capillaires, il n'eft
pas un globule qui ne préfente toute fa furface à leurs parois.

Surplus. Keil affirme que la force du cœur
n'eft que précifément égale aux réfiftances
que le fang trouve dans fon cours ; mais fur
quoi cette opinion eft-elle fondée ? le cœur
meut-il le fang contre la fomme des réfiftances ? Non, certes ; il le meut librement &
promtement. Or, cette rapidité fuppofe un
furplus d'impétuofité de la part du cœur, &
de plus, comme l'obferve M. Amontons,
augmente tous les frottemens, & toutes les
réfiftances.

Poulmon. Dans la grenoüille le fang eft
pouffé avec la même force, & dans tout le

[a] CCXXII.
[b] CLXXXVII.

corps, & dans les poulmons : cependant il circule 43 fois plus vîte par ce viscére, qui résiste par conséquent 43 fois moins. Dans l'homme, le sang est poussé dans le poulmon avec bien moins de force, peut-être, de peur qu'il ne s'y échauffât trop.

§. C C X V I.

Il paroît, cependant par-là que le cœur a une force prodigieuse, soit qu'on fasse attention aux obstacles, ou au surplus de forces ; c'est ce que nous apprend d'ailleurs la seule quantité des fluides qui doivent être mûs.

Force. On a dit ailleurs que l'action & la réaction des solides, & des fluides, produit dans le corps humain une chaleur qu'on n'observe point dans les jets d'eau ; tant, parce que l'eau, incompressible, & très-fluide, parcourt ses tuyaux avec bien plus de facilité, & ainsi est presque exemte de frottement, & d'adhésion, que parce que les canaux hydrauliques font si vastes, que leurs parois ne font touchées que par un petit nombre des particules liquides. Mais le contraire arrive dans l'homme, qui froid, recemment tiré des eaux, sans respiration, sans pouls, mort, suivant toutes les apparences, retrouve bien-tôt la chaleur & la vie, en irritant les nerfs, qui envoyent des esprits aux fibres élastiques ; de sorte qu'elles font joüer leurs ressorts, leurs frottemens, & font naître ainsi les mouvemens nécessaires pour marcher des liqueurs, dont

T vj

le cours n'étoit que fufpendu. La feule action du cœur qui pouffe un liquide vifqueux
par les plus petits canaux, eft donc la caufe
de la chaleur du corps. Cette chaleur, fuivant Martine, produite par le frottement,
eft en raifon directe des vîteffes, & des cir-
conférences des petits orbes arteriels, & en
raifon réciproque des aires ; car dans un
grand canal il n'y a qu'une petite portion des
humeurs qui fubiffe l'action des frottemens,
tandis qu'une grande partie y eft néceffairement fujette dans les petits. Delà naît auffi
cette douce égalité de chaleur qu'on fent
dans tous les vaiffeaux. Si le mouvement eft
plus lent dans les plus petits vaiffeaux, la
furface des frottemens eft plus confidérable.

§. CCXVII.

Donc puifque tout le fang eft pouffé
avec tant de violence (216.), & repouffé par d'auffi grands obftacles (215.)
dans un canal plein, conique, flexible,
& fortement rénitent, l'artere fe dilatera néceffairement, lorfque le cœur fe
contractera ; & cet état qui eft naturel
au cœur, eft violent pour l'artere. La
plénitude des vaiffeaux fait connoître
que cette diaftole fe fait par tout dans
un corps fain, dans le même-tems ; &
on la fent où l'on trouve une artere confidérable, nuë, & appuyée fur quelque
partie dure.

Repouſſé. Le ſang tombe ſur tous les points de l'artere ſuivant des lignes différentes & inégales à cauſe de ſon mouvement de tourbillon, ou en rond, mais qui équivalent à des preſſions perpendiculaires à tous les points du canal. Il faut que ce canal céde, s'il peut céder, & qu'il acquiere plus de diamétre. La vertu *pulſifique* n'eſt donc point, comme Galien ſe l'eſt imaginé, quelque force innée, & comme une eſpece d'attraction de l'artere, mais une pure paſſion de l'artere qui céde, ou obéit. C'eſt pourquoi telle artere qui eſt oſſeuſe en quelque partie, ne céde point en cet endroit; elle ne pouſſe, ou ne bat qu'au-deſſous. Les veines ne battent point, tant parce que le ſang trouve ſans ceſſe moins de réſiſtance, que parce qu'elles ont une double impulſion; la premiere du cœur, & enſuite de l'artere. Elles battent cependant, toutes les fois qu'elles ſont bouchées, & ne peuvent verſer leur ſang; ce qui eſt rare; ou ne peuvent ſe vuider, quand les oreillettes du cœur ſont obſtruées, comme un célébre Chirurgien [*a*] l'a fait voir dans un Mémoire donné à l'Académie en 1732.

Même-tems. Il n'y a preſque aucune ſucceſſion de tems, parce que le ſang qui remplit un canal a les propriétés d'un ſolide, & doit être conſidéré comme tel. La ſérie des globules, eſt comme une ſuite de boules, dont la premiere avance, quand on touche la derniere. Cependant à force d'attention, Haller dit avoir apperçu plus d'une fois quelque ſucceſſion de tems; ce qui paroît devoir être attribué, tant au mouvement *vortiqueux*, qui trouble en quelque ſorte la ſuc-

[*a*] M. Morand.

ceſſion de la colomne, qu'à l'eſpace de tems qu'il faut au ſang pour paſſer par le cœur, & du cœur dans l'embouchure de l'aorte. Au reſte, il eſt certain que ce n'eſt point la pulſation de l'aorte, comme Riolan ſe l'eſt imaginé, qui frappe la poitrine, mais la pointe du cœur un peu recourbée dans ſa ſyſtole.

Nuë. Aux tempes, aux côtés du larinx, au carpe, à l'angle de la mâchoire inférieure, près la glande de Warthon, à l'angle interne de l'œil, &c. Mais les plus petites arteres battent dans l'inflammation, parce qu'alors elles reçoivent plus de liquide, & de liquide pouſſé avec plus de force. C'eſt pour la même raiſon qu'on apperçoit quelquefois des pouls, qu'on ne diſtingue pas communément. Winſlow a ſenti le battement des arteres gaſtro-épiploïques, & peut-être Tulpius, lorſqu'il crût que la rate battoit.

§. CCXVIII.

Puiſque l'artere (213.) réſiſte fortement à cette diaſtole (217.) & fait même des efforts contraires, & que d'ailleurs cette rénitence eſt aidée en même-tems de la preſſion (215.) des parties environnantes, il eſt donc de toute néceſſité que l'artere réagiſſe ſur le ſang, qui autrement demeureroit en repos, & le preſſe avec la même force, par laquelle elle ſe contraĉte (213.); par conſéquent le ſang coulera ſans in-

-terruption, quoiqu'en fautant, fur-tout dans le tems que le cœur fe contracte. C'eft ainfi que fe fait la fyftole de l'artere, qui répond à la diaftole du cœur, & qui eft l'état naturel, & non violent de l'artere. Le fang eft aidé dans fon cours, par la façon dont les valvules de l'aorte femblent rétrograder, & par la flaccidité qui fuit l'évacuation des arteres coronaires. Dans le même inftant que la contraction du cœur ceffe, les arteres & les veines contiennent cette plus grande quantité de fang, que les deux ventricules y ont pouffée, & de plus les liqueurs qui ont été exprimées des vaiffeaux du cœur; au contraire les arteres s'étant contractées, cette même quantité n'eft plus dans les vaiffeaux; elle eft rentrée dans les cavités du cœur. Delà on peut calculer la différence que la diaftole & la fyftole des arteres mettent dans leur capacité.

Contraires. On peut comparer une artere à une corde de mufique; le fang qui dilate l'artere, à un poids qui tiraille la corde. Suppofons que ce poids foit de dix parties; qu'on en ôte un dixiéme, la corde rejaillira, & fe raccourcira d'un dixiéme. Si on ôte une autre portion de ce poids, la même corde deviendra plus courte d'un cinquiéme. C'eft ainfi que les arteres tendent à fe contracter, dès qu'elles ſont dégagées des efforts du cœur, & auſſi-tôt qu'une partie de ces efforts, ou du poids du ſang ne ſe fait plus ſentir, la force de contraction redouble dans ces canaux élaſtiques. Comme tous les diamétres diminuent également, il ſuit que les tubes arteriels s'anguſtient en raiſon double des rayons diminués : & ce même canal continuë de ſe reſſerrer juſqu'à ce qu'il ſe ſoit délivré de tout le ſang qu'il a reçû du cœur dans ſa derniere & propre diaſtole ; de ſorte qu'il revient enfin à l'état où il étoit avant ce dernier ſang pouſſé par le cœur. Cette onde qu'il pouſſe doit donc ſe faire paſſage. Si le ſang ne trouvoit qu'un cul-de-ſac, l'artere ne pourroit jamais s'en débaraſſer ; elle agiroit ſur lui, comme ſur un corps ſolide ; le condenſeroit, feroit un tout immobile avec lui, comme on le voit dans l'artere ombilicale, qui ſe bouche avec ſon propre ſang auſſi-tôt après qu'on l'a liée. On conçoit delà qu'elle eſt l'utilité des veines, qui offrent une eſpece de vaſte récepctable au ſang ſorti des arteres ; & ſi le cœur demeuroit toujours contracté, les arteres ne pourroient ſe contracter ; car le ſang veineux s'oppoſeroit au cours du ſang arteriel. Mais dans le même tems qu'arrive la ſyſtole du genre arteriel, le cœur ſe relâche, moyennant quoi le ventricule droit, bien ouvert, donne autant d'eſpace qu'il en faut pour loger la quantité que les arteres ont pouſſée dans les veines.

Mais toutes les fois que je contemple la proportion relative de l'oreillette droite à la gauche, qui eſt ſuivant Santorini comme 5 à 3, je regarde l'oreillette droite comme un réfervoir fubfidiaire dans les mouvemens mufculeux, qui ne contient pas toujours cinq onces, ni dans un homme en repos, mais qui eft fi dilatable qu'il en peut contenir cinq, toutes les fois que le ventricule droit trouve trop d'obftacles dans les voyes du poulmon, pour pouvoir fe vuider à peine, malgré tous fes efforts, ou toutes les fois que le fang veineux abonde par quelque paffion que ce foit, comme la terreur, ou par le froid, ou par un violent exercice, abonde, dis-je, au cœur, fi fubitement, qu'il ne fuffit pas pour le recevoir, & le faire tout paffer. Et la même oreillette peut bien dans des agitations ordinaires du fang, en contenir trois onces, quoiqu'elle en reçoive cinq dans les plus grandes : tout le fang ne paroît pas être condenfé des $\frac{2}{3}$ dans les poulmons ; condenfation confidérable qui eft très-rare dans les liquides, & les deux ventricules n'ont pas la même capacité. (*a*)

Naturel. Puifque l'impulfion du cœur eft une caufe étrangere qui dilate l'artere, & qu'elle reprend fon premier état, dès que cette caufe eft dans l'inaction.

Valvules. Nous avons vû que l'aorte commence au cœur à fe contracter, & fe continue fucceffivement jufqu'aux vienes ; c'eft auffi au cœur qu'elle commence à s'irriter, & enfuite aux autres parties ; ce qui produit une grande accélération dans le mouvement du fang. Mais parce que le fang qui va devant ne fuit pas auffi vîte, que celui que le cœur envoye à fa fuite, il faut bien qu'il en retourne quelque petite partie vers le cœur ;

(*a*) *Santorin,* c, VIII. §. v.

petite ſans doute ; car de deux onces que
chaſſe l'aorte, il eſt conſtant qu'il en paſſe
beaucoup dans les veines par la ſeule contraction du cœur (CLX.) & que l'autre portion eſt employée à la diſtention de l'artere.
Cette portion, ſuivant Hales, eſt des $\frac{2}{3}$ des
deux onces, ou de dix dragmes $\frac{2}{3}$, le reſte
tend à refluer ſur ſes pas ; mais les valvules s'oppoſent à ce retour, & pour le dire
en paſſant, en verſant de l'eau par l'aorte,
elles s'en rempliſſent parfaitement, ſans laiſſer paſſer une ſeule goutte. Donc, &c. Donc
tout ce qui retourne au cœur, eſt reçû par
les arteres coronaires.

L'évacuation. Quand le cœur ſe contracte,
il chaſſe tout le ſang des arteres coronaires,
dans l'oreillette & le ventricule droit, &
dans le poulmon [*a*]. Mais tout muſcle privé
de ſang arteriel ſe relâche ſur le champ. Il
ſe fera donc dans le cœur un vuide comme
celui de Boyle, prêt à recevoir l'onde voiſine pouſſée par tous les flots arteriels ; car il
eſt certain que la contraction de l'aorte détermine le ſang juſques dans l'oreillette même, & la remplit, mais non pas les ventricules qui ne ſe rempliſſent que par la ſyſtole
des oreillettes [*b*]. Mais comme les arteres
coronaires ſe vuident, tandis que le cœur ſe
contracte, elles peuvent facilement recevoir
une partie du ſang de l'aorte ; & c'eſt ainſi
que renaiſſent les deux cauſes qui forcent le
cœur dilaté de ſe contracter de nouveau.

Difference. L'aorte très-pleine reçoit, outre le ſang qui la rempliſſoit, tout celui qui
étoit dans le ventricule gauche, & dont quel-

[*a*] CLXIII. & CLXXXIII.
[*b*] C L I X.

que partie avoit été dans les arteres coronaires le moment d'auparavant, excepté tout le
fang qui a été pouffé jufques dans les veines
par l'action même du cœur. L'aorte très-
vuide, ou dans fa plus grande fyftole, a expulfé tout ce fang. Une artere pleine ou
vuide n'offre pas une difference de deux onces ; de forte que dans la diaftole elle n'a
pas beaucoup plus de capacité que dans la
fyftole.

§. CCXIX.

Tels font les deux mouvemens des
arteres , que les Médecins appellent
pouls, où l'on a coutume de faire attention à la force , la grandeur , la fréquen-
ce , l'égalité , ou aux difpofitions contraires ; enforte, pourtant qu'il n'y a peut-
être pas deux perfonnes faines qui ayent
le même pouls.

Pouls. Nous remettons à la féméïotique
l'hiftoire du pouls (*a*). Hérophile paroît avoir
eû le premier la connoiffance de ce figne , &
en avoir fait ufage. Pour Hippocrate, quoiqu'il ne l'ait pas négligé , il ne l'a pas regardé
comme un figne principal , & qui méritât d'ê-
tre fi uniquement exploré. Il fe contentoit
d'être attentif à la refpiration , qui fignifie effectivement prefque les mêmes chofes. Galien a donné dans un excès contraire. Il faudroit avoir le tact bien fin , & pour ainfi dire,
muficien, pour diftinguer avec lui tous les
dégrés & toutes les différences qu'il a marqués. Auffi en a-t-on bien rabattu.

(*a*) §. 958 , &c.

Un pouls plein peut être grand ſi le cœur
bat fortement, & qu'il y ait une grande quantité de ſang dans les artéres. Il peut être petit,
quoique plein, ſi la foibleſſe du cœur accompagne la pléthore. Un pouls fréquent eſt celui qui bat pendant une minute plus de 75 fois,
& même juſqu'à 100. Un pouls rare n'a pas
70 ou 60 battemens. On le diſtingue par là
d'un pouls prompt, ou vif, à qui on donne
communément le nom de fréquent, à cauſe
de la difficulté de diſtinguer le court inſtant
qui peut diſtinguer le battement de l'un & de
l'autre. Il eſt encore plus ſubtil qu'utile de
diſtinguer le pouls rare du pouls lent, dont
le battement dure plus de tems. Le pouls
plein eſt-il fort ? on peut l'appeller grand,
comme fait notre Auteur. Eſt-il foible, quelques-uns le confondent avec celui qu'on
nomme petit.

Deux. Dans la même perſonne, les deux
pouls du bras ſont ſouvent differens, & chacun doit changer, ſuivant toutes les cauſes
qui varient les contractions du cœur, comme
les paſſions de l'ame, l'exercice, la médi-
tation, le repos, le ſommeil, les alimens,
&c.

§. CCXX.

Le ſang pouſſé par le cœur, va frapper obliquement, & à angle fort aigu
les parois de l'aorte, les preſſe, les
comprime, heurte ſa croſſe preſque avec
toute ſa maſſe, eſt repouſſé en arriere,
tant par ſa figure & ſon reſſort, que par
la réſiſtance de la maſſe de cette même li-

queur. Donc à chaque inſtant, chaque particule de ſang eſt agitée par différens mouvemens ; tantôt elle eſt en rotation, broyée, atténuée, condenſée ; tantôt ſes angles s'émouſſent, & ſe briſent, & elle acquiert une parfaite homogénéité dans toutes ſes parties : d'où ſuivent la fluidité, la chaleur, la couleur de toute la maſſe, ſa diviſion en molécules proportionnées à tous les petits vaiſſeaux, ſa preſſion dans les ouvertures laterales, la facilité de traverſer les vaiſſeaux capillaires. Toutes ces choſes ſont aidées par les anaſtomoſes (*a*) qui ſe trouvent dans les petites arteres, où les liqueurs ſont pouſſées les unes contre les autres, ſe rencontrent à l'oppoſite, ſe mêlent, ſe ſéparent, preſque à chaque inſtant. Par conſéquent nous n'avons pas beſoin de recourir à d'autres cauſes, pour expliquer ces effets.

Aigu. Suivant Monſieur Boerhaave, le ſang dilate plus l'aorte, que les autres artéres ; il y eſt à la vérité pouſſé avec plus de force, mais les membranes y ſont plus épaiſſes, & plus capables de reſiſter à l'impulſion. Les anévriſmes, qui ſont très-frequens au commencement de l'aorte, & plus rares dans la ſuite, ſemblent cependant favoriſer l'opinion

(a) *Levvenhoeck*, par tout. *Ruyſch.* preſque dans tous ſes ouvrages.

de notre Auteur. De-là naît la figure conique des artéres ; car cette figure naît de l'origine des rameaux , préciſément comme dans
les arbres , ſuivant la judicieuſe remarque
de Bellini. Les Méchaniciens expliquent la
formation des cônes artériels par le jeu des
globules élaſtiques du ſang, & la réaction des
fibres, qui ont , ſans comparaiſon, bien plus
de reſſort. Nous parlerons ailleurs amplement de l'élaſticité du ſang (*a*) ; mais ici
qu'il nous ſuffiſe de conſidérer que ces globules heurtant les parois des artéres , ne paroiſſent point avoir les affections, ou proprietés de petites ſphéres dures ; mais ils ſemblent ſeulement perdre par leurs chocs une
partie de leur mouvement , dont la dépenſe
ne ſe reſtituë point dans le changement de
figure. On ſçait que les globules en changent
réellement, & d'ovales deviennent ſphériques
dans le vivant. On ſçait qu'un gros globule
ſe partage en pluſieurs petits , dont la compaction familiere aux vaiſſeaux de notre
corps , en forme enſuite de plus conſidérables. Tout cela fait qu'il faut bien rabattre des
raiſonnemens de nos Phyſiologiſtes (*b*). A les
entendre , les globules ſanguins ſont de vrais
corps très-élaſtiques , qui vont frapper des
cordes qui le ſont encore plus. Toute la maſſe
qui a frappé obliquement les parois de l'aorte,
ſera refléchie par une pareille obliquité ſur
la parois oppoſée , de là ſur l'autre , & toujours ainſi obliquement ; de ſorte que dans
chaque particule du ſang, il y a toujours à
chaque inſtant une direction differente , &
differentes tendances; & il eſt vrai que le ſang

(*a*) CCXXVI.
(*b*) Haller, page 281. T. I L.

ne se meut pas dans les artéres par des lignes
paralleles à des tangentes, & à l'axe. Chaque
globule, pourfuit-on, fera donc froiflé & contre les parois de l'artére, & contre les globules voifins, & ces chocs feront répétés à l'infini dans tous les points imaginables des parois & des globules. Chaque molécule arrivée à l'extrêmité d'une artére, frappe de prefque toute fa furface toute la concavité du
tuyau, comme il n'en entre pas une feule dans
les veine, qui ne fe foit brifée aux parties
latérales de la fin de l'artére qui dégénere en
veine. Il faut convenir que le fang pouflé
par le cœur, change fans cefle de direction
& de mouvement; mais l'obliquité des premiers chocs ne peut durer toujours à caufe
de la perte du mouvement dont j'ai parlé, &
par conféquent les globules ne feront point
repouflés, fuivant les loix univerfelles des
corps durs, au même angle qu'elles ont heur-
té. Ce ne font point, je le repete, des corps
durs, comme on en peut juger par l'efpece
de placenta mol, que forme le fang tiré des
veines, ou des artéres. Nous convenons donc
feulement que tous les globules heurtent les
parois, & en font repercutés tant par le reffort des artéres, que par le leur propre; mais
comme nous n'avons point préfidé à la créa-
tion, nous jugeons qu'il eft témeraire de vouloir expliquer la formation des cônes artériels. Bellini avoit imaginé au milieu de nos
vaiffeaux coniques un certain cylindre, égal
à la difference qui fe trouve entre le demi
diamétre d'un plus petit tube, & le demi diamétre d'un feul globule; & il prétend dans
fa 25. Prop. *de motu bilis*, que lorfque nos
fluides coulent d'un grand vaiffeau dans un

plus petit , les molécules qui forment ce cylindre vers le milieu de la longueur des
tuyaux , alloient droit leur chemin , ſans
heurter leurs parois ; privilege qu'il refuſe à
toutes les autres particules. Quoique ce cylindre prétendu repugne , comme le remarque fort bien Michelotti , au mouvement de
tourbillons confus du ſang , il n'en démontre
pas moins le *heurt* des fluides dans les capillaires , qui ne peuvent tranſmettre qu'un ſeul
globule à la fois ; car la difference des demi-
diamétres , dont parle Bellini , eſt preſque nulle , le cylindre à l'axe ſera nul , & rien en un
mot ne pourra empêcher ce qui a été démontré aiileurs (a) le choc des fluides contre les
parois.

Croſſe. L'artére-aorte forme un grand arc ,
à ſa ſortie du cœur. Ce qui confirme ce que
nous venons de dire contre le théorême de
Bellini , que le ſang qui couloit par l'axe de
l'artére ne peut librement conſerver ſa premiere direction ; mais il eſt tout pouſſé , & repouſſé ſans regles par le cœur & par les artéres ; & ce deſordre produira le broyement ,
la rotation , &c. dans tout le genre artériel ,
ſujet ſans ceſſe à de pareilles courbures.

Repouſſé. Nous avons vû que les valvules
ſigmoïdes de l'aorte empêchent néceſſairement le ſang de revenir au cœur , & que le
peu qui reflue ſur ſes pas , rentre dans les artéres coronaires , qui ont leurs ouvertures
béantes ſous ces valvules. Ce peu ne peut
aller à près de trois dragmes , comme l'enſei-
gnoit Monſieur B. car s'il n'en ſort que deux
onces (a) du ventricule gauche , & que les $\frac{2}{3}$

(a) C L X.
(b) C X C.

en

en foient employés à dilater l'artére, il ne restera que 32 fcrupules, dont la plus grande partie paffe vifiblement dans les veines par la feule action du cœur, & dont le refte eft reçû dans les coronaires. Nous avons parlé fouvent de la rotation des globules, produite par l'action des fluides, & la réaction des folides ; mais il ne faut pas croire que ce foit une vraye rotation, comme celle que les Aftronomes découvrent dans les corps céleftes, c'eft un roulement vertigineux, un mouvement en rond, imparfait. Les hémifpheres antérieurs & poftérieurs ne font jamais les mêmes. L'impulfion des globules, le nouveau mouvement des parois reglent toutes ces variétés : & c'eft cette rotation confufe dans une artére pleine, ces heurtemens reciproques, ce roulement circulaire de tourbillon, en tout fens, qui forment le prétendu mouvement inteftinal, que Defcartes a mis dans le fang, & que De Moors a voulu exprimer dans fes figures.

Condenfée. Les furfaces des fphéres font entr'elles en raifon quarrée des rayons, les poids comme les cubes. Six globules condenfés en un feul, conferveront donc leur poids, & perdront beaucoup de leur furface. Car le cube du gros fera fix fois plus confidérable que le cube du petit, & la furface fera à celle du petit, comme la racine cubique de 36 à 1; c'eft-à-dire que la furface eft diminuée prefque du double, dans la compaction de fix molécules. Car, foit le cube du grand rayon a, égal aux fix cubes du petit rayon b, $a^3 = 6b^3$ la furface de la plus grande fphére fera à celles des petites fphéres, comme $\sqrt[3]{663}^2$ à $6bb$,

en ſuppoſant égal $\sqrt[3]{663}^{2}$ en la place de *aa.*
Or $\sqrt[3]{663}^{2} = \sqrt[3]{36}$. Le 6 eſt l'unité, qui eſt
plus grande que $\frac{13}{4}$ plus petite que $\frac{10}{3}$. La ſurface de la grande ſphére ſera donc à celles de
la petite jointes enſemble, comme $\frac{10}{3}$ à 6.
Pour ce qui eſt de l'autre raiſon de la denſité
des globules, qui eſt leur ſéparation en plus
petites particules, elle n'eſt vraye qu'autant
que le gros globule mal condenſé ſeroit plein
de pores, qui ſe détruiroient par la diſſolu-
tion.

Angles. Un corps ſphérique mû parmi quel·
ques corps que ce ſoit, réſiſte également
dans tous les points de ſa ſurface. Mais s'il y
a quelque partie éminente, plus éloignée du
centre que les autres points de la ſurface,
cette partie rallentira ſon mouvement ; c'eſt
pourquoi toute l'action des parties voiſines
eſt employée contr'elle. Cette inégalité ſe ratiſſe, moyennant quoi la ſphére, devenue plus
parfaite, coule avec plus de facilité. De là
vient que tout ce qui eſt deſtiné à nourrir,
prend une figure globuleuſe ; car les venins,
& le ſel marin, ſe trouvent dans le ſang, tels
qu'on les a pris.

Homogeneïté. Tant que les globules ſanguins ſont d'une figure inégale & raboteuſe,
ils peuvent varier d'une infinité de façons ;
mais quand les angles ont été émouſſés, tous
les globules ſe reſſemblent. Tous les hommes
ont beau ſe nourrir d'alimens fort differens
en apparence, ils font toûjours le même ſang ;
ce qui ne peut venir que de la quantité prodigieuſe des liqueurs humaines avec les (*a*)

(*a*) CXXVI.

étrangeres, & en même tems de l'action du poulmon & des artéres, qui, de toutes fortes de nourritures, font des globules abfolument femblables à ceux de notre fang, tant par la couleur, que par le poids & la folidité. Les alimens, en effet, ne font pas d'une nature fi differente. Ou ce font des matieres farineufes végétales ; ou des liqueurs animales formées elles-mêmes par ces globules. C'eft pourquoi puifque les premiers alimens ont fait du fang rouge, tous ceux qu'on prendra dans la fuite en feront de femblable : car les mêmes agens fubfiftent ; fçavoir l'action des folides, & le mélange des fluides ; & par conféquent il en refultera le même effet.

Fluidité. Le fang eft de ces liquides, qui ne font ni folides, ni fluides, & qui après avoir été fluides, fe changent aifément en folides, comme le dit Boyle. Il coule dans les vaiffeaux, & lorfqu'il en eft tiré, le repos & le froid le condenfe. Une chaleur moderée, au-deffous de celle qui fait l'ébullition, de 33 à 100 dégrés, conferve fa fluidité, & s'il eft fort compact, il fe diffout par cette caufe. A force de le remuer, & de l'expofer à un feu de 100 jufqu'à 220 degrés, il fe coagule derechef, comme le démontrent les fiévres inflammatoires, & d'autres expériences faites par Ruyfch, & Boerhaave ; il fe fond enfuite à une plus grande chaleur. La feule agitation du fang ne le rend donc pas fluide. Au contraire, s'il n'eft entremêlé d'eau, elle condenfe fes molécules. Mais qu'il foit fecoué dans un vafe, & mêlé avec de l'eau, les élémens de l'eau étant très-fluides, exactement placés entre les élémens vifqueux du fang, entretiennent fa fluidité. Rien donc de plus

fage, que le confeil d'Hippocrate, qui a peut-
être mis le premier à la diette aqueufe tous
ceux qui avoient la fiévre. L'eau mêlée avec
le fang dans nos vaiffeaux, l'agitation qui
change fans ceffe le contact des globules,
voilà les deux caufes qui entretiennent notre fang fluide. Les artéres ne reçoivent rien,
fi ce n'eft ce qui a circulé auparavant, ou ce
qui eft entré par les vaiffeaux lactées, chargé de beaucoup de lymphe, pour paffer enfuite par les poulmons, & y être fort atténué. Van-Helmont, & autres plus Anciens,
ont voulu expliquer la fluidité du fang par
je ne fçai quel ferment imaginé dans le cœur
& dans les artéres. Mais la feule figure cônique des artéres peut mieux conferver la fluidité du fang, que tous les fermens avec toutes
les belles propriétés qu'on a jugé à propos de
leur donner. Si le fang extravafé, ou tiré
des veines, fe coagule, ou forme une maffe
folide, c'eft qu'il ne reçoit plus le même liquide que dans les vaiffeaux, & qu'il n'a plus
cette agitation qui tient fes molécules toujours écartées les unes des autres : de-là vient
qu'il fe forme fouvent tout-à-coup des polypes dans la fyncope.

Chaleur. La chaleur du fang vient des globules rouges, & s'augmente avec eux : c'eft
ce qu'on obferve toûs les jours dans la cura-
tion des pâles-couleurs. Les filles qui en font
affligées, d'abord pâles, vertes, livides,
tremblantes, foibles, fe foutiennent à peine
fur leurs jambes, & lorfqu'une fois l'action
des remedes martiaux a épaiffi leur fang, trop
fluide auparavant, leurs levres, leurs joües,
prennent de la couleur ; & la chaleur, & la
force, accompagnent bien-tôt la formation

du fang rouge, qui enfin peut rompre les vaiffeaux utérins, fous la forme de flux menftruel. Si les poiſſons ont le fang froid, c'eſt
qu'ils ont les globules plats, & beaucoup
plus de férofité que de fang. Les frottemens
des folides & des fluides qui forment un fang
plus rouge & plus denſe, doivent cependant
être regardés comme la premiere cauſe de la
chaleur de notre corps. Quant à la meſure
de ſes divers degrés, on la connoit à peu près
par le pouls, du moins autant que cela eſt
néceſſaire pour la pratique ; car pour plus de
juſteſſe, on peut ſe fervir d'un thermométre,
& principalement de celui de Fahrenheit, qui
eſt très-commode, & avec lequel Monſieur
Boerhaave recommande ſi ſouvent d'examiner les fiévres chaudes. Il eſt certain que la
chaleur du fang d'un homme fain, ne differe
que de $\frac{8}{100}$ de celle qui le coagule. Le fang
qui ſe coagule au commencement d'une fié-
vre aiguë, ſe diſſout à la fin. Le fang eſt ver-
meil dans la peſte. Dans les fiévres les plus aiguës, le fang eſt d'autant plus mauvais, qu'il
reſſemble davantage à celui de l'état fain ; &
s'il fort après la mort par la bouche & les narines, il eſt fluide, comme je l'ai obſervé dans
certains ſcorbutiques. Enfin l'augmentation
du mouvement du fang le rend compact; mais
il ſe diſſout par la putréfaction. Si la chaleur
vient à manquer, comme le frottement qui
l'a produit, a dû manquer d'abord, le fang
doit être fluide, les reſſorts ne peuvent
changer le chyle en un fang bien conditionné, comme il arrive à la ſuite de grandes hémorrhagies, qui amenent la cachexie.

Couleur. La denſité du fang contribue à lui
donner une couleur rouge ; mais cette condi-

tion n'eft pas la feule caufe de cette rougeur; c'eft le broyement, puifqu'à force de broyer du fang veineux dans un verre, on peut le rendre fi femblable à celui des artéres, qu'il fera méconnoiffable. A-t-on peu de globules rouges, on a froid? Eft-on attaqué de fiévres intermittentes, de maladies de langueur, le fang eft comme une lavûre de chair; mais quand la fanté revient, fa bonne couleur revient auffi. La rougeur ne vient donc point d'un chyle acide qui entre en effervefcence avec le fang fuppofé alkali, ni d'une huile intimement mêlée à un alkali, ni d'un lait mêlé au fang, & devenu rouge avec lui, comme lorfqu'on le fait boüillir avec du fel de tartre.

Proportionnées. Un globule rouge formé de fix globules féreux, fe décompofe en ces fix globules, comme un globule féreux en fix lymphatiques. C'eft ce que nous avons dit que Leuwenhoeck a obfervé, regardant le fang paffer d'un vaiffeau fanguin, en d'autres plus petits, inacceffibles aux globules rouges. Mais comme on peut ne pas croire un Auteur fur fa parole, qu'on jette feulement les yeux fur la feule réfolution d'un placenta de fang rouge en férofité jaune, & fur la parfaite évaporation qui fe fait enfuite de celle-ci, & on fera convaincu que les globules rouges font de nature à fe réfoudre en plus petites particules, jaunes, qui fe fondent enfuite en d'autres, volatiles, fans couleur : & puifque, à une petite partie près, tout le fang d'un homme fain fe coagule dans une maffe folide, qu'on peut couper, il eft évident qu'elle n'eft formée que de la compaction des parties fereufes & lymphatiques, comme cel-

les-ci le font de la diminution, ou réfolution
fucceffive des globules épais; effet qui eft favo-
rifé , ou plutôt produit par leurs chocs contre
les parois élaftiques , contre les angles des
veines.

Latérales. Soit un vafe cônique, ou une petite artére convergente ; qu'il forte de fes parois vers la pointe du cône un tuyau qui ne
reçoit que des liquides plus tenus que le fang
proprement dit, tous les fluides dont le volume répond au diamétre de cette branche , ou
qui font plus petits , enfileront cette voye , à
caufe de la preffion qui eft perpendiculaire
dans les fluides aux parois de leurs tuyaux ,
fuivant Michelotti.

Capillaires. A la pointe d'un canal cônique,
ou même dans un cylindrique , rien de plus
commun , rien de plus difficile à éviter, que
ce que notre Auteur appelle dans fes aphorifmes *error loci* ; c'eft une obftruction qui
vient de ce que le diamétre du petit tuyau
eft plus petit que le globule qui y eft engagé.
Et comment éviter un tel péril ? le mouvement eft très-lent dans ces lieux éloignés du
cœur (*a*) ; les réfiftances y font fort confidérables; la chaleur y eft petite (*b*); il y a peu de
liquide , pour détremper & charier les fucs
engoués. Tout fait donc craindre le croupiffement;& la coagulation de ces liquides. Mais
Leuwenhoeck, cet homme fans lettres , qui
a cependant fi bien obfervé la nature , nous
révéle tous les remedes qu'elle apporte pour
prévenir d'auffi grands malheurs. Tantôt un
petit globule coagulé reprend fon mouvement par la chaleur , jufqu'à ce qu'il ait

(*a*) CCXXII.
(*b*) CCXV.

achevé toute fa circulation ; tantôt il fe fait
un mouvement alternatif de conftriction & de
dilatation dans l'artere, qui réfout le fang ,
& le fait marcher plus avant ; tantôt les particules les plus embarraffées retrogradent , &
trouvent ailleurs plus de paffage ; tantôt en
retrogradant, elles vont déboucher un tuyau;
& même, comme l'injection le démontre dans
le méfentere , un tuyau qui forme un plexus.
Car fi on fait une ligature à quelqu'un des
vaiffeaux du méfentere , l'artére fe gonflera
entre l'inteftin & la ligature : ce qui prouve
que la liqueur a retrogradé , & eft venu chercher cette ligature , comme elle va naturellement frapper d'un canal de communication
dans un autre obftrué.

§. CCXXI.

Car fi le fang , fans rien perdre de fes
bonnes difpofitions , manque feulement
du mouvement du cœur & des arteres ,
il forme bientôt de telles concrétions
qu'il approche plus de la nature d'un
folide que d'un fluide : au lieu que tant
qu'il eft expofé à l'action des caufes
(220.), il demeure propre à entretenir la vie.

Concrétions. Nous avons vû combien de divers genres de globules il y a dans le corps
humain. Ils font tous mols, compreffibles ,
& portent les uns fur les autres. Les inférieurs
font donc comprimés par le poids des fupérieurs, & changent de figure ; de forte que

ceux qui ne fe touchoient il n'y a qu'un moment que par un ou deux points, fe joignent
peut-être à préfent par leurs furfaces. Or ils
s'attirent en raifon du contact mutuel de leurs
furfaces. Ils formeront donc en s'approchant
une maffe folide, de ce qui étoit fluide, lorfqu'en s'évitant, fuyant par la circulation les
uns devant les autres, ils ne fe touchoient
que légerement, tantôt en un point, tantôt
en un autre. Le fang doit donc être mis
dans la claffe des folides. S'il eft fluide, cela
eft dû à la chaleur, au fluide qui lui vient
de toutes parts après les digeftions, à l'action
du cœur, & des artéres.

§. CCXXII.

Mais comme le nombre & la capacité des arteres s'augmentent infenfiblement; qu'elles font plus étroites dans
un endroit, & plus larges dans un autre;
qu'elles perdent en tout tems, & en tout
lieu, plufieurs parties irréparables; qu'il
y a une très-grande réfiftance dans les
plus petits vaiffeaux; & que le mouvement communiqué aux liqueurs fe perd
dans plufieurs parties environnantes;
il fuit que toutes chofes égales, le mouvement des humeurs qui circulent fera
très-rapide vers le cœur, & très-lent
dans les parties qui en font éloignées.

S'augmentent. Haller a trouvé dans un enfant que le tronc de l'aorte étoit à fes ra-

V y

meaux comme 4900 à 6075. Dans une autre
expérience, il a trouvé que la proportion du
diamétre du tronc de l'aorte, aux diamétres
des branches & du tronc deſcendant, étoit
comme 3789 à 4659. Dans un nouveau né il
a vû que le tronc étoit aux branches, comme
1521 à 2550. Ainſi ſuivant ces expériences,
Monſieur Helvetius, qui ne fait que la proportion que de 64 à 71, la feroit trop petite.
Le corps humain, par rapport à la circulation du ſang, peut donc être conſideré comme un tube qui va toujours en s'élargiſſant.
Ainſi le ſang va toujours en perdant de ſa viteſſe, qui diſparoît enfin preſque entierement,
mais toujours en raiſon de l'aorte à tous les
autres vaiſſeaux pris enſemble. C'eſt ainſi
qu'un fleuve perd enfin tout ſon mouvement
dans de vaſtes lacs.

Perdent. Tous les liquides qui ſe ſéparent
du ſang ſont originairement plus fluides que
lui. On n'en a point encore vû de plus de conſidérables qu'un globule. La bile, la ſémen-
ce, le mucus, au commencement de leurs
filtrations, ne ſont pas plus viſqueux que le
ſang. Donc tous les liquides plus ténus paſſent dans les vaiſſeaux latéraux. Cela eſt confirmé par les expériences de Leuwenhoeck,
de Cowper, de Hales, &c. qui nous apprennent conſtamment que les artéres ne reçoivent que les globules ſanguins qui ſe trouvent dans tous les vaiſſeaux. Mais le ſang même, lorſqu'il contient toutes ſes parties les
plus liquides & les plus ſubtiles, eſt fort diſ-
poſé à ſe coaguler; & lorſqu'il manque de
délayement, le mouvement le condenſe évidemment, plus qu'il ne le rend fluide. C'eſt
pourquoi on le voit ſe coaguler dans l'ani-

mal vivant, autant de fois, qu'il eſt en repos, & l'animal ne meurt jamais, qu'après la ſtagnation, & la coagulation de ſon ſang.

Rapide. Le mouvement du ſang dans l'aorte, ſuivant Keil, eſt à ſon mouvement dans la 5ᵉ diviſion de cette groſſe artére, comme 44507 à 1; & cela par la ſeule augmentation des diamétres : de ſorte qu'il en reſulteroit une énorme proportion, ſi on ajoute ce qui ſe perd du même mouvement par les frottemens, par la compreſſion des parties molles environnantes, par les plis, les coudes que font les vaiſſeaux, &c. Mais Keil ſe trompe manifeſtement ; car il ſuivroit de ſon calcul que dans la derniere artére, à cauſe du ſeul retardement que cauſe l'amplitude des branches, le ſang ne parcoureroit dans une minute qu'un $\frac{1}{4376}$ d'une ligne mathématique. Si nous ſuppoſons même 40 diviſions, il parcourera, ſuivant la même loi, plus d'une ligne : ce qui ne répond certainement pas à la vélocité avec laquelle le ſang ſe meut, tant par les veines, que par les artéres, dans un animal vivant, qu'on examine avec le microſcope ; vélocité qui eſt ſi grande, que Leuvenhoeck nie que le ſang circule dans les petites branches plus lentement que dans les grandes. Malpighi n'eſt gueres plus favorable à cette lenteur. Nous n'abuſerons cependant pas de l'autorité de ces Obſervateurs, parce que le microſcope groſſit le mouvement des objets comme les objets mêmes. Mais voici ce qui ſuffit pour renverſer tout l'édifice de Keil. Hales qui a examiné le mouvement du ſang de la grenouille, qui l'a moins vif que l'homme, l'a vû parcourir en une minute les $\frac{3}{7}$ d'un pouce dans les muſcles

& plus de 28 pouces dans le poulmon, ayant
furmonté non-feulement la réſiſtance que
donne la grandeur des diamétres des rameaux,
mais toutes les autres. Leuwenhoeck dans
l'anguille, qui eſt un animal lent, convient
lui-même que le ſang parcourt $\frac{1}{15}$ de pouce
dans une feconde, & par conſéquent plus
de quatre pouces dans une minute : ce qui
ſuppoſe une vélocité plus de dix fois plus
grande que dans le calcul de Keil le plus
modéré. Il eſt donc vrai-femblable que le
ſang eſt conſidérablement retardé dans les
plus petits vaiſſeaux, mais la proportion en
eſt inconnuë, comme l'avouë le ſage Michelotti. Nous ſommes donc fort éloignés
de l'opinion de ceux qui penſent avec Hoffman que le ſang eſt mû plus rapidement dans
les capillaires ; car ils ſe fondent ſur une
ſuppoſition fauſſe, qui eſt que les diamétres
de toutes les branches arterielles, pris enfemble, ſont plus petits que le diamétre de
l'aorte. Au reſte la vélocité du ſang décroît
ſuivant les différens lieux, ſuivant la diverſe
proportion des rameaux au tronc, ſuivant
les angles, les plis, les coudes, la variété alternative des diamétres qui augmentent &
diminuent, & enfin ſuivant pluſieurs autres
machines qui ſe dérobent toujours à nos re-
gards.

NATURES, PARTIES,

PHENOMENES DU SANG.

§. CCXXIII.

IL y a dans le fang même une caufe bien efficace de fa différente vélocité, & aptitude à traverfer différens vaiffeaux. En effet on fçait qu'il eft compofé de diverfes parties, tant par fon origine & la féparation fpontanée de fes principes (lorfqu'il eft en repos, & hors des vaiffeaux) en matieres qui s'exhalent, en parties féreufes & fibreufes, que par l'analyfe chymique.

Si le fang étoit compofé de corpufcules fimilaires & parfaitement durs, & que rien ne s'oppofât à fon mouvemnt, il le conferveroit même fuivant les plus longues lignes droites. C'eft ainfi qu'en arrangeant fur une table cent boules d'ivoire à la file, il n'y a que la premiere, ou celle qui eft devant, qui foit pouffée en ligne droite ; elle continue fon mouvement, tandis que toutes les autres reftent en repos ; & fi ce mouvement qui lui a été communiqué par la derniere boule pouvoit n'être interrompu par aucun obftacle, il feroit homogene, égal, droit à l'infini. Mais ce mouvement eft troublé par les corps environnans. Laiſſés tomber en même tems de la même hauteur dans un air libre de la plume, & une balle de plomb, il s'en faudra que la plume n'arrive à terre auſſi vîte que la balle, à moins que ce ne ſoit dans le vuide que l'expérience ſe faſſe, comme M. Newton nous l'a appris ; car alors toute réſiſtance ceſſe. D'où il ſuit que dans les milieux où le corps mobile eſſuye quelque réſiſtance, ce corps perd de ſon mouvement, parce qu'il employe toute ſa ſurface à pouſſer par une action néceſſaire les corpuſcules environnans. Ainſi les réſiſtances des corps ſont en raiſon des ſurfaces : mais quand pluſieurs petites maſſes ſont pouſſées avec la même viteſſe, leurs mouvemens ſont en raiſon de leurs maſſes, ou de leurs denſités. Donc, puiſque l'augmentation des ſurfaces diminué le mouvement, parce que les réſiſtances en ſont plus fortes, & que le mouvement s'accroit avec la maſſe ; il eſt évident que les molécules qui ont très-peu de ſurface, & un très-grand poids, auront un mouvement très promt, & nullement troublé. Donc, toutes les molécules de notre ſang étant pouſſées par le cœur avec les mêmes dégrés de célérité, le mouvement des globules ſera en raiſon directe des denſités, & en raiſon inverſe des ſurfaces, pour parler le langage des Mathématiciens.

1°. C'eſt pourquoi la premiere diverſité dépendra de la proportion de la maſſe même, ou de la denſité jointe au volume ; & ſi le globule A eſt le double du globule B, il parcourera un double eſpace dans le même inſtant, & ainſi la diſtance entr'eux croîtra toûjours proportionnellement aux tems de leur marche commune.

2°. Il y aura une autre différence , par rapport à la raison directe de la feule denfité , & à l'inverfe des furfaces , en raison defquelles il faut fe fouvenir que font les réfiftances ; car une plus grande furface heurte les obftacles plus qu'une petite. Ainfi en général les particules, qui avec la même denfité ont la plus petite furface, feront portées avec le mouvement le plus égal. Les globules fphériques conferveront donc très-long-tems leur mouvement (*a*) ; enfuite les globules faits de matiere homogène. Si de petites fphéres font condenfées en une plus grande , ils auront la même matiere & moins de furface (CCXX.) , au lieu que fi une groffe fphére fe divife en plufieurs plus petites, la même matiere aura plus de furface , à moins que les pores ne caufent ici quelque changement. Car comme ils diminuent beaucoup la quantité de la matiere , & font eux-mêmes en moins grand nombre , quand la groffe fphére eft partagée, ils peuvent compenfer l'augmentation de la furface, & faire qu'il y ait une plus grande proportion de la maffe à la furface dans de petits globules fphériques, que dans des gros. C'eft ainfi que les bulles d'eau nagent dans l'air à caufe de leur mélange hétérogène , tandis que l'homogencité de la plus petite goutte d'eau la fait fe précipiter. Il arrive ainfi dans le corps humain qu'une petite maffe d'eau eft fans doute plus mobile que d'autres maffes d'un plus gros volume, parce qu'elle eft très-polie, & fimilaire.

S'exhalent. L'odeur qui s'exhale d'un fang récemment tiré des veines, eft plus légere

(*a*) CCXXIV.

que l'air [*a*]. C'eſt pourquoi le ſang froid eſt plus peſant que le chaud de $\frac{2}{1055}$, ſuivant Jurin; car Martine y trouve bien plus de différence.

Fibreuſes. Après Galien, & autres Anciens, Malpighi a décrit amplement les fibres du ſang. Il en ſoutient fortement l'exiſtence, & les compare à un petit rêts ſolide, dans lequel les globules rouges & jaunes ſont en ſtagnation. Michelotti, Guillielmini, Hecquet, Adam, ont adopté ces mêmes fibres longitudinales, ſervant à lier les globules. Mais à dire vrai, cette ſubſtance fibreuſe n'eſt point différente des globules mêmes [*b*]. Elle ſe diſſipe par la ſeule chaleur. Elle eſt formée par une chaîne de ces globules rouges qui s'attirent, & interceptent les eſpaces remplis de petits globules ſéreux & autres. Et n'eſt ce pas ainſi que ſe forment les polypes, la croûte des pleurétiques, &c? car il faut avouer que nos liquides ſont fort diſpoſés à produire des fibres, & que ce ſont eux vraiſemblablement qui ont donné naiſſance aux fibres ſolides dont tous nos vaiſſeaux ſont compoſés. Au reſte Borelli & Bohn ont réfuté il y long-tems les fibres du ſang.

Analyſe. Qu'on verſe le ſang d'un homme ſain dans un vaſe très-net au Bain-Marie. Qu'on mette un chapiteau à ce vaſe. A 100°. de chaleur, on verra s'élever une vapeur un peu odoriferante, que le froid ſeul change aiſément en eau. Il demeurera une eſpece de placenta couleur de pourpre, & un peu de ſerum [*c*]. Cette eau peut à peine ſe diſtin-

[*a*] CLXVII.
[*b*] CCXXVI.
[*c*] CCXXVII.

guer de l'eau commune, fi ce n'eſt par une
odeur un peu fétide, & elle ſe tire de tout animal qu'on vient de tuer. A quelques expériences qu'on la ſoumette, elle ne donne aucun
ſel alkali, ni acide. Pouſſez le feu à 214°; d'u-
ne livre de ſang, il s'élevera près de 10 onces
d'eau, juſqu'à ce que toute la maſſe reſte à ſec.
Cette maſſe ne ſe putréfie pas par le ſeul ſéjour. Il n'y a donc aucun ſel volatil dans le
ſang, puiſqu'il n'en monte aucun à 214°. de
chaleur qui fait monter l'eau. Ce n'eſt qu'à
300° qu'il s'éleve un ſel volatil, une huile
d'or, une huile empyreumatique ; enfin une
huile peſante, & très viſqueuſe, qui ne laiſſe
qu'une maſſe de charbon noir. On voit par-là
que le feu ne décompoſe pas le ſang dans les
parties qu'il avoit auparavant; qu'il y a dans le
ſang des parties plus mobiles les unes que les
autres, dont quelques-unes s'élevent par la
ſeule chaleur qui nous eſt naturelle, d'autres
à feu plus doux, tandis que certaines ont beſoin du plus grand feu pour ſe détacher &
devenir volatiles : on voit que les parties qui
ſont les plus douces ſont les plus mobiles.
On ſe trompe par conſéquent de croire que
les principes âcres ſoient les plus mobiles,
puiſque cette eau qui s'éleve d'abord, après
pluſieurs années ne donne aucun ſigne d'a-
crimonie.

§. CCXXIV.

Il y aura donc dans le ſang, 1°. certaines parties déja mûës, que la moindre force peut mouvoir, comme les parties ſolides, polies, rondes : d'autres

lentes, qu'une petite force ne peut mettre en mouvement, comme celles qui font poreuſes, angulaires, raboteuſes, ou inégales, & viſqueuſes. D'où il ſuit, ſuivant l'Hydraulique, l'Hydroſtatique, & la Méchanique, que les parties du ſang qui ont été pouſſées par la force commune du cœur, ne circulent pas avec la même vélocité, & la même égalité, ni ſuivant la même direction ; car les premieres s'éloigneront du cœur en droite ligne, & avec une grande & conſtante vélocité, les dernieres auront leur cours plus lentement, obliquement, ou même en arriere.

Solides. Celles dont les élémens, fortement liés, ne laiſſent aucuns pores ; d'où naît la grande facilité de conſerver le mouvement, le poids, & la denſité, & une grande réſiſtance contre l'action des corps étrangers. Ce qui eſt vrai de la ſimple percuſſion, l'eſt de toute réſiſtance contre quelque incurſion que ce ſoit ; car les réſiſtances ſont en raiſon compoſée des maſſes & des viteſſes. Elles ont toutes la même viteſſe : dans le ſang les réſiſtances ſont donc en raiſon des maſſes. Ainſi lorſqu'une ſphére ſolide en rencontrera une plus foible en quelque ſens contraire, elle la pouſſera de façon, que la premiere pourſuivra la ligne de ſon mouvement, tandis que la ſeconde perdra ſa direction ; & cette loi aura lieu, ſoit que les globules, ſoit durs, ou élaſtiques, ſoit qu'ils

n'ayent aucun reſſort ; car il paroît que les
globules du ſang ſont compreſſibles, puiſque
le ſang récemment tiré & d'un volume égal à
135, froid n'eſt plus égal qu'à 134. ſuivant
Martini, & que le poids ſpécifique du ſang
froid l'emporte ſur celui du ſang chaud, (a)
& qu'enfin la figure des globules eſt ; ſujette
à changer, quoique Leuwenhoeck nie ailleurs qu'ils ſoient comprimés dans un vaiſſeau obſtrué ; qu'ils ſoient élaſtiques, qu'ils
ſoient de vrayes bulles pleines d'air, comme
l'ont voulu Bohn, & Keil, & quelques autres Italiens ; c'eſt ce qu'aucun argument ne
démontre, & ce qui répugne aux expériences de Leuwenhoeck, & à celle de Jurin, qui
nous font voir que le poids ſpécifique d'un
globule ſurpaſſe le poids de l'eau d'un $\frac{126}{1000}$.

Rondes. Les fluides *craſſes*, épais, ou groſ-
ſiers, ne ſont pas ceux qui ont les plus grandes particules, mais ceux dont les particules coulent difficilement : au contraire les
Philoſophes ont donné en général aux fluides une figure ſphérique, comme celle qui
eſt la plus propre à la fluidité. Nous avons
décrit ci-devant tous les avantages de cette
figure.

Lentes. Les parties angulaires, poreuſes, légéres; celles qui attirent fortement les parties voi-
nes, ſont lentes. Briſez la ſphére poreuſe en
deux parties, elle ſera plus ſolide, & con-
ſervera mieux ſont mouvement, qui n'eſt jamais communiqué à la matiere qu'en raiſon
de ſa maſſe ; car le pore eſt un vuide, qui ne
reçoit rien, & la légéreté eſt un ſigne ſûr de
poroſité.

Angulaires Comme les parties ſalines que
(a) CCXXIII. & CCXXVI.

le microfcope découvre dans le fang de l'homme, des animaux, & des infeétes, oblongues, femblables à de petits dards, ou quelquefois à de petits cubes (*a*).

Vifqueufes. Toutes les parties vifqueufes font portées aux côtés. Elles s'y attachent, & ne retombent pas vers l'axe, comme les autres fluides qui rentrent dans le grand courant. Il peut y avoir différentes caufes, & caufes occultes de la vifcofité, outre la figure. La graiffe eft très-vifqueufe; c'eft pourquoi elle entre dans les vaiffeaux lateraux avec plus de facilité, que tout autre liquide. Auffi Baglivi l'a-t'il vû de fes propres yeux adhérer aux parois des arteres; & la même chofe fe confirme par l'embonpoint qu'on reprend fi vite après les maladies, où on a été le plus amaigri, comme après la vérole; & par la façon dont on engraiffe les animaux. Au refte, le fang & tous les fucs humains font vifqueux, & s'attirent, comme le démontre leur coagulation, qui fe fait par le repos, la chaleur, l'alcohol, l'agitation, les acides. Notre Auteur fait voir dans le deuxiéme Tome de fa Chymie la fimilitude du férum & du blanc d'œuf. Ils ont tous deux les mêmes phénoménes.

Droite ligne. Tout corps mû fuit fon mouvement en droite ligne, à moins qu'il n'en foit détourné par une force étrangere. Si donc il eft des corps qui fe meuvent parmi plufieurs autres corps, ils font néceffairement empéchés les uns par les autres : ainfi ils quitteront la ligne droite, & d'autant plus facilement, qu'ils feront plus poreux, ou moins maffifs, comme il arrive aux li-

(*a*) C X X.

quides ténus du corps humain, qui enfilent les vaiffeaux lateraux par une néceffité méchanique, tandis que les plus groffes molécules continueront leur droit chemin. En un mot, les réfiftances font comme les maffes ; il y a donc une raifon fuffifante pour laquelle les corps plus pefans chaffent obliquement ceux qui le font moins. Il y a ici cependant quelques variétés à confidérer par rapport au corps humain, où les corpufcules, même les plus folides, n'ont point une impulfion rectiligne, ou directement par l'axe du canal, puifqu'ils font pouffés de parois en parois. Il n'y a que dans les petits vaiffeaux qui admettent peu de globules, que les lignes droites font plus longues ; &, à en juger par les yeux mêmes, il eft certain que le fang des grenoüilles fuit des lignes diftinctes, de forte que celle du milieu va très rapidement ; & lorfque l'animal eft prêt de mourir, les globules fe portent de l'axe aux côtés, parce qu'alors, fans doute leur attraction naturelle l'emporte fur les mouvemens progreffifs.

§. CCXXV.

Mais pourquoi le fang qu'on trouve dans les veines des cadavres, eft-il fluide, & ne fe congele-t'il point, pendant qu'il fe congele en peu de tems dans le cœur, & les arteres ? C'eft peut-être parce que les veines reçoivent les parties les plus liquides fans ceffe exprimées des humeurs, & qu'elles ne s'y diffipent aucunement, au lieu que les molécules les plus fluides s'évaporent continuellement dans les arteres, & qu'il ne leur en revient jamais.

En peu de tems. Le sang artériel chaud qui sort par les narines, se congele en tombant, & forme un grumeau gommeux, reluisant, fort compact. Le sang veineux tiré par la saignée, est plus froid & plus lâche, d'un pourpre moins vif, & plus noir dans sa surface inférieure. Il ne faut cependant pas croire que l'un & l'autre soient si differens. Ils le sont très-peu, suivant Harvey. Les expériences de Pitcarn n'en rendent pas la diversité évidente. Ils ont le même poids spécifique. La différence, si petite qu'elle soit, doit cependant être rapportée, 1°. à l'efficacité du poulmon, que le sang artériel ne fait que d'essuyer, tandis que le sang veineux y a été soumis il y a long-tems ; 2°. à la densité, qui vient de l'étroitesse & de la force des tubes artériels, au lieu que le sang veineux se ressent de la laxité, & de l'amplitude des veines. Les cadavres offrent moins de diversité, car on ne trouve pas moins de polypes dans la veine-cave, dans les sinus du cerveau, dans le ventricule droit, que dans l'aorte, ou dans le ventricule gauche ; & dans le sang artériel des grands vaisseaux, on ne trouve pas moins de véhicule aqueux. La lymphe en effet qui est dans les veines, ne vient-elle pas des artéres par où elle a passé ; & s'il s'en évapore une partie dans les veines, tout ce qui s'exhale, n'a-t-il pas été auparavant dans les arteres ?

§. CCXXVI.

Le fang, pendant la vie, ne paroît être qu'un compofé homogéne, rouge dans toutes les parties du corps, mais le microfcope y découvre des fphéres rouges, qui nagent dans une férofité tenuë, prefque tranfparente ; des fphéres qui ne font rouges que parce qu'elles font compofées de fix globules plus petits, qui, défunis, forment une férofité tranfparente', tirant fur le jaune, & d'autres de diverfes couleurs. Delà cette matiere, cette maffe, cette figure du fang, & ces diverfes couleurs font faciles à comprendre, fuivant ce qui a été dit. On a plus de peine à concevoir jufqu'où peut aller la divifion des globules ; mais on fçait quels font les effets des parties épaiffes, rouges, & féreufes, & pourquoi elles font fi néceffaires dans le fang d'un homme fain, & robufte. De toutes les humeurs des vifcéres, des arteres, ou des veines, la plus épaiffe dans l'état de fanté eft celle qu'on nomme fang rouge. La férofité qui eft de couleur jaunâtre, & qui fe condenfe fortement au feu, tient le fecond rang. Enfuite une eau fans couleur, qui s'épaiffit au feu ; une eau limpide que la chaleur ne condenfe point ; une humeur laiteufe ; une

liqueur urineuse ; enfin toutes les autres toujours plus tenuës , dont on n'a
pas encore fait un détail exact.

Microscope. Dès 1674 Bartholin découvrit
à l'aide de ces yeux artificiels les globules du
sang , ensuite Leuwenhoeck , Cowper , Keil ,
Cheselden , &c. car tous ont vû la même chose ; mais le système de leur résolution en differentes series graduées , n'est pas si généralement approuvé , quoiqu'admis de Guillielmi-
misii , de Screiber , de Martine , & de tant
d'autres ; il n'est pas si constant. Une goutte de
sang , un peu délayé avec de l'eau , pour le
rendre diaphane , vûe au microscope , paroît
d'abord toute rouge , ensuite elle paroît formée de petites spheres rouges , dont le nombre est très-considérable , & qui nagent dans
une sérosité transparente. Le diamétre d'un
globule rouge , suivant Jurin , est égal à $\frac{1}{1940}$
de pouce d'Angleterre , & le poids spécifique
de ces globules , est à l'eau comme 1126 à
1000. Ils forment $\frac{1}{4}$ de toute la masse. Ce calcul est fort différent de celui de Boyle. Celui-
ci pense que tout le sang est à l'eau , comme
4024 à 4730 : 1041 à 1000. La sérosité seule :: 302 , 253 , ou comme 1154 à 1000 ; de
sorte qu'elle seroit plus pesante que les globules; erreurs corrigées avec la derniere exactitude par Jurin , qui a trouvé que le poids
spécifique de tout le sang étoit à l'eau, comme
1054 à 1000. (proportion adoptée par Hoffman) ; celui de la sérosité séparée , comme
1030 à 1000 ; celui des globules , comme on
l'a marqué ci-dessus; expériences qui s'accordent à l'affaissement du placenta que forme le
                                    sang

fang tiré dans le ferum, & au raifonnement
méchanique (*a*). Martini fait la proportion
de tout le fang froid : : 1056, 1000. du fang
chaud : : 1054 $\frac{2}{9}$ à 1000. Des globules, comme 1093 à 1000. Le férum froid : : 1032,
1000. Le férum chaud : : 1021 $\frac{2}{3}$ à 1000. Tabor dit du férum la même chofe que Martine.
Suivant Hoffmann, le fang eft à l'eau, comme
39 à 41. Boyle fait égale la proportion du fé-
rum aux globules. Tabor, comme $\frac{5}{12}$ à $\frac{7}{12}$
: : 5. 7. ou prefque égale. Jurin : : $\frac{2}{3}$ à $\frac{1}{3}$: : 2.
à 1. Martine fuit ce dernier. Mais on a de la
peine à trouver la vraye proportion de ces
fluides, parce qu'elle eft fujette à changer.
Le tems & la chaleur augmentent la quantité
du férum, & il s'en trouve toujours beaucoup dans le férum épais. Ce fang qui eft
rouge, perd fa couleur par la feule chaleur,
& à un air un peu chaud il fe fond de plus en
plus en une férofité jaune ; ce qui peut faire
croire Leuwenhoeck, lorfqu'il affirme la féparation des globules rouges en plus petites
fpheres. Car quelle autre raifon peut-on donner de la deftruction des globules rouges, du
changement de couleur, & de la nouvelle
fluidité qu'apporte ce changement ? Leuwenhoeck a vû cette féparation dans de l'urine
de cheval, dans du vin fouffré, dans le fang.
Il a vû les fix globules, qu'un feul avoit
créés, fe reformer en un feul, dans de la lie
de bierre, dans de l'eau ; & il a ofé prononcer qu'en général le fang humain étoit compofé de fix globules. Il a obfervé la même
compofition dans l'écréviffe, dans le faumon,
dans l'araignée, &c. Bien plus, il parle de
globules fix fois plus petits que les derniers,

(*a*) C C X X.

& même de 36 fois plus petits que les globules ſanguins. Il les a examinés dans ſes propres excrémens, dans ceux des bœufs, dans
de l'urine de cheval, dans le chyle, dans le
ſang; & en général il aſſure qu'il y a dans notre ſang des parties $= $ à $\frac{1}{36}$ de globule ſanguin rouge. Quelqu'obſcure & difficile à voir
que ſoit cette fine diviſion, elle s'appuye cependant ſur l'expérience, qui nous montre
que le ſérum ſe diſſout en une liqueur fétide
nullement ſujette à ſe coaguler, & ſur l'exemple du blanc d'œuf, qui eſt fort analogue au
ſerum, & qui ſe reſout par la ſeule action de
l'air & de la chaleur, dans la colliquation la
plus ténue, ou la plus ſubtile. Quelle que ſoit
la grandeur de l'animal ſur lequel ces expériences ayent été priſes, il eſt ſingulier que
les globules rouges ayent toujours paru de la
même grandeur. C'eſt du moins ce qu'on
peut croire ſur le temoignage d'un homme
(a), dont les expériences ont été admiſes par
le moins zelé de ſes partiſans (b).

On peut juger de l'exilité des globules,
par celle des petits vaiſſeaux. Leuwenhoeck
en a vû dont le diamétre eſt $=$ à $\frac{1}{10}$ de globule rouge, & dans le cerveau, de 512 fois
plus petits, comme on l'a dit dès le commencement de cet Ouvrage, & quelques autres,
2000000 plus petits qu'un poil de ſa propre
barbe. Ce qui n'eſt pas plus ſurprenant que
ce que dit Tabor des petites parties de ſang
$=$ à $\frac{1}{3475}$ de globule ſanguin.

Séroſité. Comme la ſéroſité ne differe en rien
de la lymphe, nous ne repéterons pas ce que
nous avons dit §. CXXIII.

(a) Lowwenhoek.
(b) Michelotti.

Division. Le fang rouge, qui eft le plus
épais de tous nos liquides, contient la matiere de tous nos fluides. Cela eft prouvé, parce que le fang artériel ou veineux, forti du
corps, forme une efpece de placenta rouge,
qui, fe fondant à l'air tout entier avec le tems,
donne toutes les fortes de liqueurs qui fe
trouvent dans le corps humain. Je dis la même chofe du férum, de la lymphe, du lait, de
la falive, &c.

Epaiffes. La fermeté du corps dépend de la
confiftence des liquides. Tous ceux du corps
humain font poufiés & mis en jeu par un feul
coups de pifton, duquel dépend le mouvement de toutes les fuites des globules. Il devoit donc y avoir un liquide qui communi-
quât fans ceffe aux autres le mouvement que
le cœur lui avoit imprimé. S'il eût été compofé de molécules affez ténuës pour pouvoir
entrer dans les petites claffes des vaiffeaux,
les hommes n'auroient été, pour ainfi dire,
qu'efprit & agilité, mais leur vie eût peu du-
ré. Un tel fluide eût pû aifément s'évaporer;
rien ne fût revenu au cœur, dont l'action eût
bien-tôt manqué; ou bien, toutes les efpeces
des liquides fe fuffent précipitées dans les capillaires, jufqu'à les rompre. La Providence
de la nature a donc fçu éviter tous ces périls.
Il ne manque point de liquides qui reçoivent
l'impreffion du cœur, parce que le fang rouge eft à peine forti de l'extrêmité des artéres,
qu'il revient au cœur par les veines; & les
vaiffeaux ne fe rompent point, chaque férie
ayant fon liquide lui appartenant en propre,
&.à l'action duquel fes tuniques ont une force proportionnée. Les vaiffeaux rouges ont
leur origine au cœur; ils tranfmettent un très-

grand amas de globules rouges, jufqu'à ce qu'enfin à leur extrémité ils ne laiffent paffer qu'un feul globule (a). De même chaque férie paroît faite pour ne laiffer paffer à fa fin qu'un feul globule à la file, qui a fa grandeur toûjours proportionnée aux ouvertures qu'il doit enfiler.

Enfuite comme tous nos liquides n'ont qu'un cœur pour les faire marcher, & qu'une artére rouge pour racine, de laquelle ils partent, les parties épaiffes du fang font tellement fabriquées, qu'elles peuvent fe ratiffer peu-à-peu, former des fpheres, les plus grandes & les plus petites, telles qu'après avoir fervi à tous leurs ufages, elles s'échappent du corps en vapeurs. Le blanc d'œuf peut ici nous offrir un exemple fenfible. Lui-feul, fans addition d'aucune autre matiere, produit dans vingt-un jours toutes les differentes parties folides & fluides du poulet. Le férum reffemble parfaitement au blanc d'œuf, fi ce n'eft que celui-ci eft plus pefant, & contient moins de fluide. Du feul férum peuvent donc naître tous les liquides du corps humain, même les plus volatils. Mais comme ce changement fe fait lentement dans le blanc d'œuf, & qu'il lui faut paffer fucceffivement par mille & mille degrés d'atténuation, avant que de former toutes les liqueurs d'un poulet naiffant, par combien d'innombrables féries de vaiffeaux, inconnues aux plus grands Scrutateurs de la nature, ne doit pas paffer le férum, pour créer toutes les fortes de liquides, jufqu'au dernier, ou au plus fubtil ; toutes chofes peut-être qui fe font dans ving-un jours dans l'homme comme dans le poulet!

(a) C L X.

En penfant ainfi, on a du moins pour foi l'analogie. En effet non-feulement le férum a la même confiftence que le blanc d'œuf, mais la chaleur de la poule qui le couve, differe peu de celle de notre fang. Il ne faut qu'environ 86 à 100 d. qui eft à peu près notre chaleur naturelle, pour faire éclore le poulet, qui peut conféquemment éclore dans le fein d'une perfonne faine, comme on le fçait par plufieurs expériences que l'hiftoire nous a tranfmifes. Quant aux diverfes liqueurs du poulet, elles font femblables aux nôtres ; le fang au fang, la bile à la bile, &c. Ne pourroit-on pas rapporter ici les regles des femmes, puifque la pléthore s'amaffe dans l'uterus dans ving-un jours, tems qui fuffit fans doute pour diftendre toutes les féries de vaiffeaux, & perfectionner l'élaboration du liquide deftiné à ce flux, comme le conjecturoit fi fingulierement Monfieur Boerhaave (a)? Que fi le fang eut été ainfi tout-à-coup converti, l'homme entier fe fût promptement évaporé dans l'air. Enfin les parties les plus épaiffes feules font la chaleur (b) ; les autres, quoique en mouvement, ne s'échauffent point. C'eft pourquoi les parties, où les artéres rouges viennent à manquer, font continuellement froides, comme la moëlle, la fubftance corticale du cerveau, les tefticules, & toute autre partie qui a peu d'artéres fanguines.

Néceffaires. Pour convertir le chyle en un fang bien conditionné. On digere mal, on maigrit, lorfqu'on a le fang diffous. Il y a long-tems que Hippocrate a dit, pour qu'on

(a) DCLIX. &c.
(b) CCXX.

fe porte bien, il faut que les alimens foient plus foibles que l'homme.

Limpide. Les humeurs qui approchent le plus du fang, font celles que le feu ou l'alcohol changent en une efpece de gelée, comme la lymphe, l'humeur du péricarde, & des autres cavités du corps humain. Celles qui font les plus éloignées de fa nature, font celles qui fe diffipent fans laiffer aucun réfidu, les larmes, la falive, la tranfpiration, l'humeur aqueufe de l'œil. Car comme la putridité change le férum en une nature volatiles, fuivant les propres obfervations chymiques du grand Boerhaave, & que les fucs d'un œuf vieux, naturellement gelatineux, ne font plus que voiatils, de même à force de broyemens, & de mille & mille circulations, le férum de notre fang paroît fe dépouiller de fa nature, & fe volatilifer. Mais nous verrons dans la fuite (*a*) que les vaiffeaux ne paroiffent pas fucceffivement diminuer, mais plûtôt que l'artére rouge même, loin de fe borner à la production d'un feul genre de tuyau de feriferes, en donne un grand nombre, tous de divers féries.

§. CCXXVII.

Surquoi il eft aifé de juger des explications que les Galeniftes, & les Chymiftes, donnent de la nature du fang.

Galeniftes. Galien & tous fes Sectateurs appellerent d'une voix commune αἱμα, tout ce fang rouge qui fe trouve dans les artéres

(*a*) CCXLV.

& dans les veines. Enfuite ils diftinguerent
cette liqueur en quatre humeurs differentes ;
le fang proprement dit, duquel dépend la couleur rouge de toute fa maffe ; la bile, ou une
eau jaune, qui nage dans les parties groffieres du fang tiré des veines ; le phlegme, ou
un liquide tranfparent, dans lequel fe diffout
ou fe fond la bile jaune ; l'atrabile, qui n'eft
autre chofe que cette partie noire poftérieure du fang que l'air ne peut toucher. Ces
quatre humeurs bien ou mal combinées enfemble, faifoient la fanté, ou la maladie,
comme nous l'avons dit dans les Prolégome-
nes. Aujourd'hui à peine refte-t-il, fi ce n'eft
dans la tête des fçavans, une idée de ces vieux
fyftêmes ruinés. On fçait, à n'en pouvoir douter, que le placenta formé par le fang, eft un
monceau de globules rouges ; que la bile
jaune des Anciens, n'eft point amere, que
par conféquent ce n'eft point de la bile ; car
s'il y en avoit toûjours dans le fang, on auroit toûjours la jauniffe, comme le remarque van-Helmont, ce foudroyant vainqueur
des Galeniftes. Ce qui paffe pour phlegme,
n'eft que la partie ténue & tranfparente du
férum, que nous appellons lymphe. L'atrabile prétenduë n'eft qu'un fang qui n'eft point
expofé à l'air, & dont les globules inférieurs
comprimés par les fupérieurs, font compacts,
& noirs (*a*).

Chymiftes. Bafile Valentin, qui vécût après
Jacques Carpi, enfeigna que le fang étoit
compofé de fel, de fouffre, & de mercure.
Depuis ce Chymifte Moine, Paracelfe & tous
les fuivans dirent la même chofe. Si on leur
demandoit quels étoient ces élémens, ils ré-

(*a*) CCIII.

X iiij

pondoient que le mercure étoit une partie
aqueufe & volatile du fang, le fouffre une
huile, & par conféquent ils omettoient la
terre, qui eft en affez grande abondance dans
le fang, & très-différente du fel. D'autres
Chymiftes prirent pour les liqueurs du fang
toutes celles qu'en tiroit la violence du feu;
fçavoir, le fouffre, le fel volatil alkali, l'efprit l'eau, & la terre. Car lorfqu'on met une
cornue pleine de fang reçû au bain-marie,
à une chaleur de 100 degrès, d'abord il fort
une eau douce, qui n'a aucune forte d'âcreté,
à peine diftinguible de l'eau, du même poids,
dont toute la maffe eft à tout le fang, comme 7 à 8, fuivant notre Auteur; comme $46\frac{3}{4}$
à 78, au rapport de Jurin; comme 2 à 7,
felon Boyle. Mais Martine & Homberg
croyent que cette eau fait $\frac{1}{5}$ de la maffe, &
Verheyen $\frac{3}{5} \frac{3}{8}$. Enfuite l'eau qui s'éleve, eft
imprégnée d'une huile un peu fétide. Toute
l'eau ayant quitté le fang, refte un gros grumeau de fang noir, qu'il faut expofer au feu
le plus violent, pour en tirer une liqueur hui-
leufe, âcre, alcaline, compofée de fel volatil & de phlegme, prefque à la quantité de
$\frac{1}{11}$, fuivant Jurin. Cette liqueur eft cet efprit
du fang fur lequel Boyle a fait plufieurs expériences. On obtient après un fel alkali volatil fec, qui eft de $\frac{7}{624}$, felon Jurin; & prefque $\frac{1}{19}$ de fang fec, felon Boyle $\frac{1}{25}$; (tout le
fel), au jugement de Martine $\frac{1}{28}$, fi on en
croit Verheyen. Vient enfuite une huile empyreumatique de couleur d'or, enfuite des
fumées blanches qui accompagnent une autre huile plus pefante, groffiere, qui rompt
tous les vaiffeaux, fi le moindre froid la fait
s'arrêter en paffant dans le col de la cornue.

Cette derniere huile fe fépare par la feule
agitation, fuivant Boyle, qui en fait $\frac{1}{32}$ de
tout le fang fec. Martine dit que ces deux
huiles font $\frac{1}{15}$. Au refte cela varie fi fort, que
Boyle même a des produits differens en differens tems. Il refte au fond de la cornue un
charbon noir, que Jurin dit être prefque $\frac{1}{9}$,
dans lequel, fi on en croit Vieuffens, eft un
fel alkali fixe, qui forme prefque $\frac{1}{800}$ de tout
le fang, & femblable à celui qu'il a tiré de
l'huile fétide. Mais il y a long-tems que Boyle
a obfervé que ce fel étoit femblable au fel
marin, & formoit $\frac{1}{57}$ du fang fec; & notre illuftre Maître n'en admet point d'autre, lui qui
fans contredit, connût mieux que tous les
autres enfemble la chymie naturelle du corps
de l'homme. Borrichius doute fi c'eft un fel
marin, ou un fel alkali fixe. De ce fel, Vieuffens en tire un fel acide, qui ne formoit pas
$\frac{1}{1600}$ du tout, tel que cette eau rouffe, acide,
& cette huile empyreumatique qu'Homberg
fçût tirer de toutes les liqueurs animales. Et
quoique Lancifi ait attribué cet acide à un fel
marin, & que Boerhaave & Hoffmann penfent
la même chofe, il eft cependant évident par
les expériences de Homberg faites fur les
mouches, fur les viperes, fur les poiffons,
& les oifeaux, que cet élément acide du fang
ne peut être rejetté fur le fel marin, ni la
mauvaife digeftion de végétaux acides peu
changés dans le corps. Il y a fi peu de terre
dans ce charbon noir, que Martine l'eftime $\frac{1}{57}$.
Aü refte parmi les parties élémentaires du
fang, nous n'avons garde de paffer fous filence l'air non élaftique, qui, feparé du feu
par l'illuftre Hales, eft eftimé 33 fois plus
confiderable que le volume du fang.

X v

Mais ſi nous avions dans le ſang des ſels ſemblables, ou des huiles auſſi tenaces, nous euſſions péri par l'éroſion, & l'obſtruction, des vaiſſeaux, avant même que d'être venus au monde. Mais non, ces matieres ſont des productions du feu, ou de la chaleur, qui fait périr tout animal qui la reſpire; car il en faut 276 d. pour les produire, & on ſçait que 100 ſont funeſtes à tout animal. D'ailleurs ce ſeroit en vain qu'on voudroit refaire le ſang de tous les débris chymiques, puiſque, de l'aveu même d'un de nos plus grands Chymiſtes (a), les élémens qu'on tire du ſang par le feu, ne s'y trouvent point dans l'état ſain. Tous les fourneaux de nos laboratoires ſont donc fort inutiles à la connoiſſance du ſang, & toutes les expériences des Chimiſtes ne peuvent rien nous apprendre ſur ſa nature. On eſt revenu de leurs idées *ſouffrées*, par leſquelles ils expliquoient la rougeur du ſang, qui ne contient pas un grain de ſouffre. Qu'il y a de difference entre ſçavoir l'art, ou connoître la nature!

§. CCXXVIII.

Et on eſt en droit de conclure avec beaucoup plus de raiſon que la diverſe qualité du ſang, & les différens tempéramens qui en formés, dépendent de l'eau, du ſel, de l'huile, & de la terre.

L'eau. Il y a tant d'eau dans notre ſang & dans tout le corps humain, qu'on ne peut balancer de croire qu'elle eſt le principal élé-

(a) Vanhelmont.

ment de notre corps. On fçait que ce font les
fluides qui ont formé les folides. De là vient
qu'ils fourniffent beaucoup d'eau, même dans
leur plus grand deffechement. La terre eft la
bafe fondamentale des parties folides. L'huile
fe montre aux yeux dans la graiffe du corps.
Malpighi en a vû dans le fang des animaux
vivans. Le fang deffeché prend feu, comme
des pierres de bile ; il pétille comme elles, à
caufe du fel marin qu'il contient, tel qu'on
l'a pris, fans qu'il foit alteré en aucune maniere. D'ailleurs il eft un fel humain, femblable au fel armoniac, quoique un peu différent, alcalefcent, non alkali, tout volatil,
favoneux, comme il fe montre par les effets
dans la bile, & dans la falive. Mais tout
principe qui fe trouve dans quelques-unes de
nos liqueurs, doit être regardé comme un
élément du fang, puifque le fang contient
tous les liquides du corps humain. Il y a donc
dans notre fang rouge, tel qu'il circule, de
l'eau, de la terre, du fel, & de l'huile. La
parfaite combinaifon de ces principes, donne
la fanté, en tant qu'elle dépend des fluides;
car elle ne dépend pas d'eux-feuls (*a*). Si
l'eau furabonde, les fibres lâches donnent
lieu à l'hydropifie, aux tumeurs, aux bouf-
fiffures, au froid, à la pâleur, à la foibleffe
du corps. Si ce font les fels qui dominent,
tous les fluides deviendront âcres, volatils,
ftimulans ; on aura foif, une urine chargée,
des douleurs foudaines, & une grande agilité. Si c'eft la terre, l'immobilité, la féche-
chereffe, la couleur d'un brun tirant fur le
noir, la maigreur, la mélancholie, l'affection
hypocondriaque, en feront les fuites. L'ex-

(*a*) DCCCXC.

X vj

cès de l'huile au contraire produit l'embonpoint, l'indolence, l'imméabilité des liqueurs,
le froid, l'inaptitude au mouvement dont on
auroit tant befoin. Que celui qui voudra
prendre une autre voye pour entrer dans l'ex-
plication des divers tempéramens, cherche
mieux chez les Galeniftes. Qu'il faffe à leur
exemple autant de tempéramens que d'humeurs, le phlegmatique, le cholerique, le
fanguin, le mélancholique ; & qu'il trouve
aujourd'hui un feul homme d'un efprit droit
qui ne rejette pas d'un coup d'œil toute cette
doctrine erronée, peut-être plus dangereufe
que tous les dogmes calcinés de nos Chymiftes.

§. CCXXIX.

Il eft auffi évident que c'eft au feul
mouvement des liqueurs, que le fang
doit le mélange de fes parties, fa fluidité, fa couleur, fa rougeur ; puifqu'il ne
fe conferve tel que dans les vaiffeaux
où il circule, qu'il perd ces qualités
hors de ces vaiffeaux, & que ces mêmes propriétés augmentent, ou diminuent, avec la circulation.

Mouvement. Le fang laiffé à lui-même fe
fepare en trois parties différentes, celle qui
s'exhale, le férum, & le placenta, ou l'épais
rouge. Ces élémens n'exiftoient pas cependant feparés dans le fang circulant, & il faut
un repos abfolu pour cette féparation. Le
même fang fe putréfie en trois jours, & exhale une odeur très-fétide à une chaleur de 90.

dans laquelle le fang d'un homme, ou d'un animal fain , fe conferve fi long-tems fans aucune dépravation. D'où il fuit fi clairement que le fang ne doit fa confervation, qu'à fa propre circulation, & nullement à la qualité de fes principes.

Fluidité. Le fang tiré des vaiffeaux perd peu de tems après fa rougeur, & devient tout jaune. Cette liqueur, qui eft la férofité, feparée des globules rouges, renaît promptement, & tout le placenta, excepté une efpece de petit noyau rouge, s'eft bien-tôt converti en cette liqueur. Le repos diffout donc paffivement la maffe du fang. Lui feul fuffit pour que ce fluide naturellement d'un fi beau rouge, devienne blanc, jaune, & même verd, comme dans les pâles couleurs. Voilà ce qui a dû empêcher Boyle & Bohn de marquer la proportion précife des globules rouges, & de l'eau ; parce qu'en effet, comme je l'ai déja fait remarquer , ils en trouvoient fouvent une differente. Car fous la main même de l'Obfervateur, la plus légere chaleur fait tranfpirer la partie rouge , ou plûtôt le globule rouge fe partage en fix jaunes, le jaune en fix blancs, qui s'augmente enfin à un tel point, que tout n'eft plus qu'eau tranfparente. Au contraire l'augmentation du mouvement augmente le rouge du fang , jufqu'à former cette croute blanche femblable à du cuir , qui caractérife la pleuréfie ; & par la même proportion , fuivant laquelle le fang s'épaiffit , la chaleur s'augmente en même tems, comme le tact & le thermomètre en font foi.

§. CCXXX.

C'eſt pourquoi il faut maintenant examiner ce qui arrive au ſang & au chyle, portés par l'action du cœur & des arteres, par les vaiſſeaux capillaires arteriels vers les petites veines, les glandes, les muſcles, les organes excréteurs, & les viſcéres.

Le bon ordre conduit l'Auteur à contempler la plus merveilleuſe machine de tout le corps, le viſcere le plus noble, deſtiné à penſer, le cerveau, dont tout le monde connoît la néceſſité à la vie, & qui étant le premier à recevoir le ſang du cœur, après le poulmon, mérite auſſi d'avoir place après cet admirable organe de la reſpiration.

NATURE ET ACTION

DES ARTERES

QUI VONT AU CERVEAU,

ET AU CERVELET.

§. CCXXXI.

CONSIDERONS d'abord l'origine & le chemin de l'artere carotide. L'aorte (*a*) née du ventricule gauche, un peu plus élevée en en haut, fortie du péricarde, fe courbe auffi-tôt en for- me d'arc, & donne du côté droit la foû- claviere; à laquelle la carotide eft telle- ment unie durant quelque efpace, qu'el- le femble en s'élévant fortir de cette foûclaviere. Pour la gauche, elle naît feule de la croffe même. Ces deux ar- teres pénétrant profondément, défen- duës par la trachée artere, exemtes de courbure & de compreffion, vont au crâne en droite route, & donnent à pei-

(a) *Ruyfch.* Ep. 3. F. 2. *Lovv.* de Cord. T. 1. F. 4. *Caffer.* Voc. Org. T. 15. F. 1. l. N. N. F. 2. l. K. K. *Euftach.* T. 25.

nes des branches dans leur trajet. Parvenuës preſque au crâne après avoir donné la (*a*) cararotide externe, munies d'un canal (*b*) oſſeux, elles ſe courbent en devant, dépoſent leur membrane muſculeuſe, donnent (*c*) des rameaux à la dure-mere au-dedans du crâne, ſe mettent à l'abri des parties laterales de la ſelle du turc, ſont défenduës par une production de la dure-mere, enſuite ayant donné des rameaux aux parties externes de la pie-mere & des nerfs, elles pénétrent à la faveur de cette membrane dans la ſubſtance du cerveau, où elles ſe diviſent auſſi-tôt branches latérales, antérieures, poſtérieures.

Carotide. Ce mot vient du Grec Κηρ, qui dans Homere veut toûjours dire cœur. Celſe conſerve la voix grecque. Rufus tire l'étimologie de καρος, ſommeil; & Galien prétend que le nom a été donné aux artéres carotides, depuis la prétenduë expérience des Sectateurs d'Eraſiſtrate, qui ayant lié ces tuyaux, virent que l'animal s'engourdiſſoit & s'aſſoupiſſoit. C'eſt ſans doute ſur le même fondement que Veſale a le premier donné à ces artéres le nom de *ſoporales.*

(*a*) *Bartholin.* page 654. F. 1. ee.
(*b*) *Lovv.* de Cord. T. 5. F. 3.
(*c*) *Ridl.* Anat. Cereb. F. 2. 1. hh. 11. *Vieuſſ.* 17. 1. xx. TT.

L'aorte du Grec αωρ, épée. Voyez Riolan
fur l'origine de ce nom.

D'arc. Où l'aorte fort du cœur, elle eft plus
en devant que la veine-cave, & s'éleve de la
face du cœur la plus antérieure. Lorfqu'elle
a fourni les grands troncs de vaiſſeaux, elle
eft toute fituée derriere le cœur. C'eft ainfi
qu'elle ne peut fe difpenfer de fe courber
beaucoup. Et premierement elle fe fléchit un
peu en devant en montant (*a*), enfuite à gauche, & en arriere, derriere la divifion de la
veine-cave; de forte qu'elle eft toûjours d'autant plus poftérieure, qu'elle eft plus à gauche, jufqu'à ce qu'elle foit arrivée au dos (*b*);
& cet arc entier reſſemble aſſez à une parabole, parce que fes jambes font un peu divergentes; quoique Michelotti en faſſe un arc
de cercle. Au refte je ne penfe pas que cette
figure dépende de l'impreſſion, ou de la
preſſion du fang, c'eft l'attache de l'aorte aux
parties voifines, & la celluloſité qui la lie,
qui peuvent uniquement la former, ce que
n'auront pas de peine à concevoir ceux qui
fçavent par l'anatomie combien l'artére, telle
qu'elle eft naturellement, differe en figure,
de celle qu'elle prend, quand on a rompu fes
attaches.

Voici la ftructure reçuë généralement de
tous les bons Anatomiftes. Après les coronaires, la premiere artére que donne l'arc de
l'aorte, eft la commune racine de la foûclaviere & de la carotide droite; la feconde eft la
carotide gauche; la troifiéme eft la foûclaviere gauche, cachée, & poftérieure. Galien, fur l'anatomie comparée, a fait le tronc

(*a*) Winſl. III. 5.
(*b*) *Euſtach*, T. 26.

de la groffe artére afcendant & defcendant ,
& en cela il a caufé de l'erreur par la fauf-
feté de l'application à l'homme. Véfale décrit les deux troncs de Galien , & ne repréfente jamais que le tronc afcendant , duquel
partent trois grands rameaux, de façon que
la feule foûclaviere gauche en vient féparémEnt. Les figures 1. & 11. de la xvi. Table
d'Euftachius font plus vrayes ; car dans la
xxvi. il imite prefque Véfale, & Vidus-Vi-
dius tombe dans la même faute. Cafferius a
plus approché de la verité, faifie enfin parfaitement par Lower, Wieuffens, Verheyen ,
&c. Cependant le vulgaire des Anatomiftes ,
& les compendiaires , Riolan , Bartholin ,
Leoncena , & Bidloo, ont été à jufte titre
cenfurés par Ruyfch , qui s'eft imaginé de la
meilleure foi du monde être le premier à remettre le vrai dans tous fes droits. Margagni
n'a pas moins bien connu la fabrique dont
je parle , & quoique Cowper ait dépeint le
tronc de l'artére foûclaviere droite , & de la
carotide, plus court qu'il n'eft réellement ;
fa figure s'accorde avec la ftructure ordinaire. Cantius ne me plait pas tant, ni lorfqu'il
peint la carotide gauche prefque attenant au
tronc innominé , ni quand il remarque que
le canal innominé eft affez long dans les jeunes fujets, & fe réduit prefque à rien dans les
vieux. Aujourd'hui tous nos Modernes n'ont
qu'une voix unanime fur la vraye fabrique.
Au refte il n'eft pas commun de voir partir
du tronc de l'aorte, ou l'artére thyroïdienne
inférieure, comme le dit Nicolaï , ou la vertébrale gauche , comme l'ont vû Berger ,
Trew, & Haller. Enfin, car qui fçait combien
la nature varie ! il eft encore d'autres obfer-

vations bien plus extraordinaires, qu'on doit
à l'induſtrie de Hommelius.

Droit. La ſoûclaviere droite eſt plus proche
du cœur, & plus grande que la gauche. Suivant Haller, la proportion des diametres eſt
comme 17 à 25. & quelquefois même, com-
ce 35 à 29. C'eſt en partie pour cette raiſon
ſans doute qu'on eſt communément plus fort
de la main droite, que de la gauche, & en
partie, parce qu'on s'en ſert plus ſouvent.
Quelquefois cependant la ſoûclaviere a plus
de capacité du côté gauche.

Deffendues. La trachée artére eſt ſi éminente, que la carotide peut à peine être extérieurement comprimée. C'eſt pourquoi l'étran-
glement des gens qu'on pend, n'empêche pas
le ſang de monter au cerveau; & ce qui pourroit d'abord ſurprendre, c'eſt qu'il n'eſt point
d'autre cauſe de la mort des pendus. En effet
les jugulaires ſont fort ſuperficielles; c'eſt
principalement ſur elles que le col eſt lié,
& même le muſcle maſtoïdien, qui eſt proche
de ces veines, s'en rompt le plus ſouvent,
comme on l'a remarqué. Ces veines ſi fort
comprimées ne peuvent ramener le ſang, que
les carotides, & encore plus les vertébrales
(CCXXXII) portent toûjours très abondamment dans la tête.

A peine. On n'a jamais vû de rameaux que
fournît la carotide commune. Les figures de
Véſale, d'Euſtachius, de Cowper, de Leoncena, & de tous les autres, s'accordent comme pour le démontrer, & Haller convient
que l'obſervation de Nicolaï, qui a vû l'artére thyroïdienne inférieure venir de la carotide, eſt très-rare.

Externe. On l'appelle externe, parce qu'elle

a des branches extérieurement ; car elle eſt
vrayment intérieure & antérieure , ſuivant
Cantius & Winſlow. Elle eſt tantôt égale à
l'interne, tantôt plus grande. Immédiatement
après ſa naiſſance , elle ſe partage en pluſieurs
branches , fort voiſines les unes des autres ,
mais qui ne ſortent pas cependant d'un ſeul
endroit , comme les repréſente Cowper. La
premiere , qui vient quelquefois de la carotide commune , eſt l'artére thyroïdienne ſupérieure , qui eſt vaſte & deſcend , & donne
des rameaux au larynx , & au pharynx. La ſeconde branche , eſt l'occipitale , qui eſt externe, & n'eſt pas moins grande. Intérieurement
eſt la *linguale*, un peu plus profonde , grande,
& dont le tronc va profondément à l'inſertion du géniogl_oſſe à la pointe de la langue,
dans la compagnie d'une veine très-grêle ,
& d'un nerf de la neuviéme paire. L'artére *labiale* paſſe par la glande maxillaire , à qui
elle donne des rameaux, & d'autres au voile
du palais. Arrivée à l'angle de la machoire,
où on la ſent battre , elle ſe rend aux lévres.
Il faut placer ici les deux artéres que Winſlow
décrit 54. 55. car la poſtérieure , ou la palatine, eſt rarement diſtincte de l'antérieure, ou
de la labiale. Au même endroit à la face poſtérieure la phayrngienne ſupérieure accom-
pagnant la carotide interne, deſcend de la
partie ſupérieure du crâne, & donne des ramifications aux muſcles de la trompe d'Euſtachius, & de la luette, ainſi qu'au pharynx, &,
ſe repliant, deſcend le long de cet entonnoir.
La carotide même s'abouche par un tronc
continu avec la temporale , qu'elle donne, &
dont le principal rameau eſt la maxillaire interne de Winſlow (58) , de laquelle naiſſent

enfin l'orbitaire, la palatine fupérieure, la nafale, la méningienne , tant grande que petite antérieure de Ridley c. iv. Voilà bien des troncs & des branches carotidales. Mais la carotide externe eft la continuation du tronc, dont l'interne ne paroît que comme un rameau, fuivant Winflow. Ainfi fi deux fangs de differente nature enfiloient ces deux tuyaux , ce dont je doute fort , malgré l'opinion de Boerhaave (a) , pourquoi le fang le plus chargé d'efprits, iroit-il plûtôt dans l'interne , que dans l'externe ?

 Canal. Avant qu'elles entrent dans ce canal , elles fe courbent par une double courbure confiderable au côté du gros ganglion intercoftal (b). Cette anfractuofité fe trouve prefque toûjours. Elle fe fait d'abord en devant , enfuite en haut , formant un angle droit. Willis s'eft trompé en donnant ce canal à l'os fphénoïde , & il l'a mal repréfenté. Il eft gravé dans l'os temporal, & s'ouvre audevant du grand trou jugulaire. La carotide monte par ce canal, &, s'étant fléchie, va tranfverfalement aux parties antérieures & internes (c). Il eft intérieurement muni d'une membrane, continuë avec la dure mere, comme les autres canaux qui laiffent paffer des nerfs, ou des vaiffeaux du crâne. Cette membrane rend ce canal offeux , plus court fupérieurement dans la cavité du crâne, & la pointe de l'os multiforme y contribue auffi. La carotide eft enfermée & moulée dans cette membrane, comme dans une guaine , & de plus le nerf intercoftal , & une veine particu-

(a) CCXXIV.
(b) Winfl. 71.
(c) Winfl. 73.

liere qui vient du ſinus caverneux. Le moule
oſſeux de cette artére qui porte le ſang au cerveau, fait que ſon diametre ſe conſerve toûjours, & qu'ainſi les artéres du dedans de la
tête, ſont toûjours également pleines, dans
le tems qu'il ne paroît plus qu'un petit filet
de ſang dans les autres vaiſſeaux, comme
dans les phthiſiques, qui ayant à peine quelques onces de ſang dans le reſte du corps,
ont cependant toûjours l'eſprit préſent juſqu'à la mort, par la raiſon que je viens de
dire.

Muſculeuſe. L'artére carotide, où elle entre
dans le cerveau, & les branches qui s'y diſtribuent, diſſéquées, ne ſe ſoutiennent pas à
la façon des artéres, mais s'affaiſſent molle-
ment comme les veines. La quantité de leur
ſang les rend diaphanes. Elles ne ſont point
blanches, comme les artéres, & elles ſe rompent pour peu qu'on y pouſſe l'injection. On
croit communément qu'elles ſe dépouillent
en cet endroit de leur tunique muſculeuſe.
Mais Ludwigs affirme qu'elles ne ſont pas
dépourvues de fibres charnues, quoiqu'elles
ne les ayent qu'en petit nombre, & éparſes çà &
là; & cet Auteur remarque fort bien que les
paſſages cités par le nôtre, parlent ſeulement
de cette guaîne fournie par la dure-mere. Au
reſte il nous ſuffit qu'elles ſoient molles, d'u-
ne nature veineuſe, & conſéquemment fort
differentes de toutes les autres artéres du
corps humain.

Rameaux. Dans le canal oſſeux même une
artériole peu conſidérable, ſort de la carotide interne, & va en devant à cette partie de
la dure-mere qui couvre les os du front,
ſuivant Vieuſſens & Ridley; car Winſlow ne

veut pas qu'elle aille à la dure-mere , mais à
l'orbite. Mais Haller ne paroît pas aſſez convaincu de l'exiſtence réelle de ce petit vaiſſeau , qu'il ſemble confondre avec l'artére du
réſervoir.

Turc. Au côté de la ſelle du turc dans l'os
même , eſt un ſinus , couvert encore d'une
écaille oſſeuſe. L'artere carotide monte de
part & d'autre par ce ſinus, enſuite ſous les
proceſsus clinoïdes poſtérieurs ; elle ſe fléchit
à angle droit en devant , remonte le long
des mêmes *proceſſus* antérieurs , perce la dure-mere , & ſe tourne en devant. Dans tout
cet eſpace qu'elle porte ſur la ſelle du turc ,
la lame antérieure de la dure-mere , qui
vient de l'os multiforme, s'écarte aſſez conſidérablement de la lame poſtérieure , & laiſſe le réſervoir (*a*) ; & comme elle eſt très-
ferme , elle eſt fort en état de défendre la
carotide, qui alors enfin va droit au cerveau.

Nerfs. En ce trajet elle donne (la carotide) une artere qui n'eſt pas fort petite, qui
forme ſous la dure-mere un pléxus entre-
lacé dans la membrane même de la carotide , qui empêche fort l'origine du nerf intercoſtal, qui donne de petits rameaux aux
nerfs de la V & VI paire , & à la dure-mere. Ces branches forment l'admirable ré-
ſeau de Ridley ; car je n'en trouve point
d'autre qui mérite ce nom. Il eſt bien plus
magnifique encore dans les brutes. Outre ces
rameaux , il y en a un autre qui part de la
derniere aſcenſion de l'artere carotide, & va
aux proceſſus clinoïdes anterieurs , par le
trou optique dans le propre fonds de l'orbi-

(*a*) CCXXXV.

te, à l'œil, & aux parties contenuës dans l'orbite. D'autres plus petits vont à l'entonnoir ; d'autres au corps de l'os fphénoïde, en dedans ; d'autres, différens du précédent, à la dure-mere.

Branches. Après que les deux branches anterieures ont adhéré enfemble, & même ont été jointes par un rameau mitoyen, elles paffent entre la divifion des lobes anterieurs, & arrivent au haut du cerveau, & en partie fe perdent dans ces lobes, & en partie ferpentent au loin en arriere, le long du corps calleux (*a*). Les deux poftérieures plus grandes communiquent avec les vertébrales (*b*), à moins que le tronc ne faffe cette communication, comme Haller l'a vû ; enfuite elles montent au loin, par la foffe de Sylvius, & fe perdent dans le cerveau. On voit toutes les attentions que la nature femble avoir euës pour les carotides. Sans cette membrane dure, qui eft fortement étenduë fur elles, comme celle d'un tambour, elles euffent été comprimées en danfant, en courant la pofte, &c. par le poids du cerveau, & cela eut jetté dans les plus triftes extrêmités.

§. CCXXXII.

Quant aux arteres (*c*) vertébrales qui viennent de la partie fupérieure des foûclavieres, elles s'élévent en en haut en droite ligne, reçûës dans les trous

(*a*) Winfl. 77. 78.
(*b*) CCXXXII.
(*c*) *Covvp.* App. ad *Bidloo.* T. 3. 66. 15. 15.

(*a*)

(*a*) lateraux des fept vertébres du col
qui les mettent en fûreté , & envelop-
pées dans leur guaine mufculeufe , donnant des rameaux ; defqu'elles font for-
ties des trous des vertébres, elles fe replient (*b*) en rétrogradant fous (*c*)
l'apophife fupérieure & poftérieure de
la premiere vertébre : là, devenuës plus
larges, elles entrent par le grand trou
occipital , s'uniffent après s'être dépoüillées de leur membrane épaiffe ; &
alors (*d*) ayant bien plus de capacité
qu'auparavant , elles vont fe joindre
aux carotides, & fe divifent enfuite d'u-
ne façon merveilleufe.

Trous. Les vertébrales ont une origine fort
cachée dans l'artére foûclaviere ; couvertes
en cet endroit de plufieurs mufcles, & 1. du
fcalene, elles fe montrent en cet autre lieu,
duquel defcend la mammaire interne , & la
thyroïdienne antérieure monte en dedans; la
vertébrale poftérieure & intérieure , & toute
l'antérieure s'appliquent aux vertebres (*e*).
Quelquefois ces artéres viennent de l'arc de
l'aorte, comme on l'a dit dans l'article pré-

(*a*) *Vefal.* l. 1. C. 15. F. 8. l. 2.
(*b*) *Covvp.* App. ad *Bidloo.* T. 3. 15. 15. *Ridley.*
An. Cer. F. l. EE.
(*c*) *Vefal.* l. 1. C. 15. F. 3. l. V.
(*d*) *Ridley.* An. Cer. F. 1. EE. i h h g. d d. c c.
Ruyfch. Ep. 12. T. 13. Ep. 9. Tab. 10.
(e) *Euftach.* T. 26.

cédent. fouvent plus intérieurement que la thyroïdienne.

Sept. Quelquefois elles s'inferent à la quatriéme apophyfe tranfverfe (*a*), quelquefois à la feptiéme, tantôt à cette feptiéme d'un feul côté, & à l'autre de la fixiéme, le plus fouvent cependant au fixiéme trou, parce qu'il n'y a qu'un finus à la feptiéme vertebre. Elles montent ainfi en general prefque en droite ligne, jufqu'à ce que du troifiéme trou, elles commencent à fe tourner en dedans, parce que le trou inférieur de la feconde vertebre, eft beaucoup plus en dedans que le fupérieur de la troifiéme : il n'y a pas de trou dans la feconde vertebre, mais un canal qui mene & en-haut, & en-devant, par une flexion affez confidérable (*b*). Entre la feconde & la premiere vertebre, l'artere fait en-devant un petit pli, enfuite tranfverfale, rampe en-devant, enfuite en haut au tour de l'apophyfe tranfverfe, & encore en arriere avec le dixiéme nerf, enfuite en arriere & en-bas ; & enfin ayant percé la dure-mere, elle pénétre dans le crâne. Voyez que de précautions pour mettre en fûreté les vertébrales ; elles portent le fang au cervelet, & la moindre flexion du col eût dérangé des actions dont dépendent, je ne dis pas les animales, comme par rapport aux carotides, mais les vitales.

Rameaux. Elles donnent des branches à la moëlle de l'épine à chaque intervalle des vertebres, aux mufcles voifins, enfuite dans leur paffage par l'atlas, ou la premiere vertebre ; elles fourniffent une artére aux chairs de l'oc-

(*a*) Id. ibid.
(*b*) Winfl. *des os.* 579.

éciput, & enfin les spinales, & la méningienne.
CCXXXIV.

Premiere. Il y a presque toûjours en cet endroit une crenelure, ou un demi canal, connu d'Euſtachius, comme de la plûpart des
Modernes. Il eſt plus rare qu'il y ait un canal entier, clos de tous côté par l'os (*a*). Ce
demi canal a quelquefois deux trous, comme
Haller l'a remarqué, ainſi que Monroo &
Palfin, quelquefois il n'en a qu'un ſeul, qui
eſt antérieur & inférieur ; de ſorte qu'au lieu
du poſtérieur & du ſupérieur, il ſe trouve
ſeulement une petite facette polie, ſupérieurement gravée dans l'arc de l'atlas.

S'uniſſent. C'eſt le ſeul exemple d'union artérielle qui ſe trouve dans le corps humain.
Les artéres vertébrales cottoyent de part &
d'autre le côté inférieur de la moëlle allongée, & peu-à-peu s'approchent, & s'avoiſi-
nent, juſqu'à ce qu'elles ſoient réünies en un
ſeul canal, plus vaſte que les deux cervicales,
que Vieuſſens nomme *cervical*, & Winſlow,
artére *baſilaire*. Cette artére ſous la moëlle
allongée, marche en-devant, ramifiée de
toutes parts, entre l'arachnoïde qui la couvre, & la promene ; car elle eſt au milieu de
ces membranes. Elle-même, & les vertébrales dont elle vient, & les branches qu'elle donne, ſont faites d'une fine membrane qui rend le
ſang tranſparent.

Diviſent. Les vertébrales donnent les deux
artéres ſpinales ; l'une antérieure, ou vient
dé ces artéres par un ſeul tronc, ou eſt formée de deux où trois de differentes façons.
Elle deſcend par toute la moëlle de l'épine
dans la fiſſure antérieure, juſqu'à ce qu'elle

(*a*) Winſl. 74.

Y ij

entre dans cette guaîne de la dure-mere, qui a été prife pour un nerf impair. L'autre poftérieure, qui eft faite de la coalefcence de deux rameaux donnés par des rejettons de l'artére bafilaire, defcend par toute l'épine du dos, communiquant diverfement avec les branches de l'artére thyroïdienne, & de l'intercoftale fupérieure, & des intercoftales, & des lombaires, jufqu'au coccix, tant les artéres du cerveau reffemblent à des veines, comme le démontre d'ailleurs la réünion des vertébrales en un feul tronc.

Voici les autres rameaux des vertébrales. Du plis même de la vertébrale, hors du crâne la méningienne poftérieure, qui va par le tronc de la veine jugulaire à la partie poftérieure de la dure-mere. Haller n'a point vû fon origine de la vertébrale, il l'a feulement une fois conduite à l'occipitale. Bartholin l'a rapportée à la carotide, Winflow à la vertébrale, mais au-dedans du crâne. Wieuffens, qui l'a reprefentée, n'en marque pas bien la trace. Enfuite au dedans du crâne plufieurs petits rameaux qui vont à la X, IX, VIII. paires; l'auditive interne de Winflow, qui entre avec la portion molle du nerf de ce nom dans le labyrinthe. D'autres rameaux poftérieurs plus grands, vont a la moëlle allongée, aux corps olivaires, & pyramidaux, au plexus choroïde du quatriéme ventricule. D'autres antérieurs encore plus confidérables, nés dans la partie antérieure de la moëlle allongée, de la bafilaire divifée ou fondue, & les mêmes devenus plus grands fe diftribuent au-delà des pédicules du cerveau, entre les lobes poftérieurs du cerveau & le cervelet, au cervelet même, & aux lobes

dont je viens de parler. D'autres qui ne font
pas plus petits vont en-devant aux ventricules anterieurs du cerveau , aux *nates* aux *tef-*
tes, & au pléxus choroïde ; ils donnent des
rejettons qui communiquent avec la carotide (*a*), & enfin d'autres plus petits, pour
les protubérances mammillaires , & les couches des nerfs optiques : d'où l'on voit que
ce qu'on dit n'eft pas abfolument vrai, qui
eft que les carotides ne fourniffent qu'au cerveau , & que les vertébrales ne pourvoient
uniquement qu'au cervelet.

§. CCXXXIII.

Voilà donc quatre arteres (231.
232.) qui venant à (*b*) l'oppofite les
unes des autres , s'uniffent réciproquement enfemble , s'ouvrent les unes dans
les autres , & ainfi jointes orbiculairement , donnent auffi-tôt des branches ,
qui fe difperfant de la même maniere ,
& venant à rencontrer d'autres rameaux , forment de nouveau avec eux
d'autres plus petits cercles , s'étendent
fuivant le même appareil par toute la
furface de la pie-mere , s'y perdent prefque à force d'y être fubdivifés , de forte
qu'on croiroit que toute cette membrane eft prefque formée de ce tiffu.

Les branches les plus anterieures de l'ar-

(*a*) CCXXXIII.
(a) *Ruyfch.* Ep. 12. T. 13.

Y iij

tere bafilaire , qui en donnent elles-mêmes
aux lobes poftérieurs du cerveau & aux
ventricules antérieurs , en donnent deux autres en devant & en dehors, qui s'abouchent
par une continuité de canal à de femblables
rameaux venant en arriere de la carotide interne (*a*). La cire injectée par la carotide
revient par la vertébrale ; & on a vû l'artere
carotide étant offifiée & bouchée, jufqu'à
ne pouvoir prefque rien tranfmettre, la vertébrale du même côté devenuë trois fois plus
grande, & fuppléer ainfi au défaut du fang.
C'eft Willis qui a fait cette obfervation : c'eft
ainfi que ce cercle d'arteres préferve le cerveau d'obftruction ; car les $\frac{3}{4}$ du cercle peuvent être bouchés, que le dernier quart, ou
la derniere des quatre arteres qui font le
cercle y remédie , en portant elle feule au
cerveau & au cervelet , autant de fang que
toutes les trois autres. Il n'eft point dans
toute l'habitude du corps humain une ftructure pareille.

Appareil. Le cerveau ou le cervelet ne reçoivent aucunes branches des arteres même, qui communiquent entre - elles, mais
des troncs mêmes de l'une & l'autre efpece. Enfuite il eft conftant que les vaiffeaux fe joignent dans le cerveau, comme
par exemple , les rameaux anterieurs de la
carotide , les arteres de la pie - mere prefque
par tout , les vertébrales avec les carotides,
pour former le pléxus choroïde anterieur,
ainfi que les rameaux arteriels, que les vertébrales envoyent aux lobes poftérieurs du
cerveau, avec les rejettons voifins des carotides.

(*a*) CXXXXI.

Tiſſu. Ainſi que l'arachnoïde , dont nous parlerons CCXXXVI.

§. CCXXXIV.

Tout le ſang qui ſe diſtribue à la fine membrane du cerveau & du cervelet , & qui de-là parvient à la ſubſtance de l'un & de l'autre , y eſt donc pouſſé par le cœur , ſuivant ce méchaniſme : car le reſte du ſang qui eſt déterminé au-de-dans du crâne , par les deux [*a*] arte-res qui viennent de la carotide exter-ne , & qui entrent dans la boëte oſſeuſe par un trou [*b*] particulier , & ſe dis-tribuent latéralement à la dure - mere , comme tout le ſang que la carotide in-terne [*c*] donne intérieurement à la dure-mere au - dedans du canal oſſeux , & celui qu'un rameau de l'externe four-nit poſtérieurement vers un antre oſſeux veineux ; tout ce ſang , dis-je , eſt pro-prement conſacré aux ſeuls tégumens épais du cerveau & du cervelet , com-me d'heureuſes injections l'ont fait con-noître à Raw , homme illuſtre dans cet Art. C'eſt par cette raiſon que la dure-mere a des fibres fortes [*d*] , à ſa ſurfa-

[a] *Ridley.* An. Cer. F. 2. l. 11.
[b] *Veſal.* l. 1. C. 12. F. 2. l. R.
[c] *Ridley.* An. Cer. page 21-23.
[d] *Ridley.* An. Cer. page 3 , 4.

ce qui regarde le cerveau ; c'eſt, dis-je, afin qu'elle ſoit en état de ſoûtenir l'impétuoſité du ſang arteriel qui eſt porté en cet endroit, & par ce moyen de défendre le cerveau. De plus dans toute cette concavité, il tranſude ſans ceſſe une roſée aqueuſe, qui empêche la concrétion de cette membrane avec la pie-mere.

Les arteres de la dure-mere ont pluſieurs origines. La principale c'eſt la méningienne (*a*), qui vient de l'artere maxillaire interne, avant qu'elle ait donné une branche à la mâchoire inférieure. Elle entre dans le crâne par le trou creuſé dans la derniere extrémité de l'os multiforme, & en montant par la dure-mere juſqu'au ſinus longitudinal, elle ſe répand en pluſieurs rameaux, dont les ſillons ſont viſiblement marqués dans l'os temporal, multiforme & pariétal des ſujets adultes. Il eſt une autre artere, donnée par la carotide externe, qui vient au crâne (*b*), par la fin extérieure de la longue fiſſure ſphénoïdale. La troiſiéme dont on a déja parlé ſous le nom de méningienne poſtérieure de Winſlow (*c*), vient de la vertébrale hors du crâne. La quatriéme vient de la carotide interne, à ſon paſſage par le trou de l'os pierreux (*d*), ayant plus d'un tronc. Car tandis qu'un rejetton rétrograde avec

(*a*) Winſl. 63. 64.
(*b*) Winſl. 60.
(*c*) 103.
(*d*) CCXXXI. & Winſl. IV. 26.

la quatriéme paire, & qu'un autre va avec
la cinquiéme au proceſſus cuneïforme, & un
à la ſortie de la carotide, un autre ſe rend
à la dure-mere, de la ſelle du turc au-devant de l'os coronal, ou frontal, où elles ſe
mêlent avec les pointes des ſillons, & paroiſſent arterielles. La cinquiéme vient de l'artere vertébrale, & va à la *tente*, ou à la partie de la dure-mere, qui ſépare le cervelet
du cerveau : on la nomme autrement *plancher*. La ſixiéme vient des rameaux antérieurs de la carotide le long du corps calleux, à la faux. Toutes ces arteres marchent
entre les deux lames de la dure-mere, accompagnées des veines qu'elles ont à leur pro-
ximité.

Vieuſſens parle de ſix expériences qu'il a
faites pour s'aſſûrer que le ſang de ces arteres de la dure-mere ſe décharge dans le ſinus longitudinal, afin d'empêcher la ſtagnation du ſang veineux apauvri en faveur du
cerveau. Pacchioni confirme la même opinion : & autrefois ce fut celle de Veſale, &
depuis de C. Hoffman, d'Higmor, &c.
Wepfer a bien admis à la vérité la communication des arteres avec les ſinus, mais il n'a
point dit comment elle ſe faiſoit, & ſi la
transfuſion du ſang dans les ſinus s'opéroit
ſans moyen, ou par les veines, c'eſt ce qu'il
n'a oſé décider. Veſlingius le premier avoit
nié cette inſertion des arteres, enſuite Ridley ſur une expérience faite dans un chien
vivant. Mais Ruyſch affirme très-poſitive-
ment que ſes injections vont d'abord des arteres dans les veines, & enfin dans le ſinus, &
cela eſt confirmé par Willis & Winſlow [*a*].

[*a*] 37.

Y v

Ce qui s'accorde avec la grande facilité que
l'eau trouve dans la rate & dans le rein à paſſer des arteres dans les veines, à l'injeƈtion
de l'eau dans les carotides, qui chaſſe le ſang
par les jugulaires ouvertes, & démontre
bien la communication de ces arteres & de
ces veines, & par conſéquent la grande
utilité de la ſaignée du col dans les embarras du cerveau [*a*]. De plus Haller a rempli les veines & les ſinus d'icthyocolle in-
jeƈtée par les arteres, & Albinus, & Kaauw
ont fait auſſi exprès ſur cela les mêmes expériences qui décident contre Vieuſſens. Il
ſe peut faire d'ailleurs que les arteres que
Ruyſch a démontrées ramper par la longueur du ſinus falciforme, ayent été ouvertes dans l'expérience de Vieuſſens, & de ſes
ſeƈtateurs, qui par-là auront tous pû être
trompés.

Dans les diſſeƈtions des animaux vivans,
Véſale a ſenti le battement des ſinus du cerveau ; Fallope nous donne avec un air de
confiance une obſervation contraire priſe de
la même façon. Walther & Bourdon penſent comme Veſale, & ajoutent une expérience qui prouve, que c'eſt dans la partie
qui répond au ſinus longitudinal que la pulſation du cerveau ſe fait le plus ſentir. Mais
comme on vient de voir que le ſang arteriel ne ſe décharge pas dans le ſinus, & que
le ſang veineux n'a pas la force d'élever la
dure-mere des ſinus, comme par une ſorte
de pouls, & qu'il ne paroît pas vrai-ſembla-
ble qu'un ſinus très-fermement attaché aux
os du crâne, dans l'âge adulte, & dans un
crâne entier, puiſſe s'élever ainſi ; on peut,

[*a*] Voyez Freind.

& on doit, ce femble rapporter ces pulfations fenties à l'endroit du finus, à ce nombre inombrable d'arterioles, que Ruyfch a vû fe promener par fa convéxité, & fe joindre avec fes pareilles au-delà du finus. Winflow a une obfervation femblable à celle de Walther [*a*]. Et il paroît qu'on peut voir les finus palpiter dans les enfans, ou dans les bleffés à caufe de la diminution des réfiftances faites pour reprimer le jeu des arteres. Quant à Ridley, il avoue qu'il n'a jamais vû ce battement dans les animaux vivans.

§. CCXXXV.

On voit clairement par-là que le fang, dont nous avons décrit la difpofition particuliere (224.), confervant exactement ce même caractere, aborde à la furface inférieure de la bafe du crâne, où il s'y dégage de fes matieres falivaires, & muqueufes ; qu'il s'y purifie du fang épais & tenace, qu'il donne aux vertébres ; qu'il fe ralentit dans fon cours par la fléxion de fon artere ; qu'il fe dépure de fes parties les plus lentes dans les cavernes [*b*] qui font formées par la dure-mere le long des bords de la felle du turc ; qu'il donne encore fes parties les plus groffieres à l'entonnoir,

[a] IV. 37.
[b] *Ridley.* An. Cer. F. 2. !. ZZ. *Vieuff.* Neurogr.
T. 17. i. n. n. **.

& aux tégumens des dix paires de [*a*] nerfs ; & qu'ainfi purifié, il rencontre avec des efforts contraires dans les vaif-feaux décrits (233.), le fang qui aborde au même endroit par les autres arteres. D'où il fuit, 1°. que le fang qui va au cerveau, conferve fa propre nature, ou qu'il en acquiert une plus pure, & que fon cours fe ralentit, de peur de trop comprimer par fon impé-tuofité, la fubftance molle du cerveau. 2°. Que toute fa maffe y eft très-exac-tement mêlée, & y devient par confé-quent fort homogène dans toutes fes parties. 3°. Qu'il eft atténué, poli, broyé, rendu fluide, propre aux fécré-tions. 4°. Que la vibration des arte-res eft moins confidérable dans le cer-veau, ainfi que leur action fur le fang. 5°. Qu'il y a ici moyen de fuppléer au défaut qui naît de l'inaptitude des grands ou petits vaiffeaux, à tranfmettre les li-quides, le chemin étant libre, & ouvert, de tout lieu en tout autre.

Confervant, non-feulement à caufe de la rectitude des carotides, comme Baglivi l'a voulu, mais à caufe de cette loy, par la-quelle les liquides doüés des forces centri-

[*a*] *Ridley* page 33, 34. *Vieuffens.* Neurogr. T. 17.

fuges les plus confidérables, fe placent dans la
convéxité du canal ; & par conféquent ces
particules qui en ont été autrefois féparées
dans le cerveau, ou font à peu-près de même nature, monteront par leur propre vertu
de l'arc de l'aorte dans les carotides, comme
l'a démontré Michelotti.

Matieres. On ne doit pas conclure que le
fang de la carotide eft vifqueux , parce qu'il
s'en fépare diverfes matieres muqueufes &
falivaires. Car tout ce que les artéres filtrent
de lent, ou glutineux, étoit au commencement de fa filtration, fluide, clair & limpide , comme une larme. D'ailleurs voyez ce
qui a été dit CCXXXI. & vous ferez convaincu que la carotide externe ne reçoit pas
un fang different de l'interne.

Pour ce qui eft des artéres fpéciales, ce ne
font pas les feules qui filtrent cette gluc graffe
& muqueufe, qui environne la premiere enveloppe de la moëlle du dos, fuppofé cependant que quelqu'une d'elles ferve à cet ufage;
cette matiere eft filtrée par un bien plus grand
nombre d'autres vaiffeaux , qui font fournis
par les extérieurs , tels que les thyroïdiennes ,
les intercoftales , les lombaires; & en premier
lieu l'artére fpinale fournit à l'écorce de l'é-
pine du dos, & par conféquent fournit un
liquide tout à-fait femblable à celui qui fe
filtre dans le cerveau ; car cette écorce de la
moëlle épiniere eft la même en tout , que la
fubftance corticale du cerveau. Lors donc
que Monfieur Boerhaave nous enfeignoit que
les vertébrales fe dépuroient comme la carotide externe du fang le moins mobile ou le
plus groffier, & cela à la faveur de quelques
rameaux tant retrogrades, qu'à angles droits,

il n'avançoit rien qui pût être folidement
prouvé. Ce n'eft point d'ailleurs par choix,
mais par néceffité que la nature a donné à
l'artére fpinale un angle rétrograde, puifque
le mélange des nerfs du cerveau & de l'épine
requieroit que les uns & les autres reçuffent
des efprits du même fang, & qu'ainfi la moëlle épiniere reçût des artéres des mêmes troncs,
qui en donnent au cerveau.

Flexion. Suppofons un canal cylindrique plié
à angle droit dans un canal offeux, & qui ne
cede pas ; c'eft la carotide. L'effort du cœur
venant en ligne prefque droite, heurtera tout-
à-fait à l'extrémité du canal tranfverfe, où
il forme un angle avec le perpendiculaire : &
fi le fang étoit un corps folide, il retourne-
roit droit au cœur. Mais comme c'eft un fluide, il entrera feulement dans la jambe du
tube tranfverfe, avec la vîteffe qui reftera
après la diffipation des forces, avec lefquelles
le fang éleve le tuyau de la carotide, l'os
tranfverfe même, & le cerveau qui eft deffus,
ou, fi l'os ne peut ceder, avec la vîteffe
qui fe perd dans la compreffion des globules
mols, dans leur changement de figures, &
dans la répercuffion du fang contre la colonne qui vient toûjours du cœur.

Cavernes. A la fortie des nerfs de la cinquiéme paire de la cavité du crâne, s'écartent les
deux lames de la dure-mere, qui font prefque partout jointes : l'externe demeure colée
à l'os multiforme, l'interne s'éleve, & eft
affez écartée de l'externe, lorfqu'elle fe redreffe vers les proceffus clinoïdes de l'os multiforme, pour y faire la tente autour de la
glande pituitaire. C'eft dans l'intervalle de
ces lames, qui eft rempli d'un fort tiffu cellu-

leux, que font reçûes la carotide interne, & fes
rameaux nerveux CCXXXI. & les nerfs de
la VI. de la IV. & de la III. paire, & des
branches de la v. Car il eft certain que la
quatriéme & la troifiéme font portées par de
propres guaînes de la dure-mere, & feque-
ftrées du fang, comme Haller l'a vérifié après
Bianchi. La cinquiéme paire envéloppée
d'une tunique qui lui eft propre fe trouve en
dehors du fang, qui ne la colore pas. Le
fang veineux fe répand dans cette cavité,
comme Vieuffens nous l'a appris le premier,
enfuite Caffebohmius, Winflow [a] Littre, &
Haller qui y trouve toujours du fang, & même
la matiere céracée injectée, lorfque les jugulaires en ont été remplies, comme Ortolobius l'a
remarqué. Car la continuation du finus caverneux, non-feulement avec fon pareil,
mais aufli avec le finus petreux, fupérieur,
& inférieur, & circulaire, eft manifefte comme Ridley, Vieuffens, &c. nous l'ont exactement appris. Cette ftructure merveilleufe
paroît être de quelque ufage, qui n'eft point
encore connu à la VI paire : elle met la carotide à l'aife, & diminuë la force des membranes en les amoliffant. Il reçoit de plus
quelques petits vaiffeaux de la fubftance de
l'os cuneiforme, aufquels il fert de finus.
Ridley ne nie pas directement que le fang fe
répande dans ce finus, par ce qu'il a été fé-
duit par quelques expériences femblables à
celles qui fe font préfentées à Santorini.

Tégumens. Les guaînes des nerfs formées
par la pie-mere, reçoivent des branches des
carotides & des vertébrales, & rougiffent elles-mêmes de l'injection qui remplit ces vaif-

[a] 40.

ſeaux. La ſeptiéme, la huitiéme, & la neuviéme paire viennent de la vertébrale.La cinquiéme & la ſixiéme viennent de la carotide
au-dedans du réſervoir CCXXXI. Enſuite le
nerf olfactif, & le nerf optique viennent de
la carotide hors des réſervoirs, & ſans doute
la troiſiéme paire vient du rameau de la carotide qui entre dans les ventricules antérieurs, & va juſqu'à leur extrêmité.

Renoontre. Ce concours produit bien des
avantages ; le ſang des deux arteres s'en mêle mieux (CCXX.), il s'attenuë, & comme
il doit paſſer par les plus petits tuyaux qu'il
y ait dans tout le corps humain, ſans le ſecours d'aucun muſcle, ni d'aucune tunique
muſculaire ; il avoit beſoin de ce mélange
intime, pour acquérir la fluidité néceſſaire,
& ne pas former de concrétions, ou de ſta-
gnations. Enſuite comme rien n'eſt plus capable de diminuer la vélocité du ſang, que
les branches latérales, le cerveau en a une
infinité (CCXV.). Enfin pour que les rameaux latéraux ne changeaſſent point la nature homogène du ſang, & ne chariaſſent
point un liquide différent de celui du tronc.

Atténué. De peur qu'un ſang auſſi rapidement porté au cerveau ne rompit ſes vaiſſeaux délicats, ou ne forçât leur reſſort ;
car cet eſprit droit, pur & ſerein, qui diſtingue l'homme de la brute, dépend cependant
d'une cauſe abſolument matérielle, qui eſt la
réſiſtance proportionnelle des arteres du cerveau à l'action du ſang contre leurs parois ;
& ſi cette proportion méchanique eſt troublée, adieu la divine raiſon. Peyer ayant
lié à un chien vivant une des jugulaires,
fut ſurpris de voir l'animal, après différens

combats, dormir d'un très-profond fommeil;
il n'y avoit point à s'en étonner, les vaiffeaux du cerveau étoient diftendus & gonflés par le fang qui ne pouvoit revenir librement à caufe de la ligature ; & c'eft fans
doute cette caufe feule qui produit toutes
les maladies foporeufes du cerveau. Lower
ayant lié la même veine trouva la tête hy-
dropique. Littre fait mention d'une tumeur
de la glande pituitaire, qui rendoit la perfonne affoupie : & on trouve bien d'autres obfervations dans Bonnet, qui confirment notre théorie, pour ne rien dire des phré-
nétiques, des gens étranglés, qui ont les uns
& les autres, la pie - mere pareille, rouge,
& enflammée ; tous les vaiffeaux de cette
membrane font engoüés de fang.

Vibration. Nous allons difcuter ici cette fa-
meufe queftion fur le mouvement du cerveau & de la dure-mere, & fur laquelle les
Auteurs font fort partagés. Pachioni, depuis la conjecture de Willis ; enfuite Baglivi & fes Sectateurs, Hoffman, Santorini, &
la plûpart des Staahliens, voyant la dure-
mere garnie de fibres charnues, lui donnerent un mouvement propre, que le fubtil
Pachioni fait double, regardant la faux du
cerveau comme l'antagonifte de celle du
cervelet ; de forte que, felon le même Auteur, tantôt le cerveau feroit preffé par l'é-
lévation de la tente, ou du plancher, lorfque la faux du cerveau fe contracte au finus
longitudinal, & qu'en même-tems il fe fait
un relâchement dans le cervelet : tantôt le
cervelet fubiroit la même gêne, lorfque fa
queuë, ou fa faux tireroit le plancher, tandis que le cerveau eft alors en liberté. Lan-

clſi, & Stancarius, donnérent dans cette hypothèſe. Baglivi en imagina une autre; il af-
firma que la dure - mere étoit l'antagoniſte
du cœur : d'autres ne donnérent à la dure-
mere qu'un mouvement communiqué par
les arteres. Fallope, Vieuſſens, Bourdon,
& Rydley même, prirent ce dernier parti :
d'autres penſent que les propres arteres du
cerveau lui donnent des ſecouſſes, & qu'il
n'eſt point d'autre cauſe de ce mouvement
d'eſpéce de ſyſtole & de diaſtole, qu'ils
croyent obſerver dans le cerveau. Ridley, Littre, Bohn, Fanton, Coïter, Waleus, Columbus, ſont les Partiſans de cette opinion. M.
Boerhaave accorde le battement aux ſeuls
vaiſſeaux de la dure-mere, auſquels Ridley
avoit preſque refuſé tout mouvement, & le
refuſe au cerveau, ainſi que Fallope &
Bourdon, qui atteſtent qu'ils ne lui en ont
jamais vû. Cette opinion de notre Auteur
eſt expoſée CCXXXVIII. & le propre
mouvement de la dure - mere ne ſera agité
que dans la ſuite (*a*). Qu'il nous ſuffiſe
d'obſerver ici que la dure - mere tient très-
fortement à toutes les ſutures, au bord de
l'os pétreux, aux éminences du crâne, qui
ſoutiennent les ſinus falciformes, & tranſverſes ; enſuite à toute la circonférence des
os du front, du multiforme, du devant &
du derriere de la tête, & des tempes ; très-
fermement ſurtout dans les jeunes ſujets,
fortement auſſi dans les adultes, ou par ſes
deux lames, comme on le remarque le plus
ſouvent, ou par une ſeule, quand l'autre
quitte l'os, [comme dans les réſervoirs, à la
glande pituitaire, & ailleurs, où il y a des

(*a*) CCXCVI.

finus] ; de forte qu'on ne conçoit pas que la
dure-mere puiffe dans l'homme fain s'écarter
de l'os, & s'en raprocher. On en voit même
l'impoffibilité auffi évidente que le jour en
plein midy. Les cloifons & les faux de la
même membrane font auffi immobiles , &
le plancher fe trouve le plus fouvent offifié
dans les animaux principalement. Baglivi
répond qu'on fent les pulfations de la dure-
mere par la *fontanelle* des nouveaux nés, ou
par les playes faites exprès au crâne, ou
lorfque le crâne a été emporté dans un animal vivant, mais envain. Que prouvent ces
obfervations, puifqu'elles fuppofent que l'adhéfion qui rendoit la dure-mere immobile,
eft enlevée. Cet autre argument tiré des fil-
lons que les arteres forment dans les os du
crâne, eft bien plus miférable ; car cela démontre qu'il n'y a aucun efpace entre la con-
vexité de la membrane & la concavité de
l'os, par lequel aucun mouvement alternatif
puiffe fe faire. Et pour le prouver, il ne fuffit
pas que la dure-mere fe contraéte, lorfqu'on
la pique, & que les liqueurs les plus violentes verfées fur elle caufent la mort, car perfonne n'a jamais nié le fentiment de cette
membrane ; & tout ce que défend Baglivi
& Pacchioni perd beaucoup de fa force,
lorfqu'on fait attention que Ridley & Riolan
ont vû le mouvement du cerveau fubfifter,
après avoir enlevé la dure-mere. Auffi Pacchioni avoue-t'il fagement lui-même, qu'il
ne peut rien conclure des Expériences en faveur de fon opinion, comme nous avons dit
il y a long-tems que Defcartes convenoit,
fans doute par une raifon contraire, ou faute d'expériences, que fon fyftême ne lui pa-

roiſſoit pas vrai. La raiſon éblouie des Auteurs mêmes ne s'aveugle que pour un tems. D'un autre côté nous avons à oppoſer à Baglivi des Expériences évidentes de Ridley, dans leſquelles il a vû la dure-mere parfaitement tranquille, comme d'autres l'ont encore éprouvé à la moëlle de l'épine & au cerveau ; je parle des Médecins d'Amſterdam, de Drélincourt, de de Heyde, &c. qui tous ont vû les convulſions & la mort ſucceder à la bleſſure de la moëlle, tandis qu'il ne ſurvenoit aucun accident après celle de la dure-mere. Fanton a confirmé par une Expérience le mouvement de palpitation du cerveau, & Coïter a vû la mort ſuivre la bleſſure de la moëlle, quoique la dure-mere fût intacte. Mais lorſque Baglivi ajoute qu'en piquant cette membrane, il a vû le ſang jaillir vivement de l'artere ouverte, cela ne peut venir que du ſéjour du ſang dans une artere comprimée. Enfin Pachioni en a bien rabatu dans ſes derniers ouvrages, où ce mouvement qui jadis alloit de pair à celui du cœur, eſt preſque nul & inviſible. Fanton a au reſte ſi ſolidement renverſé cette hypothèſe, qu'elle ne ſe relevera jamais. C'eſt pourquoi je conclue avec lui d'après l'expérience, que dans l'état naturel, le crâne étant entier, la dure-mere ne ſe contracte point à la façon des muſcles, & ne reçoit aucunes ſecouſſes évidentes des arteres : que le cerveau s'éleve tout à fait dans la ſyſtole du cœur, & va frapper le haut de la dure-mere, & qu'il retombe enſuite, quand le cœur vient à ſe dilater. Mais ſi la réſiſtance commune eſt enlevée, la réſiſtance doit être naturellement pouſſée par le cerveau qui l'eſt lui même à chaque battement du cœur. De-

& cette fortie mortelle du cerveau par les playes du crâne, dont on trouve une obfervation dans les effais de la Societé d'Edimbourg, traduits en François par M. de Mours, ces fungus fi connus des Chirurgiens, & ce jet de fang extravafé, après l'opération du trépan, comme l'a vû Tulpius, & cette fortie du cerveau au-travers de la dure-mere ouverte dans l'expérience de Ridley ; & enfin ce gonflement [*a*] du cerveau obfervé par Fanton, produit par le foufle pouffé dans les vaiffeaux.

Chemin. C'eft pourquoi l'injection pouffée par une des arteres du cerveau revient par toutes les autres, & il ne peut y avoir aucun endroit, aucun point, où la fubftance corticale foit plus comprimée que dans un autre. Car fi, par exemple, quelqu'une des carotides porte une trop grande abondance de fang, ou un fang trop impétueux ; tel eft l'heureux effet de la communication de tous les tuyaux, qu'aucune partie du cerveau n'en fouffrira, parce que le fang avec fon impétuofité fera également diftribué dans le refte des vaiffeaux. De-là vient auffi que l'offification des carotides ne caufe pas la mort, elle ne fait que rallentir confidérablement le mouvement du fang. Les vertébrales nous dédommagent donc du défaut de ces autres arteres. Et enfin c'eft par la même méchanique que le cerveau continue toujours fes fonctions, malgré la fuppuration, ou les fungus qui ont détruit quelque portion de fa fubftance corticale. On fçait qu'elle eft faite d'une infinité de petites

[*a*] Voyez mon Traité du Vertige, page 55. Premiere Edition.

lames de vaiſſeaux artériels, dont les plus
ſolides ſont en dehors, enſuite les plus fins
ſont en dedans ; de ſorte qu'après mille & mille
diminutions ſucceſſives des lames vaſculeuſes
du cortex, la ſubſtance médullaire part enfin
de la derniere. C'eſt pourquoi les couches
externes étant emportées, pourvû que les plus
proches de la moëlle reſtent intactes, comme
elles s'anaſtomoſent partout entr'elles, & avec
celle qui a le plus perdu de vaiſſeaux, elles
pourront toujours faire couler le liquide à
l'origine des nerfs, comme ſi le cerveau étoit
entier.

Fin du ſecond Volume.